建昌药帮

JIANCHANG
YAOBANG

旴江医药文化丛书

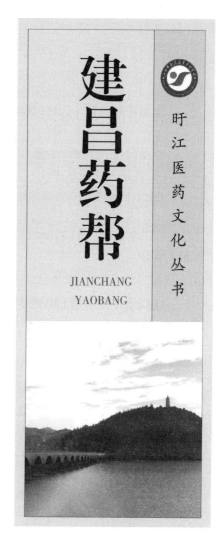

罗伽禄◎编著

U0391013

江西高校出版社
JIANGXI UNIVERSITIES AND COLLEGES PRESS

图书在版编目（CIP）数据

建昌药帮 / 罗伽禄编著 . -- 南昌：江西高校出版社，2023.2
（旴江医药文化丛书）
ISBN 978-7-5762-3387-2

Ⅰ.①建… Ⅱ.①罗… Ⅲ.①中国医药学—文化研究—抚州
Ⅳ.① R2-05

中国版本图书馆 CIP 数据核字（2022）第 185264 号

出 版 发 行　江西高校出版社
社　　　　址　江西省南昌市洪都北大道 96 号
总编室电话　（0791）88504319
销 售 电 话　（0791）88517295
网　　　　址　www.juacp.com
印　　　　刷　江西千叶彩印有限公司
经　　　　销　全国新华书店
开　　　　本　700 mm×1000 mm　1/16
印　　　　张　15
字　　　　数　227 千字
版　　　　次　2023 年 2 月第 1 版
印　　　　次　2023 年 2 月第 1 次印刷
书　　　　号　ISBN 978-7-5762-3387-2
定　　　　价　68.00 元

赣版权登字-07-2022-1127

丛书编委会

主　任：黄文贤　涂国卿

副主任：梁茂华

编　委：黄文贤　涂国卿　梁茂华

　　　　卢　萍　曾金贵　汪月清

　　　　王李俊　伍　珊　胡志华

　　　　刘良福　梅国荣　江　薇

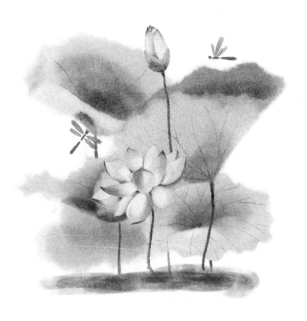

　　南城县地处江西东部，旴江[①]下游，历史悠久，人文昌盛；汉高祖五年（公元前202）建县，南唐升南城县为建武军，宋初改名建昌军[②]，下辖今南城、南丰、广昌、黎川（古称新城县）、资溪（古称泸溪县）等县；后随朝代更迭，元时改军称路，明清称府，其级格与辖区范围没有改变。建昌药帮发祥于此，并在这里发展、繁荣，而成为全国著名药帮之一。

　　建昌地区处于旴江流域的河谷平原和丘陵地区，土地肥沃，气候适宜，人民勤劳智慧，没有荒闲之地，物产富饶。自然药材种类繁多，既有野生的，也有种植的，其品质好、产量大，为药帮的形成奠定了物质基础。

　　建昌府与福建接壤，与赣州府、抚州府等地相连，处于赣闽交通咽喉。明正德《建昌府志》说："两粤七闽，犬牙其疆"，"控五岭封疆之要，捍七州冠徽之虞"，"东南连瓯、闽，属章、贡，西北邻郡疆畛相入，错综如绣"。可见建昌地区在我国东南地区位置之要。而南城县又是其中心，更有其突出的地位。"山川炳灵，精彩献状"，"自古南城天下稀"。通过陆路，建昌地区各县可以入闽粤。旴江流经建昌府之广昌、南丰、南城县，黎河流经黎川县。黎河在南城县境内入旴江。旴江为抚河上游，抚河为江西省第二大河流。通过水运，建昌地区各县

---

　　① 旴江，发源于广昌县血木岭，流经广昌、南丰、南城，自南城以下称抚河。但古今"旴""盱"混用。不同时期，在不同的古籍中出现不同用字。今南丰、南城县把"旴"作规范用字，写成"旴江"；20世纪80年代，两县地名委员会办公室均将"旴江"作为专用地名收录县地名志。广昌县把"盱"作为规范用字，写成"盱江"。杨卓寅教授在《江西中医学院学报》(1988年第1期)发表了《地灵人杰的"旴江医学"》一文，首次提出"旴江医学"概念，用"旴"字。而《中国中医药报》(1990年3月30日头版)对杨教授提出的这一概念进行宣传介绍时用的是"盱"字，标题即是"江西中医学院教授杨卓寅在研究中发现旴江医学在祖国医学中占重要位置"，正文内容也全用"盱"字。本书从杨教授用"旴"。

　　② 为了便于叙述，下文称建昌地区或建昌。今黎川县古称新城县，今资溪县古称泸溪县，两县均是在民国三年(1914)改为今名。

可通江达海，到达祖国的五湖四海。便利的交通有利于药材流通，可以把本地的药材销往外地，又可把外地的药材运入南城进行加工炮制再销售；便利的交通为药帮的发展奠定了商贸基础。

建昌地区历史悠久，尤其是南城（建县时为江西建县最早的18个古县之一），当时所辖区域大致相当于今天的抚州市范围。近300年后的永元八年（96），南城县才析分出临汝县。开皇元年（589），临汝县改名临川，为抚州治。到南唐时建昌地区基本定型，管辖范围相当于今天的南城、南丰、黎川、广昌和资溪等县的总和，相沿千余年，直至清代灭亡。民国时期，原建昌府所辖各县直属江西省，或其辖行政区。据考古发掘，早在5000年前，旴江流域就有人类居住，繁衍生息，武岗山、碑山等文化遗址的发掘，提供了有力的证明。这一区域是江右名区，人才辈出，如唐时危全讽、五代时元德昭、宋时陈彭年、李觏、曾巩、曾布，元时程钜夫、危亦林、明时程南云、罗玘、罗汝芳、汤来贺，清时及民国徐芳、谢文洊、梅之珩、陈道、陈用光、杨希闵、吴宗慈、谢星焕、刘文江等。这里教育发达，宋代已有曾致尧创办的南丰书院、李觏创办的旴江书院，一时为江右之先；著名的还有明代罗汝芳创办的从姑山房，汤显祖求学于此；清代谢文洊创办了程山学舍，开创了著名的程山学派。这里的人们为政有声，为文而显，为商而富。而在明代，永乐二十二年（1424），明仁宗朱高炽封第六子朱瞻堈为荆宪王。宣德四年（1429），朱瞻堈就藩建昌府。正统十年（1445），他被徙封到湖北蕲州。蕲州也是著名的药材产地，李时珍的家乡。成化二十三年（1487），明宪宗朱见深封儿子朱祐槟为益藩王。弘治八年（1495），就藩封地建昌府，居住在原来的荆宪王朱瞻堈的府邸。自此始，益藩王及其子孙们在南城这方土地上生活了150年。虽然他们按朝廷规定，"惟列爵而不临民，分藩而不赐土"，但对南城的社会经济文化发展产生了一定的影响，对建昌药帮的繁荣也产生了一定的影响。

建昌地区医药业起源早，发展快，影响大。传说中有麻姑食茯苓而升天，华子期及王、郭二仙等在麻姑山炼丹，这些仙人为这里的医药业起源披上了一层神秘的薄纱，增添了些许仙气。而葛玄、葛洪等人在麻姑山炼丹则是真真确确的。作为治病救人的药早已出现，且普遍化，而作为业态的制药业，此时在南城乃至建昌地区才现端倪。可以说，葛氏炼丹是南城药业的起源，也是建昌药业的起源。经过数百年的发展，至宋代，建昌军设立了军药局，进一步推动了药业的发展。而在这个时期，建昌地区的医学也得到长足发展，出现了一批大医家，如全国著名的医家危亦林等，为旴江医学流派的形成与发展做出了重要贡献。至元代又进一步发展，形成了一个小高峰，不仅出现了一大批医家，还出现了影响深远的医药著作，如建昌太守萨谦斋《瑞竹堂经验方》的问世，具有标志性意义。南城县城内有赐建的三皇宫，祭祀伏羲、神农、轩辕，后又在此基础上加祀药王，于是又改称药王庙。药王庙会之时，要祭祀伏羲、神农、轩辕、药王等，重要的是进行药材交易，一时药商云集。此时出现了大规模的药材贸易，药材已呈现商品化局面，为药业的繁荣奠定了市场基础。

建昌药业起源可以追溯至晋代葛玄、葛洪在南城县麻姑山炼丹时。同样，药业的发展也是伴随着一个地区的经济、政治、文化社会发展而发展，同时又是与国家药业发展步调相一致的。研究者一般认为，建昌药帮形成于宋元时期，繁荣于明清时期，衰落于民国时期，复兴于当代。

纵观历史，南城药业是建昌药业的龙头与代表，人们对它的关注与研究始于 20 世纪 50 年代，其药材传统炮制技术被编入《全国中药炮制经验集成》。该书肯定了该技术在中华药界的作用、地位与影响。至 20 世纪 80 年代，研究和重振药帮被列入南城县委、县政府重要议事日程。接着，"南城县发掘整理建昌帮中药传统炮制技术科研小组"成立，并深入开展采访、考证、试验、编著等抢救性发掘整理工作，其阶段性成果《建昌帮中药传统炮制法》专著完成，作为重要科研成果通过了由南京中医学院中药学教授叶定江主持的四省专家科研成果鉴定组鉴定。这为建昌药帮的研究奠定了基础，极大地推动了该项研究向前迈进。同时，其科研小组制作的 200 个特色饮片标本，被多个国内外博览会、科研单位、高等院校收藏或展出。1992年11月，县中药饮片厂被国家授予"中华老字号"企业的称号。2008年6月，建昌帮药业被列入江西省第二批省级非物质文化遗产名录。

建昌药帮属于商帮，属于建昌商人之帮。准确来说，不能将建昌药帮简称为建昌帮，除经营药材外，建昌商人经营盐、米、木竹、书籍、山货（特产）等也很出名，他们同样是建昌帮的重要组成部分。不过在所有行业中以经营药材独具特色，最为有名。古时的县志、府志及其他文献中并未出现专用词"建昌帮"或"建昌药帮"。而在近几十年，随着人们对药业研究的加深，"建昌帮"这一名词出现了。人们把"建昌帮"作为对建昌药帮的称呼。在明清时期，商品经济得到了迅猛发展，商品种类不断增多，商品数量不断增大，商人队伍越来越庞大。为了争取更大的利益，商人们利用乡里地缘、宗族等关系联合起来，相互支持，和衷共济，成为市场价格的制定者或左右者。同时，为有利于规避内部恶性竞争，增强外部竞争力，也为更好地利用集体的力量来更好地保护自己，商帮就在这样的特定经济、社会背景下应运而生了。以地域来划分，全国有十大著名商帮，江右（江西）商帮是其中之一。而在江右商帮中，又因地缘等关系可以更细地划分出多个商帮，建昌帮是其中重要的一帮。南城县是建昌府驻地，是建昌府经济、政治、文化的中心，因此在日常生活中，本府的人往往称南城县为建昌；又因建昌府下辖南城、南丰、黎川、广昌及资溪县，这些县的民众走出本府去了其他县府，人们习惯称其为建昌人。在外经商活动的南城县及建昌府其他县的商人，往往被称为建昌商人或建昌人。建昌药帮有别于其他商帮，不仅以经营规模大、地域广、数量多和经营有特色而著称，同时还以所经销的药材生产、加工独具特色、药效优良而著称。

遗憾的是，在主张"读书耕田好"和"学而优则仕"的封建社会，士农工商之业中，商被挤排在最后，经商者鲜有被载之于史者、书之于文中的。即便偶有，也是因为他们的忠或义或善之举令人感动而寥寥数字书之于史。大量的商人自己也鲜有留下相关文字于后世。于今天看来，这无不是史之一大缺憾。这也给今天的商业研究带来不便和缺憾。

同样，药工师傅也极少有事迹被载之于史、书之于文中。根据健在老药工们的回忆，他们有一个共同的特点是，少时少读书甚至没读书，从小进入药店学徒，由师傅手把手地教导药材炮制技术。他们缺少文化，不可能自己将自己的经历及炮制技术记录下来。另外，由于药材炮制技术是一项"保密技术"，学习只能靠拜师学艺，靠师傅的口耳相传，是不能写在纸上去传播的。

　　建昌药帮以其药材炮制技术独特而著名，称雄药界。建昌药帮所使用的炮制技艺与众不同，即工具辅料有别、工艺取法烹饪、形色气味俱佳、毒性低而药效高，因而独具特色。刀刨有别于其他药帮，能"见刀识帮"。刀以"刀重、把长、面阔、刃锋、多用"为特点，被药界称为建刀。刨为雷公刨，似木工刨刀，能将药材刨成极薄片。其他特种工具有枳壳夹、槟榔榉①、泽泻笼、茯苓刀、香附铲、圆木甑、篾筛等，各得所宜，运用有别。运用独特的工具和技法，切刨的饮片具有"斜、薄、大、光"的特征。药师编成顺口溜："防风飞上天，桔梗不见边，枳壳人字片，槟榔108片，姜半夏鱼鳞片，生黄柏切丝片。"辅料选料遵依古道地，主要有谷糠、稻草、白矾、朴硝、童便、米泔、硫黄、沙子等，制备考究；一物多用，尤其以谷糠炒炙独特，如谷糠煨制、谷糠煅制、蜜糠炒炙等，是"南糠北麸"中南方药帮的典型代表。制药如烹饪，严守净选、切制、炮炙（"炮炙"指用火加工处理药材的方法，后世称炮制）三关，艺不厌烦。炮制工艺取法烹饪，以火制和水火共制工艺的烹饪技术见长，"谨伺水火不失其度，炮炙精细逞其巧妙"，润药"看水头"，"冬水善，夏水恶""久洗无药味，久泡无药气，少泡多润莫伤水，无气无味卖药渣"等经验行话，老药师们记忆犹新。炮炙有十三法，其中尤以"炒、炙、煨、炆、蒸"最具代表性，其中附子

---

　　① "榉"本是树木名，在此为借音用字。槟榔榉为切药时的木质推送用具，通过此工具将药往刀下推送，方便切断，多为一段（一般不超过10厘米）小小（直径一般超过3厘米）的或圆或方的实木。

"糠灰火中炮炙"法，在全国药界独树一帜。建昌药帮炮制技术对于炮制出来的饮片形求美、色求艳、气求香、味求纯、毒求低、效求高。此法炮制出许多精良药品长销不衰，如煨附片、姜半夏、明天麻、贺茯苓、熟地、山药片尤负盛名，建昌药帮以其精湛的炮制技艺、优质高效的饮片，数百年来博得民众的高度信赖。

"医药"就是"医"和"药"的科学而优良组合，是人类健康不可或缺的。医生将良好的医术与优良药品结合并合理有效地使用，从而达到治病救人、保障人类健康的境界。药师的使命是炮制出优良药物，而医生就是要用这些良药去治病救人。医药相长，两者相互促进，相互推动向前发展。因此，在建昌地区，既有发达的药业，也有兴旺的医学；是盱江医学流派的发源地、重要区域。此地名医辈出，如黎民寿、危亦林、严寿逸、李梴、谢星焕、刘文江等，总数近 200 人；医著丰富，如《简易方论》《世医得效方》《医学入门》《程氏医彀》《食物本草》《得心集医案》等，总数达 130 余种。盱江医学与安徽的新安医派、江苏的孟河医派、广东的岭南医派均为我国重要的地方医学。建昌药业与盱江医学犹如两颗璀璨明星，闪烁在祖国的天空。

随着时间的推移、人们认识的提高，中医药的发展得到了应有的重视。2003 年，《中华人民共和国中医药条例》实施，进一步推动了建昌药帮的发展。2019 年 10 月，《中共中央　国务院关于促进中医药传承创新发展的意见》正式印发，国家有关部委也相继出台支持政策和配套措施，给建昌药帮的发展创造新机遇。同年 11 月，江西省人民政府办公厅下发了《江西南城"建昌帮"中医药振兴发展实施方案》，支持南城县建设中医药特色产业基地和中药材产地电子交易中心，重振建昌药帮雄风。

今天，我们已进入了新时代，随着建昌药帮炮制技艺的传承与创新发展，建昌药帮文化挖掘、整理和研究的深入，建昌药帮的独特魅力必将呈现得更加充分，建昌药业的发展更加稳健快速，必将繁荣昌盛，建昌药帮文化也必将更加璀璨迷人。

目录

一、建昌药业的沃土 | 001

（一）建昌的悠久历史 | 001

（二）建昌的自然条件 | 003

（三）建昌的主要药材 | 005

（四）建昌的便利交通 | 012

（五）建昌的人文因素 | 019

（六）药业发祥地麻姑山 | 023

二、建昌药帮走过的历程 | 032

（一）建昌药业的兴起 | 032

（二）建昌药业的发展 | 037

（三）建昌药帮的形成 | 045

（四）建昌药帮的繁荣 | 055

（五）建昌药帮的衰落 | 065

（六）建昌药帮的复兴 | 077

三、建昌药帮的鲜明特色 | 083

（一）炮制工具独特 | 083

（二）炮制辅料独特 | 091

（三）炮制工艺独特 | 095

（四）饮片性状独特 | 113

（五）经营方式独特 | 117

（六）帮规习俗独特 | 127

四、建昌药帮外向的辐射 | 131

（一）对本府及周边的辐射 | 131

（二）对福建省的辐射 | 145

（三）对河南等外省的辐射 | 165

（四）对海外的辐射 | 171

五、医药相长有名医 | 175

（一）建昌的名医名著 | 175

（二）迁居府外的名医 | 196

（三）医风药德与制药 | 198

六、药食同源益养生 | 203

（一）建昌医家养生观 | 203

（二）可口健体的膳食 | 206

（三）延年益寿的麻姑酒 | 215

参考文献 | 220

后　记 | 227

一、建昌药业的沃土

"建昌"一词最早出现在宋太平兴国三年（978）[①]，沿用至今已逾千年。那年在南城县设建昌军，驻地为南城县，辖今南城、南丰、广昌、黎川、资溪等县。元代改建昌军为建昌路，明改为建昌府。清代袭明建制，至"中华民国"成立止。南城县是建昌府经济、政治、文化的中心。1983年，南城县驻地设镇级建制，称建昌镇。这里自然条件、地理位置优越，交通便利，人文底蕴丰厚，从而孕育了建昌药帮，并推动其稳步发展。

（一）建昌的悠久历史

早在5000多年前，南城县境内就有人类在此生产生活。武岗遗址和碑山遗址的发掘，证明了早在新石器时代人类就已生活在盱江流域。武岗遗址位于县城东北盱江边上的武岗山麓，出土有印纹陶、石锛、石斧等。碑山遗址位于万坊镇大徐村西南，距盱江不远，其出土的主要器物有镞、镖、锛、穿孔的石佩饰等石器，还有鼎、簋、釜形罐、壶、器盖、器座和陶拍等陶器80多件。人类世世代代在这繁衍生息，在这里创造文明，积淀文化。从远古一路走来，入石器时代，再入夏、商、周、秦、汉。至西汉高祖五年（前202），再次翻开了南城历史新的一页。

南城在西汉高祖五年建县。时全国分为13个郡，而在南昌设豫章郡。为拱卫郡域，在南昌之南筑城建县，名为南城县，县治在硝石，今淹没在洪门水库中。其时县域大致相当于今天的抚州市范围。西晋太康元年

---

① 一说为宋太平兴国四年（979）。

（280），县治迁至盱江西岸榻埠街（今南城县城九鼎一带）。时为豫章郡的十八古县之一。东汉和帝永元八年（96），南城县分西北境设立临汝县（今临川区）。三国吴太平二年（257），又置临川郡，郡治设在临汝县，辖南城、临汝等县。同年，南城县又分南境设立南丰县，初名丰县，后因徐州也有丰县，遂改称南丰；隋开皇九年（589），废县并入南城县，唐景云二年（711）复置县，两年后又废，七年后再置，此期间隶属抚州。在宋淳化二年（991），南丰县改隶建昌军。宋高宗绍兴八年（1138）分南城东五乡立新城县（今黎川县），分南丰三乡立广昌县。

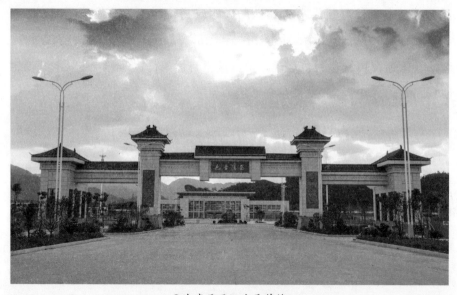

◎南城县西汉古邑牌楼

南朝齐建元元年（479），临川郡驻地移至南城县；大同二年（536），郡治又迁至临汝县。隋开皇九年（589），废临川郡置抚州。隋大业三年（607），改抚州为临川郡。唐武德五年（622），改临川郡为抚州，隶洪州总管府，南城等县为其所辖，直至宋开宝元年（968）成立建武军。建武军隶江南西道，治所设南城。开宝八年（975），南唐亡，抚州、建武军归宋，属江南西路。抚州、建武军改属江南路。太平兴国四年（979），改建武军为建昌军。元世祖至元十四年（1277），改建昌军为建昌路，属江西行中书省。明洪武二年（1369）二月，改建昌军为肇昌府，同年九月改称建昌府，辖南城、南丰、新城、广昌4县，属江西承宣布政使司。明神宗万历六年（1578），分南城县东的56都至72都立泸溪县（今天的资溪县），并归建昌府所辖。从此，建昌府所辖南城、南丰、新城、广昌和泸溪5县。建昌府名称及所辖5县的隶属关系一直沿袭至清末。雍正年间的《江西通志》对此有简明扼要的记载："秦属九江郡，汉属豫章。吴分豫章东郡置临川郡，治南城。隋罢临川郡，置抚州，而南城属焉。唐武德二年省南城入邵武县（今邵武市），以隶建州。至南唐李煜于南城故域置建武军。太平兴国四年改为建昌军。宋曰：建昌从南唐旧名，改'武'为'昌'，以地连建州，会南昌为名也。至元十四年，改建昌路总管府，割南城置录事司。明定江南，改肇昌府。寻改建昌府，领县四，属湖东道。万历六年，割南城东北，建泸溪县，领县五。皇清因之。"

光绪三年（1911），辛亥革命推翻清王朝，成立"中华民国"，行政区划略有变化。民国元年（1912），南城县直属江西省；民国三年（1914），属于豫章道；民国十五年（1926），直属江西省；民国二十一年（1932）属于江西第八行政区，并为专署驻地；民国二十四年（1935），属于江西第七行政区，仍为专署驻地。1949年，原建昌府所辖各县获解放，并均隶属于抚州专区（地区）。

由上观之，自宋形成南城县、建昌军（府）的行政区划，已相对稳定，没有大的变化，为此域的经济社会发展奠定基础，也由此在长期历史积淀中，形成有自己特色的生产生活方式，形成有地域特色的文化。

（二）建昌的自然条件

"天地变化，草木蕃。"优越的自然条件有益于万物生长，建昌地区优越的自然条件有利于药材的生长。因自然条件优越，古人对于建昌府的山水多有称赞，特别是对建昌府的驻地南城县——南城"东西二百五十里，南北三百八十里"，更是称赞有加。如唐代颜真卿《麻姑仙坛记》称南城县:"地气殊异,山川炳灵。"唐代刁尚能在《建武军罗城记》中称:"林奇谷秀,水绕川环。"宋代朱熹《建昌军进士题名记》称:"建昌之为郡,据江西一道东南上游,其地山高而水清。"宋代郑文宝《江表志》称:"山清水秀,冠于江表。"自古以来,人们对于这里的自然环境赞赏有加。

建昌地区境内主要有武夷山山脉,资溪、黎川县全境处于其中,南丰、广昌县东部属武夷山脉,其北端余脉延伸至南城县东部,有昌坪山、杨家岭、会仙峰、九头峰、牛牯崇等海拔 1000 米以上的山峰 10 余座。另一支则为雩山山脉,广昌、南丰、南城三县部分区域属于此山脉。南丰县境内的军峰山海拔 1760.9 米,有"赣东屋脊"之称;还有广昌县的血木岭、南城县的芙蓉山等均著名。芙蓉山主峰王仙峰海拔 1176 米,在主峰周围分布有云盖山、麻姑山等海拔 800 米以上的高山。海拔高度在 500 米以上,相对高度在 200 米以上的山地面积占比在百分之二十以上。而面积最大的是丘陵地区,海拔在 500 米以下,相对高度有高有低,高的可达 200 米,低的不足 50 米。丘陵地区面积占比在百分之五十以上,是野生药材生长和药材种植的重要地域。而位于盱江河域的冲积平原地势开阔且平坦,土层厚且肥沃,光热条件好,灌溉便利,这些区域是粮食的主产区,也是药材的产区。

境内以丘陵、山地、河谷平原为主。正如北宋著名思想家李觏所言:"绝大江数百里,与闽粤为腹背。土地衍沃,宜稻桑麻。"境内主要有盱江和黎河水系。盱江发源于广昌、石城和宁都三县交界的灵华峰东侧血木岭,流经广昌、南丰、南城三县。黎河,又名黎滩河,发源于武夷山西麓黎川县的油源村附近,干流由东南向西北流经黎川、南城两县,在南城县境内入盱江。芦河又名黄狮渡水,发源于资溪县秩脑亭附近,干流由东北向西南流经资溪县、南城县部分地区,在金溪县石门流入盱江。而在这些流域,形成了河谷冲积平原,分布于盱江和黎河干流及其主要支流两岸。这些地方土壤肥力及水分条件较好,阳光充足,土地集中连片。这样的土地环境适宜野生植物的繁殖,也有益于植物的种植,其中包括各类药材。

区域内以红壤为主，肥力适中，而有的地区的土壤中含有大量铁质，肥力较差，容易造成水土流失。冲积平原土层厚、疏松，透气性良好，肥力较高，为农作物高产区。山区土壤多样，肥力多样，是药材重要分布区。山区森林茂密，植被良好，雨量充沛，气候温润，适宜多种植物生长。山区有高山耸立，也有小河流水，既有向阳坡，也有背阴坡，光照强度不一，水分含量不一，适宜不同药物繁殖与生长，如：南沙参、前胡、金银花喜阳，多生长在向阳坡；天南星、七叶一枝花、八角莲喜阴，多生长在背阴坡。山地高度不一，也生长着不同的药物。海拔 1000 米以上的山地的灌木丛中多分布黄连、龙胆草等，而海拔 1000 米以下多分布辛夷、杜仲。溪边沟旁，水分充足，多生长鸭舌草、毛茛等，而在长期积水的沼泽中多生长芦苇、石蒲等。在山区，还有许多动物药材，如蜗牛、蝉、蟾蜍、蛇、蝙蝠等。

建昌地区地处东经 116° 左右、北纬 26° 上下，境内的气候宜耕宜种。南城县属亚热带湿润气候，终年气候温和，四季分明，雨量充沛，光照充足，无霜期较长。其主要特点是冬、夏季长，春、秋季短。冬季盛行北风，气候寒冷干燥；夏季多偏南风，气候炎热多变；春、秋为南北气流交替过渡期，春、夏之交多梅雨，夏、秋之际多炎热；南城县年平均气温约 18 摄氏度；年降水量在 1500~2000 毫米之间，四至六月降水较集中；年霜日 14~30 天，年雪日约 10 天。这样的气候利于不同种类的药材生长。

（三）建昌的主要药材

由于建昌府境内的土壤、气候、水分等条件适宜种植、适宜动植物生长，于是旴江两岸出现了欣欣向荣的局面。早在北宋初期，文学家曾致尧在《春日至云庄记》里就描述过。他说："旴江南北，地方千里，田如绮绣，树如烟云，原隰高下，稍涉腴美，则鲜有旷土。"境内的动植物品种繁多，这其中有不少是优良药物。南宋陈自明《外科精要》在谈到红内消（何首乌）时称"药产建昌者良"。

据明正德《建昌府志》记载，建昌府境内主要的药有香薷、石昌蒲、麦冬、瓜蒌、皂角、紫苏、泽兰、车前子、益母草、半夏、槐实、淡竹叶、桑白皮、生地黄、香附子、土白芷、茴香、白赤芍药、五加皮、枳壳、枳实，多达20余种。

而清代康熙年间的《建昌府志》记载的药材主要有黄精、益母草、何首乌、地黄、牛膝、夏枯草、金樱子、车前子、女贞子、苍耳子、麦门冬、芍药、艾、骨碎补、泽泻、乌桐子、半夏、天南星、芡实、茱萸、菖蒲、香附、山楂、葛根、香薷、薄荷、荆芥、白芷、前胡、姜黄、蒺藜子、地肤子、五加皮、土茯苓、豨莶、蓖麻子、乌药、黄连、金银花、淡竹叶、木通、蔓荆子、蒲公英、旱莲草、栝楼、旋覆花、马铃、刘寄奴、络石、狗脊、贯众、牵牛、射干、决明、蛇床子、木贼、皂夹、钓藤、枸杞、栢子仁、寄生、桃仁、花椒，多达60余种。

对照明代和清代两份《建昌府志》所记载的药材名录，清代增加许多品种。这说明建昌地区的药材品种越来越丰富，也促进了该地区的制药业

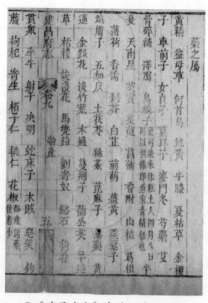

◎《建昌府志》中关于药的记载

的发展。

清同治《南城县志》里对于南城县境内的药材也有记载，有的记载了它的产地、药性等情况：黄精（麻源多。多钩吻似黄精叶，头尖。食之立死）、香薷（有土生、石生二种）、姜黄（出里龟者良，有母黄子之别）、前胡（野蒿根类之误用反胃，土人以味甘酸别之）、单瓣芍药（有赤白二种）、麦冬、牛膝、金交剪、老鸦蒜、紫苏（又白苏、水苏）、菖蒲（有泥生、石生二种，水生者不入药）、益母（俗以端午采者良）、木贼、车前、旱莲、杜衡（西乡多有）、艾（叶薄棉少）、小茴香、兰草（茎圆萼紫）、泽兰（妇人多蓄之）、南星（城内元妙观极多）、首乌、蓖麻子（取油作印色佳）、关公须（治嗽血）、夏枯草（即夏无踪子，名天葵）、老鹳嘴（土人煮酒饮，以治腰痛）、半夏、千里光、榖精、五加皮、苍耳子、蒺藜、豨莶（生平泽下湿地，乡人食之）、冬葵子、庵蒿子（俗采作损药，治腰痛）、淡竹叶、枸杞、萆薢、碎补（即猢狲姜）、蒲公英、黄连（西山一带有之）、土人顷（东乡多）、沙参、山慈菰（本金灯花、冬生，叶如车前。三月枯根即慈菰）等。

而今天在南城县境内能见的药物更加丰富，如黄精、姜黄、前胡、白芍、麦冬、牛夕、金交剪、紫苏、菖蒲、益母、木贼、车前、旱莲、杜衡、艾、小茴香、兰草、泽兰、天南星、首乌、关公须、夏枯草、半夏、千里光、谷精、五加皮、苍耳子、白鸡冠、冬葵子、淡竹叶、枸杞、灵芝、骨碎补、蒲公英、黄连、土人参、南沙参、山慈菇、桔皮、枳壳、乌药、木瓜、杏仁、桔梗、使君子、淮山、钩藤、香附子、金银花、山栀子、白花蛇舌草、茯苓、十葛、青木香、八角莲、穿心莲、七叶一枝花、金钱草、红花、芦根、土三七、半边莲、生地、冬瓜子、党参等。

在建昌府其他几个县也有丰富的药材，清代《新城县志》记载境内主要药材有：黄精、土牛膝、麦门冬、芎藭、蛇床子、葛根、艾根、香附、金银花（即忍冬）、茱萸、薄荷、旋覆花、栀子、荆芥、甘菊花、芍药、车前、络石（花白子黑）、地肤子、括蒌根、泽兰、香附、射干、豨莶、苎根、天南星、豨莶草、刘寄奴、木贼、皂角、陈皮、枸杞子、淡竹叶、土茯苓、石菖蒲、益母草、蒺藜子、蒺藜、半夏、狗脊、藿香、何首乌、马兜铃、骨碎补、牵牛、五加皮、牡荆实、桑白皮、乌药、干苔、生地黄、天门冬、蓝实、草决明、苍耳、白芷、红草、营实、蓖麻、蒲公英、花椒、香薷、蔓荆实、金樱子、木通、贯众、黄药、白药等。

据清代《广昌县志》载，广昌县境内主要药材有：薄荷、紫苏、香薷、天花粉、栀子、乌药、茵陈、车前子、旋覆花、苍耳、山楂、泽兰、豨莶、石菖蒲、何首乌、谷精草、青蒿、鬼曲（二月盛叶，有毛白花）、薏茨、五蓓、蓖麻、香附、益母草、茱萸、五加皮、山药、扁豆、枸杞、木通、泽泻等。

据清代《泸溪县志》记载，资溪县主要药材有：香薷、香附、栀子、前胡、芍药（有赤白两种）、茯苓（抱根者为茯神）、土茯苓、黄精、石菖蒲、乌药、甘菊花、生地黄、益母草、车前子、夏枯草、何首乌、半夏、天南星、草麻子、希莶、小茴香、五加皮、金银花（藤名忍冬）、木贼、茺蔚、皂角、黄荆实、旋覆花、金樱子、苍耳、女贞实、射干、勾荇、百合、山楂等。

清代《南丰县志》并没有对药物进行详细的记录，仅在《物产志》里说："草可为药者如羌活、独活、藿香诸品。"

清代状元、植物学家、本草学家吴其濬作《植物名实图考》，全书收录植物1714种，其中有药用价值的植物多达150余种，而对于产于建昌府的药物有较多的介绍，达60多种，占了全书介绍药物种类的四成左右。书中介绍了建昌地区药物的形态与药用功能。这也说明建昌地区生长的药材有较高的知名度，其用处较广，药效较为显著。比如："白马鞍生建昌。独茎，上红下绿，旁枝对发，叶如梅叶，嫩绿细齿，或三叶、或五叶，排生一枝，土人采根敷毒。""麦条草一名空筒包，建昌谓之虎不挨。红茎红刺，尖细如毛，对叶排比，如榆叶而宽大，发杈，开五瓣白花，绿心突出，长三四分，极似鱼腥草花，土医以治瘰斑热症。""金鸡尾，生建昌山中。一名年年松。丛生，斑茎；叶如箬叶，排生，中有金黄粗纹一道，面绿背淡，微白；露根似贯众、狗脊。土人以解水毒，用同贯众。""铁树开花，生建昌。一茎一叶，似马蹄而尖有微齿，与犁头尖相类，而叶背白，细根。俚医以治隔食症，同猪肺煮服。""一连条，生建昌。赤茎，长枝，独叶。叶如苎麻而尖长，面青背白，细纹微齿。土医取其于叶，捣敷肿毒。""三角枫，一名三合枫，生建昌。粗根褐黑，丛生绿茎，叶如花楮树叶而小，老者五叉，嫩者三缺，面绿背淡，筋脉粗涩。土医以治风损。按《本草纲目》有名未用，三角枫一名三角尖，生石上者尤良。主风湿流注、疼痛及痈疽肿毒，未述形状，治证颇同。""天葵一名夏无踪。初生一茎一叶，大如钱，颇似三叶酸微大，面绿背紫；茎细如丝，根似半夏而小；春时抽生分枝极柔，一枝三叶，一叶三叉，翻反下垂；梢间开小白花，立夏即枯。按《南城县志》：夏无踪子名天葵，此草江西抚州、九江近山处有之，即郑樵所谓菟葵，即紫背天葵者。春时抽茎开花，立夏即枯，质既柔弱，根亦微细，寻觅极难，秋时复苗，凌冬不萎。土医皆呼为天葵。南城与闽接壤，故渔仲稔知之。此草既小不盈尺，又生于石罅砌阴下，安能与燕麦动摇春风耶？建昌俚医以敷乳毒，极效。""王孙，《本经》中品。《唐本草注》以为即牡蒙。甘守诚谓旱藕为蒙牡。今江西谓之百节藕，以治虚劳。俚医犹有呼为王孙者……此药自唐时方家久不用，而江西建昌、广信俗方犹用之。陈藏器云：甘平无毒，主长生不饥。其性固非千岁蔂比，而长生之说，得非踵姜抚邪说乎？"

凡是药材，吴其濬对其根、茎、叶、花、果等形态都一一做了描述，有的还对其历史记载做了考证，特别是对于其医用、药效情况进行介绍。他对于这些药材的介绍从实际出发，介绍有详有略。有的药材产地的介绍精确到了某处某地，如麻姑山。书中对名字的介绍有常用名，有俗名等。以上所详引用均出自2018年中华书局出版的《植物名实图考》，有的记载较略，如："铁骨散，生建昌""土常山，江西庐山、麻姑山皆有之""细米条，江西抚、建有之""野百合，建昌长沙洲渚间有之""蕲棍一名豆艾，生建昌""鲇鱼须，生建昌""元宝草，产建昌""紫菀，《本经》中品。江西建昌谓之关公须""八字草，产建昌""天蓬草一名凉帽草，生建昌河堧""见血青，生江西建昌平野""七篱笆，生建昌""天草萍，产建昌""金线壶卢，生江西建昌山中""鹿角草，产建昌"。山慈姑"建昌土医呼为金线吊虾蟆，微肖其形。以为败毒、通气、散痰之药"，"阴阳莲一名大叶莲，产建昌山中"，"挈藤一名毛藤梨，产南城麻姑山"。数量较多恕不一一详举。书中除了明确指出产于建昌的，还有产于建昌辖下的南丰、新城、广昌及泸溪的，虽然数量不及南城县多，但也有一定数量；此外，还有列出"江西处处有之""江西山坡有之""江西坡阜有之""抚建山坡有之"。作者所言"江西"自然包括了建昌地区，而"抚建"指的就是抚州与建昌地区。此外，他所著的《植物名实图考长编》对于建昌产地药材也有介绍。

在古代，不仅有野生药材，也有种植的药材，虽然目前没有发现明确的文献记载，但从一些诗文中可见一斑。明代程炜《游麻姑山》诗云："足踏梯云杖倚藜，姑山疑入武陵溪。千寻素练松杉杪，一片丹霞药草齐。泉吸神功增酒圣，洞归小有惬灵栖。舞雩滋味春风在，坐向松阴细点诗。"其中"一片丹霞药草齐"，如果不是种植的药草，何能成"片"，何能"齐"？再如明代吴杜庠《东芙蓉山》里说："东上芙蓉十里遥，盘回路转半山腰。火添石鼎烹茶叶，水润枯田灌药苗。松堥昼闲秋早到，竹窗风细暑全消。道人爱客来登眺，招我仙坛听洞箫。"诗中明确地说用水灌润药苗，并且从诗中可以看到这是在东芙蓉山。东芙蓉山在今天的南城县徐家镇境内。清代《南城县志》载："四都东芙蓉山，县东十里，高五里，太守张恒名山记略云：'山圆耸而森列，数峰傍一峰，截大江而砥，其冲水怒激，避而北折，山临水，其景可创观也。'"也正是这么一座山，适宜种植各类药物。同样，从姑山也种有药材，在清代张九铖《登从姑山》就有"残日青莲香，秋风药苗盛"的诗句。同样在一些村里，村民也种有药材，像磁圭这样较偏、较为繁华富足的村子也种有药材。明代前期建昌府知府谢士元同状元张升去磁圭拜访罗玘时，写下一首《同张内翰访罗景明过磁溪》。诗云："肩舆追逐过磁溪，山犬无声野鸟啼。冒雨每防苔径滑，穿林偏觉暮云低。人家引水春云碓，野圃编荆护药畦。喜有瀛洲文伯在，试将诗句共留题。"村旁就有药畦，并且用荆条编成围挡，对药畦进行保护。这说明种药在乡村是普遍现象，村头地角都可种。由于既有野生，又有栽种，建昌地区的药材种类丰富，数量较多，为药材的加工奠定了基础。

1982年12月，国务院做出对全国中药资源进行系统调查的决定。随后，全国各地根据国家规定对辖区内的中药资源进行了调查，历时两年半。通过调查发现，原建昌地区内各县均有数十种重要药材。其中南城县53种、南丰县46种、资溪县52种、黎川县43种、广昌县35种。

南城县有：白术、玄胡、泽泻、生地、山药、米仁、紫苏（苏叶、苏梗）、丹参、桔根、杜仲、厚朴（朴花）、鹿茸、半夏（家种）、射干、首乌、甘葛、虎仗、枝子、桃仁、南山楂、辛夷、银花（忍冬行）、皂角（牙皂、大皂）、陈皮、青皮（叩青、四花）、防杞、黄精、天冬、百步、台午、毛姜、捍附、夜明砂、女贞子、苍尔子、金樱子、伏盆子、希贤草、夏枯球、蛇舌草、金钱草、竹叶、野菊花、旋覆花、祁蛇、乌稍蛇、白花蛇、山甲、海金砂、白前、白花茵陈、绵茵陈、藕节。

南丰县有：白术、菊花、牛膝、山药、茯苓、米仁、天麻、穿心莲、半夏（家种）、木瓜、甘葛、百合、枝子、桃仁、南山楂、辛夷花、银花（忍冬行）、佩兰、别甲、陈皮、青皮（叩青、四花）、防杞、黄精、香附、勾行、双计参、益母草（冲玉子）、天冬、土茯苓、毛姜、鸡血行、香如草、希贤草、竹叶、祁蛇、乌梢蛇、白花蛇、山甲、白前、白花茵陈、绵茵陈、玉竹、贯仲、桔核、桔络、芦根。

黎川县有：白术、玄参、牛膝、生地、茯苓、丹参、米仁、黄莲、半夏（家种）、丹皮、甘葛、榧子、枝子、午枚、银花（忍冬行）、别甲、黄精、天冬、百步、土茯苓、仲贯、细芯、木通、勾行、伏盆子、益母草（冲玉子）、射干、仙学草、夏桔球、竹叶、野菊花、祁蛇、乌稍蛇、白花蛇、山甲、海金砂、白前、白果、双皮、苏子、建巴吉、桂皮、辛夷花。

资溪县有：白术、白芷、白芍、玄参、牛膝、山药、茯苓、丹参、米仁、桔梗、首乌、甘葛、百合、午枚、辛夷花、银花（忍冬行）、杜仲、厚朴（朴花）、鹿茸、防杞、黄精、全胡、玉竹、半夏（家种）、天冬、百步、南沙参、土茯苓、贯仲、石菖蒲、黄药、鸡血行、细辛、木通、勾行、大活血、青木香（天仙行、马刁苓）、竹叶、伏盆子、祁蛇、乌稍蛇、白花蛇、山甲、海金砂、白药、贝母、丹皮、建巴吉、南星、桂皮、良姜、淫洋霍。

广昌县有：泽泻、茯苓、百合、故子、枝子、桃仁、银花（忍冬行）、防杞、黄精、白前、女贞子、伏盆子、夏枯球、野菊花、祁蛇、白花蛇、山甲、海金砂、白花茵陈、藕节、甘姜、紫苏、白术、枳壳（实）、陈皮、青皮（叩青、四花）、南山楂、丹参、辛夷花、石菖蒲、毛姜、鱼腥草、别甲、勾行、绵茵陈。

（四）建昌的便利交通

南城及建昌府的地理位置重要，自古这里交通畅达，有通江达海之便利。建昌府所辖5县，地处江西东部，与今天的福建省西部多县、江西省的赣州市，鹰潭市，抚州市内的金溪、宜黄、临川等县相连。宋代王安石的得力助手王韶写诗说："南城古要地，险隘接闽区。国家建昌垒，镇守东南隅。"建昌地区的先民们凭借优越的地理位置，走出四通八达的道路。以建昌府驻地南城县为起点，陆地有大道，也有小道，并可走出南城县，走出建昌府地，直达福建、广东等地，甚至出海远洋。这几条重要的便利的水陆道路有利于建昌府药物的进出。

顺盱江而下，可入鄱阳湖，进长江，到达武汉、上海等地，交通较为便捷。南城还是江西入闽入粤的重要通道：一是可逆盱江而上从南城县城入黎河，经黎川，入福建；一是可直逆盱江而上，在广昌登岸，再陆行，经赣州，从梅关进入广东。明代正德《建昌府志》对于建昌府东西南北四至情况做了介绍："建昌府境东西二百五十里，南北三百八十里。东至福建邵武府光泽县杉关二百一十里，到邵武府治三百五十里。西至抚州府宜黄县芙蓉山四十里，至抚州府治二百四十。南至赣州府石城县铁树凹三百四十里，至赣州府治五百二十五里。北至抚州府临川县界山四十里，至抚州府治一百二十里。东南至邵武府治二百三十里，西北至抚州府治二百四十里，西南至赣州府治七百二十五里，东北至邵武府治六百三十里。驿路至省城三百里，至南京三千三百八十里，至北京五千八百二十五里。"这就是明代建昌府的大致范围及其最近四至的里程，从建昌府及周边县可通往各地，这一区域范围至清末一直未变。从《抚州市志》的记载中，同样可以看到建昌府下辖各县的陆路情况。自南城县县城到各县交界处："东陆大路自县东门由太平桥 75 里至新城县界；东陆大路由太平桥自硝石分陆路往南 40 里至察坑村泸溪县界；南陆大路自县南关迎仙桥 90 里至双南桥南丰县界；南陆大路自县北关由万寿宫 55 里至界山岭临川县界。小陆路自县往东北 70 里至寒婆岩金溪县界。小陆路自县城西关黄堂庙 50 里至交阳岭宜黄县界。全县共有大小铺路 6 条，计 380 里。"而自南丰县城至各县交界处："南陆大路自县由南津渡 80 里至双连隘广昌县界。""南陆大路自县东 45 里至弋阳隘新城县界。小陆路自县治西石佛寺 90 里至九子岭赣州府宁都县界"。新城县"东陆大路自县出东关 65 里至杉关福建邵武府光泽县界；小陆路自县南关 60 里至黄土关福建邵武府邵武县；小陆路自县往西由安济桥 70 里至邱家隘福建邵武府建宁县界。"而自泸溪县"北陆小路 30 里至大源广信府贵溪县界；西陆小路由接龙桥 90 里至猫儿岭金溪县界"。广昌县"西陆大路自县出西门 60 里至秀岭隘赣州府宁都县界；南陆大路自县出南门 75 里至车桥岭隘福建汀州府宁化县界。东陆小路自县出东门由顺化渡 45 里至船尖隘福建邵武府建宁县界；南陆小路自白水市分路上葛藤排 50 里至分水隘赣州府石城县界"。

建昌府的位置，自古以来，颇为重要。宋代郭子章《郡邑表说》称："抗御七闽，牵制八粤。五岭咽喉，三吴襟带。盖江藩南镇关键也。"宋代陈起《王侍郎祠记》称："建昌在江西号为佳郡，地介闽粤。"吕维中在

《建昌鼓角楼记》中也说："东南连瓯闽，属章贡。而西北邻郡疆界相入，错综如绣。"根据古代县府志的记载，要走出建昌，陆路走的就是驿道，有至杉关的驿路，过杉关入福建光泽县；有南城至船尖隘（位于广昌县城东35公里赣闽交界处）驿路，过船尖隘至福建建宁县。清代有3条省际大路和四通八达的县际驿路，形成以建昌府为中心的陆路框架。明代实行"朝贡制"，从建昌府、饶州府，出石门街可入安徽到达南京。为了方便路人，在驿道之上还设置了很多的驿站。在建昌府内各县均设有数量不等的驿站、铺舍。在宋时，建昌军内已有15个驿站，即盱江驿、南城驿、嘉禾驿、游

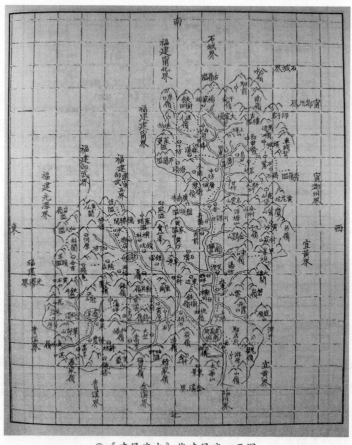

◎《建昌府志》载建昌府四至图

元驿、曾潭驿、硝石驿、蓝田驿、黎滩驿、风池驿、飞鸢驿、顺华驿、甘竹驿、白水驿、谨节驿、武城驿。明代，在南城县还增设了盱江递运所。清代驿置沿袭明代，县设驿站，沿线设铺舍，县治前设总铺。在雍正至道光年间，建昌府内各县的铺舍数不尽相同。南城县东通新城县，有七里铺、界山、水溅、硝石、黄源、广石、师姑、蓝田 8 铺。南通南丰县，有十里、盏池、上湖、保业、水口、都军、大乐、石厚 8 铺。北通临川县，有神岭、青绥、岳口、青麻、游源 5 铺。东北通泸溪、金溪县，有洋汾、对坊 2 铺。南丰县南通广昌县，有龙池、麻刀、西坑、枫林、河源、白舍、重石 7 铺；北通南城县，有彭家、艾婆源、兜港 3 铺；东通新城县，有石沟、太阳、隘上 3 铺。新城县西北通南城县，有白源、百顺、礼仪、九岗 4 铺；东通福建省，有飞鸢、洇溪、白沙、东兴、芦游 5 铺；西通南丰县，有义亭、焦坑、龙安、弋阳 4 铺。广昌县北通南丰县，有潭山、吉祥、株桥、双莲 4 铺；西通宁都县，有茗坑、响石、竹桥、仁寿、株树 5 铺。泸溪县西南通南城，有河洋、佛岭、丁字桥、邓坊、横板 5 铺。由此可见，在建昌地区，陆路交通较为发达。驿运虽然以军旅及官员过往为主，但也运粮、运盐、运地方商品。路上的驿站、铺舍为过往提供了便利，促进了交通贸易的发展。宋代童蒙《宿青绥铺》诗云："跋涉千千里，我行亦良勤。戒途桂林腊，解辔盱水春。赤石照病眼，红泉濯征尘。麻姑顾我笑，问别何所因……"

　　放眼江西省范围，南城县、建昌府地理位置重要而交通便利，有益于药材贸易。到了民国时期，孙中山在《建国方略·实业计划》里对铁路进行了规划，专列东南铁路系统。在此系统中计划了 13 条铁路主线，其中厦门建昌线和建昌沅州线以南城为起点，另有 4 条线与厦门建昌线或建昌沅州线交会。因此，建昌地区的南城县俨然是东南铁路系统中的一个重要交通枢纽，也由此辐射周边地区。具体是：

东方大港广州线

此线由一头等海港，以一直线，至他头等海港。自东方大港起，至杭州；折而西南行，遵钱塘江左岸，过富阳、桐庐，至严州及衢州；更进过浙、赣省界，至广信上饶；由广信起，经上清、金溪，至建昌，然后进至南丰、广昌、宁都；由宁都而往，至雩都、信丰、龙南；过赣、粤界岭，至长宁新丰；于是经从化，以至广州，长约1448千米。

福州武昌线

此线自福州起，沿闽江左岸，过水口及延平，至邵武；邵武以后过福建界，入于江西，经建昌及抚州，至省城南昌；由南昌而入湖北之兴国，过之，至湖北省城武昌；全长约885千米。

厦门建昌线

此线自厦门新港起，至长泰；溯九龙江而上，至漳平、宁洋、清流及建宁县；自建宁以后，过省界，至江西之建昌，与东方大港广州线、福州武昌线、建昌沅州线相会。此线长约402千米。

南京韶州线

此线自南京起，循扬子江右岸而上，至太平、芜湖、铜陵、池州、东流以后，出安徽界，入江西之彭泽，遂至湖口；在湖口与东方大港重庆线会，即用该线之桥，至鄱阳港。于是沿鄱阳湖之西岸，经过南康星子、吴城，至南昌，与温州辰州线及福州武昌线会于南昌；由南昌溯赣江谷地而上，由临江江渡至吉安，与建昌沅州之计划线交于吉安；由吉安至于赣州，复与福州桂林线交焉；于是进向南康县（今南康市），及南安；经南安以后，过大庾岭分界处，入广东之南雄；又经始兴，至韶州，与粤汉线会。此线长约1287千米。

南京嘉应线

此线自南京起，进至溧水、高淳，出江苏界，入安徽之宣城；自宣城进至宁国及徽州歙县；经徽州以后，出安徽界，入浙江界，经开化、常山及江山；出浙江界，入福建之浦城；又自浦城，由建宁建瓯至延平，与福州武昌线交，过沙县、永安至宁洋，与福州桂林线及厦门建昌线会；自宁洋复进龙岩、永定，至松口与厦门广州线合，迄嘉应而止，所经之路约1207千米。

建昌沅州线

此线自建昌起，行经宜黄、乐安、永丰、吉水，以至吉安，即于该地与南京韶州线相交；由吉安进而及永新、莲花，与汕头常德线会；于是出江西界，入湖南之茶陵，乃经安仁，至衡州，遇粤汉线；于是由衡州进至宝庆，与广州重庆甲线相交；西行至终点沅州芷江，与沙市兴义线相遇。此线长约885千米。

由此亦见，建昌地区交通位置优越，通过陆路人流、物流可四通八达。大宗商品的运输主要靠的是水运，而建昌地区的水路通过盱江、黎河同样可以四通八达，有力地促进了药材的流通。

建昌府除资溪县外均处于盱江流域和黎河流域，水运较为发达。明代刘翊《南丰通济桥记》中说："盱水南通闽广，北抵荆湖。"盱江为抚河上游，是鄱阳湖水系主要支流之一，发源于赣闽边界武夷山脉西北麓的广昌县内的血木岭；自南向北流经广昌、南丰、南城（黎河在南城县城汇入）、金溪县、临川（在临川纳入临水，又纳入云山河），入进贤、南昌，过箭江口分别注入赣江和鄱阳湖；长750多里，是赣东地区一条重要的黄金水道。水运从盱江入赣江，进鄱阳湖，在鄱阳湖畔的吴城镇，由小船驳用大船装运，再从吴城运至九江，转运长江，可顺流而下，直至南京、上海等，也可逆流而上，可达武汉、重庆等。古代的吴城镇是江西四大名镇之一，有"六坊八码头，九垄十八巷"之称，每天泊船上千艘。商界流传着这样一句话："装不完的吴城，卸不完的汉口。"这里商贾云集，他们还建有自己的聚集的场所会馆，不仅有江西本省各地的数十家会馆，还有麻城、山西、湖南、徽州、广东、潮州、浙江等地的会馆。通过这条水道，即可上京广大道，至湖北、安徽、江苏、上海等大城市、大港口，而通达全国各地。在吴城，建有建昌会馆，是建昌府商人集会、议事的场所。逆旴江而上，则可在南丰或广昌登岸，经过一段陆路或水陆并用可通闽粤。清代《江西通志》载："旴江在府城东门外，一名建昌江。源出血木岭，流六十里为旴江水，又二十里为巴溪，又十五里为小勋溪，又五里许，至广昌县前。五十里，入南丰境东北，流百九十里至府城，为旴江。会新城县飞鸢水，又东北流六十余里，入抚州境。"旴江在府城边接纳了来自新城县的飞鸢水，而北流入抚州境内。此说的飞鸢水，指的是黎河。实则飞鸢水为黎河上的支流，与洵溪汇合入黎河。

旴江在南城县城段又接纳了黎河，自黎河顺流而下，则可入旴江，进而汇入抚河；逆流而上，自南城可入新城，再走县城入闽道路，出县境；更主要的，通过水路一直走到飞鸢，即从旴江码头下水，转入黎河，再转入资福河，一直逆流而上，至飞鸢，登岸，再走约10里陆路，即可到有闽西第一关之称的杉关；过了杉关，可到福建光泽，然后又可顺闽江水路进入福建腹地，直至福州等地。光绪十年（1884）八月初三，曾国荃在一份电文里说："窃照七月十七日接准漕督部堂电信称：'此次奉旨援闽应调恪靖四营，由轮船送至九江湖口县，换坐民船至南昌，由建昌登陆；至光泽，再由水路顺流而至福州。'"（见《台湾文献丛刊》）这里所说的行程也就是人们由水陆入闽的路线。当然这条道也是建昌商人常走的路。据《南城县交通志》记载，到民国时，"南城有三个船帮，南河帮是南城人，有船200多艘。东河帮是黎川人，西河帮是崇仁人，以南城为中心港口"。他们都是在建昌地区的河道内运输物质，而药材也是他们所运输的重要物资。到1949年，南城县仍有帆船526艘。

旴江河段有港口多处，如广昌县分别设港口于赤水街（原名白水寨）、旴江镇、甘竹街。赤水街位于旴江上游，是旴江源头船筏起止点和物资集散地，设有码头多处，直至清末和民国时期，仍有南北码头2处。县城旴江镇原有西门口和南门口码头2处。甘竹街仍处于旴江上游，有码头。南丰县设有上水关、东门外旗盘石、南门外码头。南城县的码头较大，设有河东盐码头、百货码头 2 处；东门有百货码头、竹木柴炭码头。县城港还是抚河水运转驳港，南丰、黎川、广昌、资溪的物资均由此装运。黎川港位于黎川县城，明末清初港口设有排栅口、小港口、下桥渡 3 个码头。1991 年，《广昌文史资料》发表姚仁杰文章《旴江水运话春秋》。文中指出旴江是一条重要的交通线，是大宗货物运输的重要途径。依发掘的遗址看，古代河床很深，便于通航。同时他指出："早在明、清两代及至民国初年，单广昌有筏 410 块，820 人，一次承载货运量 1845 吨。旴江水上，一年四季，风帆如云，络绎不绝。后到民国二十五年（1936 年）船筏虽然比以前减少，但还有 280 快筏，筏工 570 人。"当时从赤水运下水货物有广昌的烟叶、泽泻以及生猪、稻谷和毛边纸。运上水货物有食盐、布匹、煤油、苎麻、橘饼、红枣、药材、陶瓷和抚州产的风镜粉皮，还有浒湾油面、南丰柑桔及豆豉等。

便利的交通带动一方商贸的发展与繁荣。明代文学家罗玘曾撰文说："建昌府，抚信邵汀赣之中也。减赣之旷，几抚之饶，远信之冲，邻汀之僻。与邵并闽楚喉焉。酌诸府之中，号为乐土。"古志又说："南城，附郭县也，近抚、信，次水而多商。"由此可见，南城乃至建昌府地理位置之要、交通之便、从事商业活动的人之多。以南城县为代表的建昌药帮也由此走南闯北，进入南北川广，享誉医药界。

（五）建昌的人文因素

以南城为核心的建昌府人文精神，为建昌药帮注入了人文因素。一方水土养一方人，建昌府以南城县为经济、政治、文化中心，南城县的文化为建昌地区文化之代表。由于建昌地区的地理环境、文化沉积，建昌人形成了特有的文化精神。这种文化精神对于建昌的商业精神与文化产生了重要的影响，特别是对药帮文化的形成和发展起到了重要作用，并使之成为药帮文化的有机组成部分。

南城的历史文化中，有着尊教重学的精神。这种精神在药业的发展传承中发挥了重要的作用，有力地推动了药业的发展，以及建昌药帮的形成。南城人民自古重教兴学，营构了全市较早、较发达的教育系统，使南城成为才子的摇篮。汉初南城建县，即有私学。唐总章二年（669），南城建县学，宋太平兴国四年（979）建军学，明清称建昌府学，至清末废。各县还建有县学，培养本县学子。在乡村还建有社学，至清代建昌地区社学达33所，高出于其他地区。光绪二十四年（1898），依诏令，各县改书院为学堂，各县官立小学纷纷创立。光绪二十八年（1902），建昌府创办建郡中学堂。宋庆历三年（1043），李觏在南城县创办盱江书院，这是今抚州市最早的书院之一。建昌地区各县均建有大大小小的书院，著名的如南城从姑山房、广昌雯峰书院、新城黎川书院、南丰程山学舍、资溪鹤城书院等，为人才的培养做出了贡献。自宋至清，建昌地区有进士1195人，数量是可观的。其中，宋代文科进士中南城445人、南丰203人、黎川51人、广昌13人，共712人；元代文科进士中南城5人、南丰4人、黎川4人，共13人；明代文科进士中南城61人、南丰33人、黎川22人、广昌21人、资溪1人，共138人；清代文科进士中南城105人、南丰105人、黎川87人、广昌23人、资溪12人，共332人；也出了数名前三甲，状元有南宋黎川籍的张渊微、明代南城籍的张升；榜眼有南宋南城籍的曾渐、清代广昌籍的饶学曙；探花有南宋南丰籍的陈宗礼、清代黎川籍的陈希曾。此外，建昌地区还有一大批举人、秀才等。当然还有一大批有志、有才之士，未能通过考试而入仕，李觏就是其中的代表。在建昌地区，有一批医家是由儒转医的，也有一批人以儒通医。清末民国期间，除了兴办官立、私立中小学堂外，蚕桑、中医、师范等职业教育开始起步。此后，公私之学都较为发达，大批的建昌人得到学习的机会。而在明代，建昌府办有医学，今天仍能见当年的大型官印，印文为"建昌府医学记"，印台阴刻"建昌府医学记尚宝司造天顺七年月日"字样，印文为九叠篆。南城的益王府里就办有医学所，聘有"良医正"和医学教授。正是有了发达的教育，才有了发达的医学，也为发达的药业奠定了基础。

建昌人民在建设好自己家园的同时，也追求丰盈的精神享受。这种精神主要表现在立德、立功、立言三个方面。

所谓"立德"就是加强自身的道德修养，养成符合社会规范的优秀道德品质，甚至做一个人人称道的道德楷模。这些在建昌府商人身上也有突出的表现，他们重视商德，以诚经商，以诚信取胜。建昌人以诚信经商著称，如大家所熟知的曾叔卿卖陶器的故事就足以证明这一点。在《宋史》及洪迈的《容斋随笔》里都记录了建昌军南丰县曾叔卿经商不相欺的故事。《宋史》说："曾叔卿，建昌南丰人，巩族兄也家苦贫，即心存不欺。尝买西江陶器，欲贸易于北方，既而不果行。有从之转售者，与之。既受直矣，问将何之，其人曰：'欲效君前策耳。'叔卿曰：'不可。吾闻北方新有灾饥，此物必不时泄，故不以行。余岂宜不告以误子。'其人即取钱去。"这个故事很简短，说的就是曾巩族兄曾叔卿买了一批陶器想卖到北方去，但没能成行，而转手卖给别人，也拿了人家的钱。本来这桩买卖到此就结束了，他却还关心人家想怎么卖这批货。当得知那人想效法他贩卖到北方去时，他将北方的灾情相告，如果此时把陶器运过去卖，是卖不出去的。于是那人将货还给他，取了钱走人。如果他不将实情告诉那人，他的陶器也卖出去了，自己得利。别人不了解情况蒙受损失是别人的事，自己又没有坑他、骗他，似乎也心安。据一些资料显示，当时曾叔卿还是很缺钱用的，家里正为此犯愁。如果能把这批陶器卖了，不正解了家中的燃眉之急？但他没有这么做。史又载，曾叔卿后来考中了进士并做了官。赵希，同样是南丰人，据清代《南丰县志》载，"素以信义为滇客重，市事资裁决，卒不得归"，为了信义数十年不归。据清代《新城县志》载，黎川的鲁廷才在吴城经商同样以诚取信，"凡大江南北、闽广川楚拥巨赀、权子母者，皆亲就之，服其信义也"。再如医家讲究医德，药工、药商讲究药德。他们"但愿世间人无病，何惜架上药生尘"。这在后文将有阐述。

所谓"立言"，简言之就是做人要有知识、有水平、有思想，并且最好通过著书立说的方式，把知识与水平展示出来，把思想传承下去。所谓"立功"就是干一番事业，一般来说，很多人都希望通过读书以求得仕进，从而施展自己的才华，实现自己"达则兼济天下"的目的。这种精神在历代许许多多人身上都有体现。自宋至清仅南城县就有 616 人高中进士，还有武进士 7 名。状元有明代的张升，榜眼有宋代的曾渐。《中国文学家大辞典》收录了中国古代文学家 6000 名，其中南城籍 22 名。第一个抚州籍的丞相为南城的元德昭。官居副宰相的有宋代的陈彭年、邓润甫、元绛、包恢。官居尚书的有元奉宗、张大经、张升、罗玘等。任侍郎、知府、知县等职的就更多了。古代南城大批人士既能为官有政绩，又能在其他领域里独树一帜，如：宋代陈彭年所著《广韵》是一部不可多得的汉语音韵学著作，还有《文僖集》100 卷传世；李觏有《李觏集》传世；邓润甫修撰《神宗实录》；包恢有《敝帚稿略》传世。元代的程矩夫有《雪楼集》传世。明代的张昇有《柏崖集》传世，罗玘有《圭峰集》传世，罗汝芳有《近溪子全集》传世。清代的曾燠任广东布政使等职，有《赏雨茅屋诗集》等传世。这些著作都是研究中国历史文化的重要资料。上述是官宦、学者们的"立言"，但是各行各业都有着丰富的文化、工作经验、先进的技艺要记录，要传承。除了口耳相传外，还有书之以文字、绘之以图等方式，使之传承下去。古代的药业从业人员很多本身就是医生，或者说是儒医，也注重著书立说。他们中有很多人将自己从医、从药的体会，药方、药剂等情况记录下来，传于后人，对于保护人们的身体健康起到了重要的作用，如黎民寿的《黎居士简易方》、曾鼎的《医宗备要》、谢甘澍的《寓意草注释》等。

南城人积极进取的精神还表现在为美好生活而努力，为一方经济的发展而努力。建昌药业品牌的千年不衰，就是最好的体现。建昌药业之所以能在南城产生、发展、繁荣，与南城医药从业人员的不畏艰辛、努力有为的精神是密不可分的。药业源于晋代，兴于宋元时期，繁荣于明清时期，距今已有 1700 多年；传播于江西、福建等我国东南地区。在中药业界有"药不过建昌不行"的说法。建昌药业这一品牌的做大做强带动了多种产业的发展，南城医学、药材加工、药材销售等产业都很发达。南城历代名医辈出，成为"盱江医学"的医家的重要组成部分，如黎民寿、严寿逸、余可明、程心源、姚宣仲、赵宣、曾鼎、谢星焕等。药材加工业也很发达，工具以刀刨见长，其炮制技术精湛、风格独特，形成建昌药帮独有方法。建昌药帮创造的"刀刨八法""炮炙十三法"等工艺在我国东南地区影响很大，有"南城只只大屋都有吃药饭的人"的说法。药材流通也很发达。许多人从事药材的贩运，足迹遍布全国各地，特别是在福建省，处处都有建昌药帮人的身影在南城县有"走福建，吃药饭"的说法。

南城历史文化中有着求变图强的精神。这种精神以北宋时期李觏、邓润甫为代表，同时，这种精神渗透于各行各业，渗透到南城人的生产、生活之中。李觏提出了"救弊之术，莫大于通变"，他面对北宋社会的种种弊端，认为要摒除弊害，强盛国家，就要实行改革。于是李觏提出包括政治、经济、军事等方面的一整套的改革主张。李觏提出义利并行，注重功利，提倡乐利。他说："利可言乎？曰：人非利不生，曷为不可言？欲可言乎？曰：欲者人之情，曷为不可言？言而不以礼，是贪与淫，罪矣。"拿今天的话说就是：经济利益怎么不可追求呢？那是人的生活基础；欲望怎么不可谈论呢？那是人之常情；但如果没有制度的约束，过度地谈利与欲就会变得贪婪与淫乱，那才是罪过。李觏的这种观点是了不起的，他敢于批判孔子等一大批先儒的"君子喻于义，小人喻于利"的观点。这种敢为人先的精神、辩证的义利并观也体现在南城人的经商中。古代认为世间有两件好事——读书与耕田，而南城人敢于洗脚上岸，弃耕作而经商，其中一批人经营药业，甚至不畏艰辛，游走于四方卖药。由此，天南海北都留下了南城人、建昌人的足迹。

（六）药业发祥地麻姑山

据《云笈七签》卷二十七《洞天福地》记载，南城县城外西面的麻姑山是道教三十六小洞天之第二十八洞天，名曰"丹霞洞天"，也是道教七十二福地之第十福地。洞天福地兼而有之，这在全国道教名山中极其罕见。麻姑山峰峦叠嶂，万木葱茏，层林尽染；流泉飞瀑散落其间，深洞幽穴秘藏其中，宫观亭台若隐若现；更有"天久旱不竭，有气蒸起必雨"的神功泉，有洞外有洞、洞内有天的丹霞洞，有"四壁流云泻银河，双虹挽手下瑶天"的"玉练双飞"瀑布……

《麻姑山志》之《形胜》载：

> 其地乃三十六洞天之一，系次于二十八小有洞天。其高四十里，周回四百有五里。发脉于军峰山，奔腾百里至西芙蓉，而结为芙蓉山道场，复盘旋二十余里，始中结丹霞第十福地。又蜿蜒东行，结为飞鳢、王仙、秦人、云锦诸峰而聚于观。故东瞰郡城，西跨宜邑，西南带麻源三谷，北则丰草长林，虎狼蛇蝮居焉。人疑仙灵所窟宅，莫得而穷云。其丹霞福地，居山之巅，浮邱公修丹所也。

麻姑山主要有一溪、二涧、三洞、四潭、十二泉、三十六峰。因此，明代王华（曾任浙江佥事、广西副使等职）在《〈集麻姑〉序》中写道："吾旴为江右名郡，山水之秀，天下称焉，而麻姑又郡山之特殊者……吾旴山水之秀，川原之灵有可传，其传于久且远。所谓地气殊异，江山炳灵者，有可验矣。"

然而，正是这样一座山，却成了建昌药业的发祥地。其中的渊源，还得从山中一位村姑误食茯苓说起。

相传，很久以前，这山原本不叫麻姑山，而叫丹霞山。山中有户人家生有一女，取名麻姑。麻姑长得漂亮，人也聪明，十来岁就常常和嫂嫂去采菇、打柴，而麻姑每次采的菇、打的柴都要比年长于她的嫂嫂还多。原来她是得到了山中一位不知名的女童的帮助。有一天，女童帮助麻姑砍柴后钻进了一棵松树底下。嫂嫂挖开松树底下，并不见人影，却发现了一棵千年茯苓。嫂子将它带回家，煮在锅里，却被不知情的麻姑吃光了。就在这时，麻姑发觉自己身子变轻了，竟飘飘悠悠地腾空飞了起来，升天成仙了。

麻姑的故事是一个寓意吉祥的故事，千百年来一直在流传，葛洪把她写进了《神仙传》，颜真卿把她写进了《有唐抚州南城县麻姑山仙坛记》，还有更多人把她写进了寿文中，把她绘画出来悬挂于厅堂，还有百姓在口头上代代相传。

麻姑所吃下的茯苓正是一味中药。茯苓，又叫玉灵、茯菟、茯灵、松腴、松薯、松木薯、松苓。茯苓味甘淡，性平，入药具有利水渗湿、益脾胃、宁心安神之功用。功效非常广泛，不分四季，将它与各种药物配伍，不管寒、温、风、湿诸疾，都能发挥其独特功效。因此古人称茯苓为"四时神药"，有提高免疫力，强身健体的功效。麻姑借助食用茯苓后的神功，升天成仙。而民间更多的是利用它来治病、健体。在古代的大量药书中都有对于茯苓药用的记载。如《本经》："味甘，平。"《医学启源》："《主治秘诀》云，性温，味淡。"《雷公炮制药性解》："入肺、脾、小肠三经。"《本草经疏》："入手足少阴，手太阳，足太阴、阳明经。"《名医别录》："止消渴，好睡，大腹，淋沥，膈中痰水，水肿淋结。开胸腑，调脏气，伐肾邪，长阴，益气力，保神守中。"

麻姑升天，是因为她服食了茯苓，可以说是药助她升天成仙。她成仙之后，王母娘娘又教她掷米成丹之术，而此丹正是治病救人之药。麻姑用它救济天下苍生，也因此得到天下人的崇敬。成仙之后的麻姑美丽而长寿，有"寿仙"之称。

人们为了纪念她，将这座丹霞山更名为麻姑山。唐玄宗应邓紫阳之奏，在山上诏建麻姑庙，塑麻姑像，世世代代祭祀她。山上与她相关的遗迹也受到人们的保护和瞻仰。麻姑是神话中的人物，她赋予建昌药业以仙气和灵气。而后，更多的道士大德们慕名前来山中炼丹药，如葛玄、葛洪等。他们开启了南城药业发展之路。

华子期，相传为江西九江人，跟随汉朝初期的甪里先生学习道术。甪里先生，名周术，秦末汉初的一位著名隐士，曾力谏汉高祖刘邦废太子。华子期从甪里先生那学到隐仙灵宝之方，后隐居在麻姑山西北的麻源三谷之中修炼。相传，仙方分三种，即伊洛飞龟秩、伯禹正机、平衡方。华子期按照仙方配制了仙药，服下之后，竟一天比一天年轻起来，一年里要改变十二次模样。他还能日行五百里，力举千斤重。后来，他得道成仙飞升而去，曾驾鹤飞翔于麻源山冈上，因而此冈又名为"华子冈"。葛洪将其事迹载入了《神仙传》。"

在葛洪之前，有仙人浮丘公和他的两个徒弟王道士和郭道士在麻姑山上炼丹。相传，在汉昭帝时期，仙人浮丘公即隐居于麻姑山修行，并在山中炼丹、制药。清代黄家驹的《麻姑山志》中记载："飞炉峰，上有浮丘公、王、郭三仙石瓮遗像在焉。"且山上有以浮丘命名的峰，叫浮丘峰；有以他名字命名的丹井，叫浮丘丹井。《麻姑山志》里记载说："浮丘丹井，在姑山上平田中，其地产瑶草。"后来他的两个徒弟王道士和郭道士也隐居于麻姑山中，并在山中炼丹、制药。

如果说麻姑、华子期、浮丘公与王郭二道士是仙人，那自葛玄起则是现实中真真切切的人，炼丹亦为真事。葛玄为葛洪的从祖。葛玄（164-244），字孝先，人称葛仙、葛仙翁、葛仙人等，今江苏丹阳人，道教灵宝派祖师，被尊称为葛天师、葛仙翁，又称太极仙翁。他在道教流派中与张道陵、许逊、萨守坚并为"四大天师"，跟随左慈（道号乌角先生，东汉末年著名方士，少居天柱山，研习炼丹之术）学道，擅医道、丹术，得到过孙权的厚待。相传，他曾隐居南城麻姑山修行，筑坛、采药、制药、炼丹、行医、传医、传授药物炮制法，撰有《葛氏杂方》《广陵吴普杂方》《神仙服食经》；去世后，世人传说他已升仙。葛玄收集、研究各种药方，为民治病，同时进行炼丹活动，开矿石入药之先河。这些事情葛洪在《抱朴子·内篇》中有记叙。葛洪把葛玄划入神仙行列，并在他的《神仙传》中列其传记。传如下：

葛玄，字孝先，丹阳人也。生而秀颖，性识英明，经传子史，无不该览。年十余，俱失怙恃。忽叹曰："天下有常不死之道，何不学焉？"因遁迹名山，参访异人，服饵芝术。从仙人左慈，受《九丹金液仙经》。

玄勤奉斋科，感老君与太极真人降于天台山，授玄《灵宝》等经三十六卷……

在麻姑山，有一些山的名称、遗址与葛玄这位仙翁有关系，这也是对他在麻姑山上炼丹的纪念。如麻姑山中有座山峰名字叫葛仙峰。据《麻姑山志》载："葛仙峰，仙人葛元上升之所在，殿前左侧高峰是也。"葛元即葛玄。

在麻姑山上炼丹制药的还有郑隐、葛洪等。郑隐（？—302），广东循阳人，曾隐居麻姑山修行，筑坛、采药、炼丹、授徒、治病。郑隐是葛玄的徒弟，又是葛洪的师傅。葛洪（284—364），字稚川，号抱朴子，江苏丹阳人，为东晋著名炼丹家、医药学家，出身江南士族。他祖父在三国吴时，历任御史中丞、吏部尚书等要职，封寿县侯。他的父亲葛悌，继续仕吴；吴亡以后，转仕于晋，最后逝世于邵陵（今湖南邵阳）太守任上。葛洪为葛悌之第三子。他博览群书，特别喜爱神仙导养之法，后又得到鲍玄（今山西长治人，精岐黄，兼通道术）、郑隐等人的器重，较好地掌握了炼丹之术。他说："不得金丹，但服草木之药，及修小术者，可以延年迟死耳，不得仙也。"由此可见葛洪除了炼丹，还研究草木药物，以之治病养生，以求延年益寿。清同治《南城县志》记载："葛洪，字稚川，丹阳句容人也，自号'抱朴子'。究览典籍，尤好神仙导养之法。洪见天下已乱，避地南城麻姑山。有葛仙丹井相传，洪于此炼丹故名。"鲍元即鲍玄。从县志这一简短的介绍中可知，葛洪师从有仙翁之称的从祖葛玄的弟子郑隐学习炼丹之法，得到了郑隐的真传，后又师从上党的鲍玄，得到鲍玄的器重。鲍玄将女儿嫁给了他。后由于国家内乱，葛洪来到南城的麻姑山从事炼丹活动。《麻姑山志》载："葛仙丹井在姑山上，育英堂之右侧。"又据山志载，麻姑山上有炼丹室，为"葛仙人修炼之所，丹井犹存"。这些遗址、遗迹也为后人留下了不尽的诗材。诗人们写下了许多与之相关的诗，北宋著名思想家、文学家李觏就写有多首相关的诗，如：《葛仙坛》诗云："仙翁犹在时，坛上何设施？仙翁一去后，蔓草空离离。"《炼丹井》诗云："丹灶久已毁，井泉空独存……"南宋学者吕南公《葛仙坛》诗云："南峰枕崇坂，径路荆榛稠。遗坛在其巅，名为仙翁留。"又如《寻炼丹井》云："何年炼金丹，旧井穴田腹。飞升谁羽翼，腐尽贪人肉。幽草蘸寒泉，田禽时下浴。"再如万言策的《葛洪井》："古井斫山根，一泓浸寒泚。素练引不枯，言通沧海水。中有仙人丹，老龙吞不死。"这类诗还很多，如刘泾的《葛仙坛四首》、朱京的《炼丹井》等。

在《晋书》卷七十二中同样记载："葛洪，字稚川，丹阳句容人也。祖系，吴大鸿胪。父悌，吴平后入晋，为邵陵太守。洪少好学，家贫，躬自

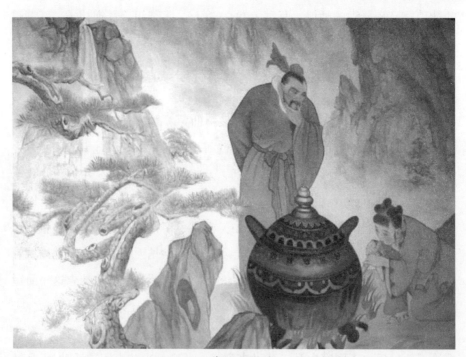

◎葛洪炼丹图

伐薪以贸纸笔，夜辄写书诵习，遂以儒学知名。性寡欲，无所爱玩，不知棋局几道，樗蒲齿名。为人木讷，不好荣利，闭门却扫，未尝交游。于余杭山见何幼道、郭文举，目击而已，各无所言。时或寻书问义，不远数千里崎岖冒涉，期于必得，遂究览典籍，尤好神仙导养之法。从祖玄，吴时学道得仙，号曰葛仙公，以其练丹秘术授弟子郑隐。洪就隐学，悉得其法焉。后师事南海太守上党鲍玄。玄亦内学，逆占将来，见洪深重之，以女妻洪。洪传玄业，兼综练医术，凡所著撰，皆精核是非，而才章富赡。"这些通俗易懂的记载，基本讲清楚了葛洪的简要情况。

葛洪在麻姑山炼丹为南城县乃至建昌地区的医药业之先声。唐代的邓思瓘（号紫阳）与延康叔侄也在麻姑山修道、传道、炼丹、制药，特别是邓思瓘还以麻姑山为活动中心，创立了道教北帝派，受到了唐玄宗的嘉奖。颜真卿在《麻姑山仙坛记》中撰文说："开元中，道士邓紫阳于此习道，蒙召入大同殿修功德。廿七年，忽见虎驾龙车，二人执节于庭中，顾谓其友竹犾曰：'此迎我也，可为吾奏，愿欲归葬本山。'仍请立庙于坛侧，玄宗从之。天宝五载，投龙于瀑布，石池中有黄龙见，玄宗感焉，乃命增修仙宇、真仪、侍从、云鹤之类。于戏！自麻姑发迹于兹岭，南真遗坛于龟源，华姑表异于井山，今女道士黎琼，仙年八十而容色益少，曾妙行梦，玉仙而餐花绝粒。紫阳侄男曰德诚，继修香火；弟子谭仙岩，法箓尊严。而史玄洞、左通玄、邹郁华，皆清虚服道。"他们炼丹制药的事迹吸引了颜真卿游麻姑山，并撰文记其事，"今女道士黎琼，仙年八十而容色益少"，也让他信服道家灵丹之妙。邓延康也是如此，郑畋在《唐故上都龙兴观三洞经箓赐紫法师邓先生墓志铭》里说："上（按即唐宣宗）嗣位，尔时于内殿访其元旨，第以《道德》《黄庭》《西升》经旨应对，若丹砂硫黄之事，置而不论。居常惟食元气，微饮旨酒熊经鸟伸而已。"邓延康也是一位医术高明的医家。这些仙人、道家人物有力地推动了建昌地区医药的发展。

这些仙人、炼丹家之所以选择麻姑山，是因为这儿的环境优美，山好水好，适合他们修炼；更是因为麻姑山上还有很多药材，简直是一座药山，其中有些药材是此山所特有的，他们可以就地采取并入药。清代《麻姑山志》里有记载：

灵芝，本山近年常产。茯苓，各山有之。枸杞，各山有之。管仲，即猢狲姜。瑶草，惟丹井傍有之，山中绝粒时，可以饵松柏竹枝，和而食之，其味甘香，绝无苦涩。一名如意草，一名葳蕤草。瓜蒌，延蔓古木之间，遍山皆是。葛花，缘溪涧有之。益母草，本山多。地骨皮即枸杞根。香附子遍山有之。车前子，遍山有之。商陆草，一名通灵草，其根有人形者，术士取以代樟柳神，能报人祸福，见《神异记》。淡竹叶，各山有之。石菖蒲，生涧水中，能益人智慧。见《本草》。黄精，土人采以为饵，久食可仙。见《列仙传》。半夏，本山有之，夏至方生。见《月令》。承露仙，俗名白药，生麻源山谷中。见《寰宇记》。天门冬，深山有之。生地黄，本山有之。麦门冬，生堤阪土石间，即护阶草是也。薯蓣，有山出者，有家圃者。苍耳，本山有之。艾，本山有之。射干，即石竹草也，治背痈之胜药。见《焦氏类林》。荭草，一名马蓼。《诗》曰"隰有游龙"，即此物也。陆机文集谓之马蓼。何首乌，各山有之，有人食此物，年老无白须发，因其人之姓名之。见《本草》。金樱子，秋间篱落多有之。忍冬，严寒始花，其性凉。见《本草》。

麻姑山上，还有一些有药用价值的花草，《麻姑山志》也有载。如：

百合花，其根似蒜，可取以供食。木槿花，山中多有，与家植者无异。紫薇花，名百日红，七月间开，至九月尽方止。一名紫荆，一名怕痒花。爪其根，花枝杂杂皆动，故云。山丹花每岁至四月初七八时方开，一名供佛花。水仙花，一名玉玲珑，麻源有之。萱花，遍山皆有，初发时其芽可食，花曰黄花菜。蝴蝶花，有紫黄白三种。紫者花大如茶杯，黄者白者差小如酒杯，花瓣内点点，具备五色，其形酷似彩蝶。叶如射干扁竹，初春时放，紫者四月始放，亦江南奇卉也。山茶花，深红色，花大如钱。菊，麻源山谷中有白紫黄三色，花大。本山惟黄一色，花小如钱。凌霄花，其藤延蔓于古木之上，垂垂若锦带。自六月开，至十月不断，其花可治蛊。鹿葱花，即萱之重瓣者，石崖间有之。金银花，初秋时开，黄白满壁，采之阴干，可治疮毒。鸡冠花，本山及麻源谷中有之。玉簪花，叶似车前而大，花蕊酷似玉簪，香甚。结香花，似芙蓉花而单瓣，高者可长丈余，其老根采之焚炉中，香甚。人谓即丁头速香也。金凤花，村妇取以染指甲，一名凤仙花。踯躅花，即映山红，有黄红二种。宝相花，花小如钱，千瓣扶疏，如千叶小莲可爱；有白与水红二色，单瓣者名为郁李。玉兰花，其花似辛夷而色白，初春时放，香满岩谷。本山大夫松左侧一株，大数围。刺桐花，春尽开花，白色。野蔷薇花，有经黄二色。红娘子花，一名鬼灯笼，其实红若荔枝，其色红若珊瑚，其实圆如弹。

古之麻姑山地广林茂，山好水好，出好药材，野生药材资源丰富，上面所列种种都是上好的药材。除了野生药材，在山上还有种植的药材。山上有好水，徐霞客游山之后感慨说："麻姑以水胜，而绌于峰峦。"他所言：一是因为麻姑山"水横骞，如卧龙蜿蜒"，"或悬瀑落峰间，一若匹练下垂，一若玉箸分泻。分泻者，交萦石隙，珠络纵横"。再者应是麻姑水似有"神功"，滋润花木之后也有奇效，而使山上药材优于他处药材。明代学者、建昌知府许孚远在《祷麻姑纪事记》里说："泉自石罅侧出，不盈斗，而汲之不可尽。味极甘冽，山中人争取以酿酒，故酒以麻姑名。"山上有神功泉，人们用它来酿酒，著名的麻姑酒就是用它来酿制的；当然也用它来熬药，于是有人上山炼丹炼药并在山上留下了不少的炼丹炼药的遗迹，如仙坛、丹井、丹灶等。

二、建昌药帮走过的历程

建昌药业历史悠久，起源可追溯到道家葛玄在麻姑山上炼丹，在历史的长河中渐渐发展成建昌药帮，并在全国产生了重要影响。历史上，在中药业界有"药不过建昌不行"的俗语。中华人民共和国成立后，建昌药帮传统炮制技术被收录《全国中药炮制经验集成》。1992 年，建昌药帮被列为"中华老字号"，南城县中药饮片厂被列为"中华老字号"企业。次年 6 月，南城县"建昌帮"被收录《中华老字号》(中药卷)，建昌药帮以药物炮制闻名，药界至今还有"樟树个（的）路道，建昌个（的）制炒"的说法。2008 年 5 月，建昌帮药业被列入江西省第二批省级非物质文化遗产名录。2019 年，江西省人民政府办公厅下发《江西南城"建昌帮"中医药振兴发展实施方案》，以推动建昌药业健康稳步发展。

（一）建昌药业的兴起

麻姑误食茯苓而成仙，以及她掷米成丹，为百姓祛病消灾，都是药的作用。麻姑的故事给南城的药业兴起遮上了一层神秘的薄纱，充满神秘色彩。事实上，药的作用在于它能治病，最初是一种物品而非商品。只是随着时代的发展，采药人、种药人或制药人把他们手上的药材与需要药材的人进行物物交换或商品交换，药才成了商品，即药品。有了采药、种药、制药、买卖药等系列的活动，便形成一种业态——药业。麻姑虽然只是神话传说，但也说明了药能治病救人，同时寄托了人们希望借助药实现延年益寿的美好愿望。

据史载，药起源于原始社会的神农氏时代。神农氏尝百草，为民治病。

《淮南子·修务训》中说："神农尝百草之滋味，水泉之甘苦，令民知所避就，当此之时，一日而遇七十毒。"他为什么去尝百草、品水泉？目的是要发现其中可能有毒的植物与水泉，但事实上也能发现可治病的植物与洁净的水泉。《史记·补三皇本纪》里说："神农氏……始尝百草，始有医药。"神农尝百草是传说，但是形象地说明了药用的起源。人们在觅食的过程中，分辨食物是否有毒性，同时也发现食物的药性。人们吃过一些食物或饮过一些水后，发生过诸如头痛耳鸣、恶心呕吐、腹胀腹泻、抽搐昏迷，甚至死亡等症状，当然也有吃过一些食物后，减轻或消除了原有病痛，甚至使人精力更加旺盛、身体更好。增加食饮者痛苦的是有毒物，减轻人病痛或给人提神强体的则是药物。久而久之，根据人体不同的病痛食用或服用不同的食物，就可对症而治，这便是药。

麻姑在家乡麻姑山食茯苓成仙，是传说中的仙人。华子期、浮邱公、王郭二仙也是仙人。最先在麻姑山上采药、制药的人是葛玄、葛洪等，是他们首开南城药材炮制的先河，开启了南城制药业。特别是葛洪，他在长期的炼丹过程中，积累了丰富的提炼丹药的经验，对药的炮制有一系列的理论与实践，精于医药。当然从全国而言，炮制技术形成于先秦两汉，而在魏晋南北朝时得到进一步发展，也出现了我国医学史上最早的制药专著《雷公炮炙论》。但是南方文化、科学落后于北方，炮制技术也落后于北方。从现存的史料中，在南城没有发现早于葛氏的相关记载。在那时，道家炼丹虽然"欲炼丹以祈遐寿"，但事实上是难于达到"遐寿"的效果的。丹药不是治病的理想药，但用于治病，能使病人的病情得到一定程度的缓解。在1700多年前能做到这种程度已是一件了不起的事。葛洪不仅是一位化学家，还是一位医药家。他主张炼丹药以治病，而非一定要求得长生不老，所以道家要兼修医术。他认为："古之初为道者，莫不兼修医术，以救近祸焉。"如果不学习医术，一旦"病痛及己"，便"无以攻疗"。如是，不但不能长生不老，甚至一时损命。为此，他写出了专著《肘后备急方》。《肘后备急方》是中国第一部临床急救专著。书中对于药的炮制也有记载，如"桔梗烧末""杏仁则去皮尖，熬、熬令黄，熬紫色""苦参酒煮服、酒煮以渍足、捣末等""附子炮、炮去皮脐、烧""沉香令破如大豆粒"。《肘后备急方》原名《肘后救卒方》，简称《肘后方》，是葛洪摘录自己《玉函方》（共100卷）中可供急救医疗、实用有效的单验方及简要灸法汇编而成，经梁代陶弘景（456—536）增补后，录方101首，改名为《补阙肘后百一方》。陶弘景说："著《百一方》，疏于《备急》之后，讹者正之，缺者补之，附以炮制、服食诸法，纤悉备具，仍区别内、外、他犯为三条，可不费讨寻，开卷见病，其以备急益宜。"到此，不仅解决了药材难找的问题，还增加了药的炮制之法，推进了制药业的发展。此后，又经金代杨用道摘取《证类本草》中的单方作为附方，名为《附广肘后方》，即现存《肘后备急方》，"夷考古今医家之说，验其方简要易得。"书中收载了针对多种疾病，采取多种用药的情况。正如杨用道在该书序中所说："率多易得之药，其不获已、须买之者，亦皆贱价，草石所在皆有。"推进了用方、用药的大众化与平民化。葛洪的这部著作对于南城县的药业发展产生了深远的影响。

当然，国家形势及国家医药事业发展对于建昌药业的发展也起到很大的推动作用。远的不说，到三国时，全国出现了分裂的局面，三国之间时常发生战争，各国既要发展经济，充实军事力量，又要发展医药业，以救死扶伤，同时形成竞争态势，以适应战争对于医药业的更大需求。三国之间既有战争发生，也有商业贸易出现，此间还有药材的交易。魏国占领北方，药业一直较为发达，特别是长安和洛阳一直是药材集散地。孙吴政权占据南方，此时南方已有药材集市，还有交（交趾，今越南北部红河流域）、广（今广州一带）二州的药材交易也很发达。在西南有蜀汉，其境内盛产药材，特别是丹砂、犀角、附子、黄连、大黄等是蜀地著名药材，蜀汉都城也成为当时药材的重要集散地。至晋代，国家并没有得到统一，战乱与疾病流行，加剧了人们对于医疗与药品的渴求。此时出现了名医范东阳、李子豫等，也出现了葛洪等一批医药大家，还出现了一批新的制药工具。《杜预集》里说："药杵臼、澡盘、熨斗……皆民间之急用也。"此外，还出现了一大批新制的药品，特别是出现了成剂药，这是制药的一大进步。葛洪在《肘后备急方》里说："众药并成剂药，常自和合，贮此之备，最先于衣食耳。"广陵（今扬州）等地是当时重要的药材集散地。

进入南北朝后，药业得到迅速的发展，特别是长江下游地区，蜀药、北药都往江南地区的杭州等地贩运，出现了许多药店。"药店"一词还出现在诗文里。宋代郭茂倩编的《乐府诗集》收录了元嘉年间的曲歌，其中有"自从别郎后，卧宿头不举。飞龙落药店，骨出只为汝"，说的是妻子思念外出的丈夫，瘦得像药店的飞龙（龙骨）。彼时，药店、药品成为人们的常用词，足可见它的流行。药材炮制技法已达到较高程度，已能炮制出药品200余种供出售。人们也时兴囤积药材，即便不进行药材贸易的人也常常囤积药材，以备自用。达官贵人也不例外，如梁临川王萧宏便是其中一人。齐建元元年（479）至陈永定元年（557），临川郡驻地在南城县，辖临汝、西宁、宜黄、安浦、南城、南丰、东兴、永城、定川等9县。临川王萧宏就生活在南城县，而他远在都城建康（今南京）的家里就囤积了大量的药材。据《御定孝经衍义》卷七十九载，临川王萧宏在京城家里内堂之后有库房百余间，里面藏了什么东西，外人不得而知。这也引起了梁武帝的兴趣，他想知道库房里面藏了什么。一日，武帝备好了盛馔送到萧宏府上，请他与他的爱妃江氏品尝，待他们喝得半醉时，武帝提出要到堂后库室里去看看。他们进去一看，里面除了金银财宝外，还有大量的药材。"余屋贮布、绢、丝、绵、漆、蜜、纻蜡、朱砂、黄屑、杂货，但见满库，不知多少。"虽然这里面有没有从南城带去的药材，史无记录，但应该是有的。

医学得到大发展，自东汉张仲景之后，华佗已能用麻沸散药进行外科手术，也出现了皇甫谧《针灸甲乙经》、王叔和《脉经》、葛洪《肘后备急方》等医学著作。此时出现了药材炮制的第一部专著雷敩《雷公炮炙论》，其中所论有17种炮制法，如蒸、煮、炒、焙、灸、煅、浸、飞等。而在其下又细分出多种方法，如蒸又分出清蒸、酒浸蒸、药汁蒸；煮又分为醋煮、酒煮、盐水煮、甘草水煮、生姜汁煮、乌豆汁煮和浆水煮等。《雷公炮炙论·十七法集释》：“炮炙者，以他法煅炼药品，使其性质变易也。明代缪希雍《炮炙大法》对炮制方法进行了归纳，他指出：按雷公炮炙法有十七：曰炮，曰熖，曰煿，曰炙，曰煨，曰炒，曰煅，曰炼，曰制，曰度，曰飞，曰伏，曰镑，曰㳿、曰煞，曰曝，曰露，各尽其宜。”隋统一全国，结束了五代十国分裂局面。但它的统治时间太短，不到40年，随后进入了一个强盛的朝代——唐代。唐代疆域广阔，交通较前代便利，商业更为繁盛，商业从都城长安迅速向东南地区扩大，今天的扬州、苏州、常州、镇江、南京、杭州、绍兴、宁波、武昌等都是当时重要的商业城市。唐代不仅国内商业繁荣，海外贸易也很发达。由于国力强盛，有很多国家向大唐朝贡，送来大量的物品。唐代的商贸中不乏药材的交易，国内的药材品种增多，数量增大，外来药材也日益增多。朝廷也加强了对药材交易的管理与指导，原来的药书已不适应形势的发展，朝廷颁令苏敬等20多位医官重新编纂药书《新修本草》，后人称之为《唐本草》。这本书被称为世界第一部国家药典，全书有本草20卷、药图25卷、图经7卷，记载药材844种。比南北朝梁代陶弘景所编《本草经集注》所记药材增加了114种，其中新收录了一些国外引入的新药材，如胡椒、龙脑香等。

在唐代还涌现了如孙思邈等一大批杰出的医药家，他们写下了一大批医药著作，如孙思邈的《备急千金要方》《千金翼方》，陈藏器的《本草拾遗》等，从理论上丰富了药学。其中《千金翼方》记录了全国优质药材519种，并且分道分州记录，甚为详备，是唐代珍贵的药业史料，对后世药业研究提供很好的参考。唐代的药材贸易也很发达，当时已有固定的药材交易市场，如扬州就是全国著名的药材集散地，有诗句云“扬州喧喧卖药市”。此外，还如今天的南京、成都、广州都是当时著名的药市。也有流动的药商行走乡间，如有个名叫殷天祥的人行走各地卖药，在泾州、浙西、江西和四川等地都留下了他卖药的足迹。

全国医药业发展的良好形势使得建昌药业得到快速的发展。

（二）建昌药业的发展

在宋代，南城药业得到快速发展，发生了很大的变化。从国家层面看，王安石变法时，在全国实行市易法。宋神宗熙宁五年（1072）颁布实施，于汴京设都市易司，边境和重要城市设市易司或市易务，平价收购市上滞销的货物，并允许商贾贷款或赊货，按规定收取息金。在东京设置市易务，出钱收购滞销货物，市场短缺时再卖出。"贱则少增价取之，令不至伤商；贵则少损价出之，令不至害民。"这就限制了大商人对市场的操控，有利于稳定物价和商品交流，也增加了政府的财政收入。这些政策打击了垄断经营，平抑了物价，加速了商品流通。而在药业方面，其政策更为严苛，由政府控制药品的贸易，药品的经营是国家的专营，不允许任何人私自制作和经营任何药品。熙宁九年（1076），在太医局设立"熟药所"和"卖药所"。熟药就是经加工炮制后的药品，主要有丸、散、膏、丹等多种剂型，便于购买和使用，并可以减少很多煎制汤药的烦琐工序。药局是制药和出售药物给民间治病的官方机构。熙宁九年（1076）五月神宗下令改制太医局："中书礼房修《太医局式》，候修定，即市易务卖药所往彼看详。太医局更不隶太常寺，别置提举一员，判局二员。其判局选差知医事者充。"五月十四日，"罢熟药库合药所，其应御前诸处取索俵散药等，及所减人吏，并隶合卖药所。本所仍改入太医局，以光禄寺丞程公孙、三班奉职朱道济管勾合卖太医局药"。从这则《宋会要辑稿》记录看，把"市易务卖药所"从市易务剥离出去，改隶入太医局；太医局又从太常寺剥离，罢去旧太医局内部机构熟药库合药所（熟药库、合药所），改并入合卖药所，负责制药与卖药，仍隶属太医局，但由光禄寺丞、三班奉职监管，为中国古代最早集制药、售药功能为一的中央官药机构。宋徽宗执政后，拆分为卖药所和修合药所，政和四年（1114），分别更名为医药惠民局和医药和剂局，从而规范医药市场。绍兴十八年（1148），南宋高宗又改名为太平惠民局和太平惠民和剂局，编制和剂局方，统一全国药方，进一步规范医药市场，促进

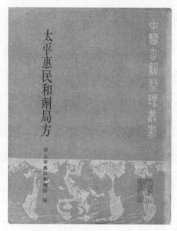

◎《太平惠民和剂局方》书影

医药事业发展。陈师文在上呈《太平惠民和剂局方》(又称《和剂局方》)时，写有进表，在表中对于该方的来龙去脉做了交代。我们从中可以看到其历史演变。他说：

　　昔神农尝百草之味，以救万民之疾。周官设疾医之政，以掌万民之病，著在简编，为万世法。我宋勃兴，神圣相授，咸以至仁厚德，涵养生类。且谓札瘥荐臻，四时代有，救恤之术，莫先方书，故自开宝以来，早敕近臣雠校本草，厥后，纂次《神医普救》，刊行《太平圣惠》，重定针艾、俞穴，校正《千金》、《外台》，又作《庆历善救》、《简要济众》等方以惠天下。或范金揭石，或镂板联编，是虽神农之用心，成周之致治，无以过也。天锡神考，睿圣承统，其好生之德，不特见于方论而已，又设太医局、熟药所于京师，其恤民瘼，可谓勤矣。主上天纵深仁，孝述前列，爰自崇宁增置柒局，揭以和剂惠民之名，俾夫修制给卖，各有攸司。又设收买药材所，以革伪滥之弊。比诏会府，咸置药局，所以推广祖考之德泽，可谓曲尽。然自创局以来，所有之方，或取于鬻药之家，或得于陈献之士，未经参订，不无舛讹。虽尝镂板颁行，未免传疑承

误，故有药味脱漏，铢两过差，制作多不依经。祖袭间有伪妄，至
于贴榜，谬戾尤多，殆不可以一二举也。顷因条具，上达朝廷。继
而被命，遴选通医，俾之刊正。于是请书监之秘文，采名贤之别
录，公私众本，搜猎靡遗；事阙所从，无不研核。或端本以正末，
或溯流以寻源，订其讹谬，折其淆乱，遗佚者补之，重复者削之。
未阅岁而书成，缮写甫毕，谨献于朝。将见合和者得十全之效，饮
饵者无纤芥之疑，颁此成书，惠及区宇。遂使熙、丰惠民之美意，
崇、观述事之洪规，本末巨细，无不毕陈，纳斯民于寿康，召和气
于穹壤，亿万斯年，传之无极，岂不韪欤！

从上可知，《太平惠民和剂局方》，为宋代太平惠民和剂局编写的医药
方剂学全国通用文本，是宋代太医局所属药局的一种成药处方配本，最早
曾名《太医局方》；所收方剂均是常用的有效中药方剂，记述其主治、配伍
及具体修制法，是一部流传较广、影响较大的临床方书，至今都还有深远
影响。徽宗崇宁年间，药局拟定制剂规范，称《和剂局方》。大观年时，医
官陈承、裴宗元、陈师文曾加以校正，成 5 卷 21 门，收 279 方。政和四
年（1114），改修合药所为医药和剂局，改卖药所为医药惠民局。绍兴十八
年（1148），药局改名"太平惠民局"，《和剂局方》也改成《太平惠民和剂
局方》。其后经宝庆、淳祐年间陆续增补而为 10 卷，内容得到了逐步增加，
将成药方剂分为诸风、伤寒、一切气、痰饮、诸虚、痼冷、积热、泻痢、
眼目疾、咽喉口齿、杂病、疮肿、伤折、妇人诸疾及小儿诸疾共 15 门，近
800 方，另附 3 卷指南。在南宋嘉定元年（1208），宋宁宗赵扩命令药局医
官许洪修订《太平惠民和剂局方》。许洪在增写的《指南总论》中，补入了
《论炮炙三品药石类例》专篇，将 185 种药材的炮制方法列为法定制药标
准。其中使用了 16 种炮制辅料、77 种炮制方法，并提出"依法炮制"的要
求。185 种药中玉石部 28 种、草部 82 种、木部 30 种、兽部 8 种、禽鱼虫
部 20 种、果菜部 17 种。《论炮炙三品药石类例》使用了炮制辅料 16 种，其

中固体辅料6种，即丹皮、糯米、面、麸、食盐、姜；液体辅料10种，即糯米泔、酒、醋、盐水、蜜、姜汁、甘草汁、羊脂油、麻油、大豆汁。《论炮炙三品药石类例》使用了77种炮制方法，即净制、水制、切制、清炒、炙、煅、淬、煨、蒸、煮、飞、制霜等。

在国家政策的推动下，各地也相继成立地方药局，推行国家所制定的《太平惠民和剂局方》。和剂局和惠民局由朝廷派文武官员和士兵管理，负责监督其制药、售卖，并负责守卫、巡逻和护送等任务。同时药局也兼有公益性质。《宋史》里说："和剂局、惠民局，掌修合良药，出卖以济民疾。"此时在建昌军就设立了军药局，时建昌知军丰有俊在这方面做了大量工作，成绩突出。朝臣、著名学者袁燮为其军药局写下了《建昌军药局记》一文。从袁文中可以看出：建昌太守名叫丰有俊，是位"廉直自将，果于为善"的人。他在来建昌任职之前，曾在洪都（今南昌）任副职。当时南昌发生疫情，而他带领医生穿行于委巷穷阎间，"察其致病之源，授以当用之药，药又甚精，全活者众，郡人甚德之"。他到建昌军担任的是一把手，于是"捐钱三百万，创两区，萃良药，惟真是求，不计其直，善士尸之"。他自掏一大把钱办公事，创办军药局。他炮制出优质药品，且不以营利为目的，

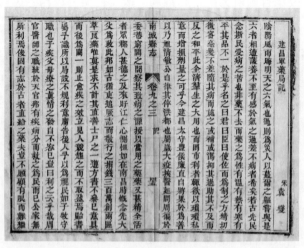

◎袁燮《建昌军药局记》书影

专为病人服务。怎么才算优质药品呢？一是求真，要"一遵方书，不参己意"，也就是严格按照优良药方配制，不参合个人意愿，不计较成本，换句话说只要是真正的好药，花再多的钱也是可以；二是要全，"具而后为，阙一则止"，药方所规定的药材品种要齐全、数量不能有增损、质量要有保证，缺一不可；三是在药效上要立竿见影，"愈疾之效立见"。有了这样的效果，得到了病人的信赖，但不能以此谋利，"人竞趋之，而不取赢焉"，也只有这样的药才能治好病。反之则不能治好病人的病："若夫计较纤悉，急于牟利，药不及精，与市肆所鬻无别，虽岁时民病，且莫能瘳。"建昌军药局就有效地管控了医药市场，也规范了从业人员的行为。建昌军药局能做得较好，这与国家政策及建昌地区药材丰富、质量高也有密切关系。政和二年（1112）七月初八，宋徽宗下诏："今后和剂局岁用药材，并先于在京官库据见在数取拨。如无及不足，即前一年春季计度一岁所用之数，招诱客人，以出产堪好材料，令兴贩前来申卖。至年终买不足，即据所阙数，令户部下出产处，以封桩钱和买。限当年冬季以前附岗起发，至大观库送纳，听本局据合用数取拨。"此诏明确，如果官库不足，可以有计划地向民间特别是产药地采购。建昌地区既有药材之多，又有属地之便，炮制技艺还高，自然两者相互促进。建昌地区下辖县也设立了惠民药局，据《抚州地区商业志》载："咸淳三年（1267），广昌县令朱汝贤创建惠民药局于县东，明正德年间（1506—1521）毁，经营200余年。"

官办药局大力发展的同时，也出现了私家创办的药肆。药肆在北宋都城汴京（今河南开封）一带大量出现，后发展到各地均有药肆，进行药的交易。汴京有很多药肆，据《东京梦华录》记载，有数十家之多，有的还具相当规模，如刘家药肆"高门赫然，正面大屋七间"。宋时人们善于生活，快乐生活，身体稍有不适，则会求医问药，这样刺激了医药业的快速发展，在京城出现了"花阵酒池，香山药海"的局面。蔡絛《铁围山丛谈》里就说："上元五夜，马行南北几十里，夹道药肆，盖多国医，咸巨富，声伎非常。"药肆的老板称将仕，药肆中的当铺医生或卖药人称郎中，都是用官名来称呼他们。这也说明在宋时，药业的从业人还是挺吃香的。药肆又有医生开办的和非医生开办的两种：医生开办的，医生不仅投资及管理，医生本人还当铺看病、卖药；非医生开办的，投资人或管理人雇请医生坐堂看病、卖药，或只卖药，没有人看病。清代徐大椿《医学源流论》在论及医必备药论时就说："古之医者，所用之药皆自备之……当时韩康卖药，非卖药也，即治病也……今北方人称医者为卖药先生，则医者之自备药可治。自宋以后，渐有写方不备药之医，其药皆取自肆中，今则举世皆然。"可见当时药业的交易渐趋成熟。

至元代，国家对于医药业也是重视的，广泛设立地方医学，设立官医提举，实行医户管理，继承宋代制度设立惠民药局。《元史》中记载："元立惠民药局，官给钞本，月营子钱，以备药物，仍择良医主之，以疗贫民。"医官设置是："凡（惠民药）局皆以各路正官提调，所设良医，上路二名，下路府州各一名，其所给钞本，亦验民户多寡以为等差。"这也继续推动了建昌药业的发展。而值得高兴的是，在泰定年间，建昌迎来了一位好领导萨谦斋。他是位医家，出任建昌路总管。萨谦斋又名沙图穆苏，也译作萨里弥实、萨德弥实等，字谦斋，号竹堂，蒙古族人。他在建昌兴办学校，吴澄撰近千字的长文《建昌路庙学记》记其兴学之事。他在文中说："擢江浙行中书省郎中萨德弥实为建昌郡侯，治政既优，教事尤虔，暇日庋学宫，目睹心惟，将更而新之。"他见学校破旧，对学校进行了修缮和扩建，使其焕然一新，且前所未有："规模恢廓，圬镘炳焕，道路平衍，炜然壮观，士民惊叹以为昔所未有。"此举得到建昌百姓的称赞："惟侯累任风宪廉能，声实著于远迩，今为民父母，有治有教，其美可书也。"他还有一项政绩影响了后世数百年，那就是在任上编著了《瑞竹堂经验方》。他对医药特别重视，亲自抓医药业。他精究医术，每思病之所起，而求消除病之痛。为了求解，他与建昌医家深入里巷，搜集民间验方，审药之所宜，验之有得，便将这些医方录而集之。书中选方较为精要，或选自各家方书，或采录见闻中经验效方。该书约刊于泰定三年（1326），在建昌一带产生很大影响，并逐渐扩大，成为一部在全国影响深远的著名方书。本书分为诸风、心气痛、疝气、积滞、痰饮、喘嗽、羡补、头面、口眼耳鼻、发齿、咽喉、杂治、疮肿、妇女、小儿等15门，采方310余首。《瑞竹堂经验方》全书15卷，但原本散佚；清代乾隆年间从明代《永乐大典》中辑得5卷，但仅及原方一半左右。在20世纪末，研究者据《医方类聚》、《普济方》、《本草纲目》以及流失在日本的刊本，进行校核，删去重复，增补缺漏，共辑方340余首。今已由中国医药科技出版社出版了该书。

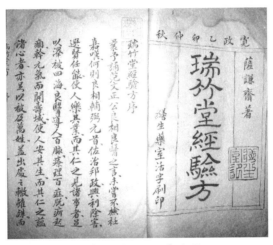

◎《瑞竹堂经验方》书影

书成之后，吴澄写下了《瑞竹堂经验方序》一文。文中肯定萨氏致力于医药方书收集的善举与仁爱之心。此书对于中药的炮制多有记载，所涉药达300余种。如七香丸里的几种药就有几类煨制法，包括槟榔面煨、京三棱面煨、蓬莪术煨、肉豆蔻面煨、木香槟榔丸里煨、有桔壳去瓤火煨、广茂火煨、固肠丸里木香湿纸裹煨几类煨制作。还有"汤泡"，如吴茱萸去枝汤炮、半夏汤泡七次。还有酒浸、汤浸、泔浸、醋浸，如：枸杞子，酒浸，焙干；山茱萸，汤浸去核；五加皮，酒浸，春秋三日，夏二日，冬四日；远志酒浸令透；芫花醋浸；大戟，酒浸三宿，切片，焙干。据饮片炮制专家所言，在炮制中对于姜的炮制之法有近百种，也很有特色。此外还有日晒夜露、瓦上焙等，如：锦纹大黄，于伏内日晒夜露，干为末；桑螵蛸瓦上焙。炮制法还有很多很多，如：当归，去芦，酒浸焙；紫石英，火煅醋淬七次，研细；熟地黄，洗净，酒蒸焙；天门冬，去心，焙；远志，去心，炒。此书对于建昌药业的炮制方法产生重要影响，许多方法被沿用。程钜夫对家乡有这么一位在医药方面做出了重要贡献的好领导，也是十分赞赏的。他在《萨德弥实谦斋御史瑞竹》中说："江南御史弹琴处，插竹为援竹自成。不见稚丛缘节上，浑疑邻笋过墙生。清阴已比甘棠爱，直气先占衣秀荣。回首荆台旧亭下，高枝应有凤凰鸣。"虞集也写诗称赞："华盆插竹忽生根，枝叶青青相晓敦。直节有生资地力，虚心无愧荷天恩。萨公堂上今重见，莱国祠前孰更论。但得清风千古在，常抚筇杖看淇园。"

　　宋元时，在建昌地区已产生许多名医，南城县如黎民寿、严逸寿、余明可等，吴澄、程钜夫等撰文对他们高度赞赏。我们仅从吴澄与程钜夫二人的几篇文章中就可见当时南城县医家医术之精湛、名气之大，以及南城医药之盛。南丰县危氏业医者众，如危子美擅妇、骨伤科；危碧崖擅儿科；危熙载精眼科，擅治肺痨；危亦林为南丰州医学教授，精骨伤、喉、内、外、妇、儿、眼科，撰《世医得效方》。建昌地区其他业医者还有：江东山，南丰人，擅疮肿科；南城县严寿逸，医学教授，撰《医说》；余明可，医学正，精医药；周后游，擅治肺痨；汤尧，业医；姚宜仲，世业医，精脉理，撰《脉诊指要》，增补《断病提纲》。黎川县如周伯熙，擅儿科。在宋时还有一位仙都观主管也是名医，名叫颜直之。颜直之字方叔，号乐闲居士，宋代长洲人。他端厚颖悟，好读书，主管建昌仙都观，作退静斋，幅巾危坐，焚香抚琴，恬意汩汩；平生好施，精外科，尤乐以药石济人，赖以全活者甚众；所著医书有《疡医方论》《外科会海》《疡医本草》，可惜均已散佚。

　　时至元代，南城县的医药业发展很快，影响也大，这是显而易见的。元代，官营药局统称惠民药局。成宗大德三年（1299），下令全国各地设惠民药局，政府通过各地的户口数来决定拨付经费给药局的额度，惠民药局被推广到全国各地。许多以前没有设立惠民药局的地方也纷纷设立。但元代统治时间不长，约90年，到了元末，战火纷起，扰乱了正常社会秩序，一些制度、设施被破坏，设立于南城的惠民药局就毁坏于战火。

在元代，南城县设立了三皇宫，祭祀伏羲、神农、轩辕。当时在浙江衢州、常熟也建有三皇宫，但南城的三皇宫由皇帝下诏建在城北，地位之崇，影响之大，其他地方是没法相比的。南城后又在此基础上加祀药王，于是称药王庙。每年农历四月二十八日药王孙思邈生日期间举行庙会，其主题就是进行药材交易。建昌的药商还要请戏班连日唱大戏，宴请各地来采购药材的商人，让他们吃好、喝好、玩好、交易好。

（三）建昌药帮的形成

到了明代，建昌药业得到长足的发展。明代沿袭宋元时期的体制，洪武三年（1370）在南京、北京及各府、州、县设立惠民药局。惠民药局分为中央与地方惠民药局，中央惠民药局又分为南京惠民药局和北京惠民药局，均为太医院的下属机构，由太医院派员管理。人员编制是："太医院所属衙门是惠民药局设大使一员、副使一员，生药库设大使一员、副使一员。"地方惠民药局官员上不了七品级别，为"未入流"。"惠民药局大使、副使，生药库大使、副使，未入流。"惠民药局仍然是为平民诊病、卖药的官方机构，它的主要事务为掌管贮备药物、调制成药等。在遇到疫病流行等特殊情况下，也为患者免费提供药物。南城县的惠民药局一直设在县城的东街，洪武初仍在这个地方重设。广昌县的惠民药局在县治之右，于洪武二年（1369）建。惠民药局级格虽然低，但有力地促进了建昌地区药业的壮大。

亲王封藩南城也有力地促进了南城药业的发展。明代在王府专门设有良医所，这是朝廷专门设立的为藩王服务的医疗保健机构。洪武四年（1371），规定良医所的医官配置：良医正1人，正八品，良医副1人，从八品，另有良医若干名，自良医正以下俱授文职，并规定：凡王府良医所必备药材、药品的供给与典药局（宫廷医药机构）相同。临时急需之药品或须请御医会诊，皆应传报，并经太医院调拨。益藩王把宫廷先进的医药理念与用药习惯带到南城，主要是王府中人自用。王府里的人一般不能经商，也不用参加科考，养尊处优，有时间，也有心情追求身体康健，享受生活。明代皇帝两度在建昌府封藩，首次是永乐二十二年（1424），明仁宗朱高炽将第六子朱瞻堈封为荆宪王。宣德四年（1429）赴南城县就藩。荆宪王朱瞻堈（1406—1453），为明宣宗朱瞻基异母弟，母亲为顺妃张氏。就藩后，他觉得王府小了点，不气派，要求迁址扩建，得宣宗批准。后来，王府里的一些官员为非作歹。宣德三年（1428），建昌知府陈鼎把这些官员的所作所为报告朝廷。这些官员被追究，荆宪王也被警告，要求"安分守藩"。王府在南城的名声及影响不理想，后来又看到了有几个亲王迁址成功，于是他几次提出要迁府，但英宗认为"建昌本江南善地，非卑湿瘴疠之所"，要求"安静以居"。17年后的正统十年（1445），荆宪王又以宫中有巨蛇自房梁垂到地上为由，请旨离开南城县，被朝廷批准。这年，他迁至蕲州府（今属湖北省）。蕲州以药闻名，宋明时期有"千家万户悬菖艾，出门十里闻药香"之誉。这里是李时珍的故乡，有"人往圣乡朝医圣，药到蕲州方见奇"之说。可以说，荆宪王是从此药地迁移至彼药地。

50年后，封藩南城的益王是明宪宗朱见深的第六子朱祐槟。他生于成化十五年（1479）正月，成化二十三年（1487）七月受封益王，弘治八年（1495）到封地建昌府南城县，居住在原来的荆宪王朱瞻堈的府邸。明代文献资料记载，朱祐槟生性俭约，衣服洗了又穿，每日都吃素食。史料里还说他爱好读书史，爱民重土，无所侵扰。嘉靖十八年（1539）八月朱祐槟去世，享年61岁，谥号端王。益藩自端王朱祐槟始至明代灭亡，历经149年共有7代8人被封为益王。他们依次是益端王朱祐槟、益庄王朱厚烨、益恭王朱厚炫、益昭王朱载增（追封）、益宣王朱翊鈏、益敬王朱常迁、益定王朱由木、益末王朱慈炱。除了长子册封益王外，其余诸子则封郡王等。

南城益王府研究医药，以求人人更健康、更长寿，并通过实践，得出一些行之有效的药方。从点滴史料中可见：朱厚烨在《益端王墓碑》载益端王朱祐槟"辨医方，梓《玉机微义》。精制丸散，每给赐以活人"。《玉机微义》是明代一部重要的医药著作，由徐彦纯在洪武初年撰成，初名《医学折衷》，后由刘宗厚续增，改名《玉机微义》。立论以《内经》为本，又旁采金元诸家学说，阐析中风、痿证、伤风、痰饮、滞下、泄泻、疟、头痛、头眩、咳逆、痞满、吐酸、痓、疠风、风痫、破伤风、损伤等17门类。刘宗厚仿其体例续增咳嗽、热、火、暑、湿、燥、寒、疮疡、气、血、内伤、虚损、喉痹、眼目、牙齿、腰痛、心痛、黄疸、痹、妇人、小儿等门类，共达33门。全书以内科杂病为主，分门详述，有论有按，证方具备。而益端王将此书刊印推广，无疑是一件十分有意义的事情。同时，炮制丸散并赐送他人，更快更好地传播了制药之术。自第一代益王端王始，后继之王秉承其法。张时彻在《益庄王神道碑》里载益庄王施药救人事，说："甲寅疫作，偏施药饵，全活无算。"

在明代，对于封藩之王有严格的要求，自太祖朱元璋分封亲王时始，就立下了规矩："分封而不赐土，列爵而不临民，食禄而不治事。"也就是说，明代皇帝将自己的子孙分到各地为王，给予他们爵位，但不得干预地方长官的民事；享有优厚的俸禄，但不管理地方日常政事。他们的生活，他们的待遇，各项保障都由朝廷给予安排。这样，这些王子王孙们就可以不劳而获，尽享荣华富贵，过着快活的日子。朱元璋也认为，亲王快乐甚于天子。他说："凡自古亲王居国，其乐甚于天子。何以见之？冠服、宫室、车马、仪仗，亚于天子，而自奉丰厚，政务亦简，若能谨守藩辅之礼，不作非为，乐莫大焉。至如天子，总揽万机，晚眠早起，劳心焦思，惟忧天下之难治。此亲王所以乐于天子也。"但藩禁也甚严，行动有诸多的禁忌，一旦犯禁也要追究责任，有才能者无法施展也十分郁闷。史载，藩王们"然徒拥虚名，坐縻厚禄，贤才不克自见，知勇无所设施。防闲过峻，法制日增。出城省墓，请而后许，二王不得相见。藩禁严密，一至于此"。这些藩王及其子孙，也只是拥有皇子皇孙的虚名，他们的才干胆略无法发挥，朝廷对他们掌控甚严，甚至出城祭祖也得报批，待允许后才能成行，王与王之间不得相见。藩禁甚严，他们无过多事务，于是有闲时从事医药研究与实践。

在益王府良医所里也有南城籍医家，如樊胡就是其良医正。道光《南城县志》载："樊胡，字鹤龄，南城人，官益府良医正。"当然，如果益王府里遇上了难治的病也得请府外医家诊治，这样加深了府里与府外医家间的沟通与交流。又由于王府成员的"特殊性"，他们与地方也有很多的交往，比如夏良胜、罗汝芳等人与益王都有很多交往。特别是益藩与地方名流交往多，如益宣王朱翊鈏与当地名流过往较密。他父王给他积攒了不少财富，后都被他用来招待宾客朋友花光了。《明史·列传》中说他"嗜接客，厚炫所积府藏，悉斥以招宾从，通聘问于诸藩，不数年顿尽"。又据《益宣王朱翊鈏圹志》载："遇诸臣僚则折节而有礼，遇诸俊彦则吐握而有文，遇诸黎庶则嘉惠而有恩，此盖其彰明较著者也。"甚至与地方通婚，如益庄王继妃万氏、益宣王妃孙氏、益敬王妃黄氏等都是南城县人，也有一些郡王、将军迎娶建昌地区的女子，如舒城王妃涂氏为黎川人。慢慢地，本属于宫廷、王府的一些药方、制药方法、用药方法等传出了深宅大院，流传到民间，服务于百姓，有的传之于后世，有益于后人。

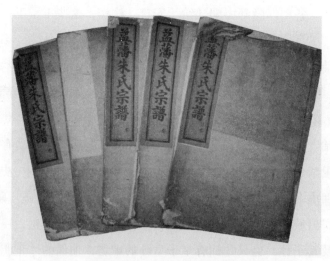

◎南城朱氏藏《益藩朱氏宗谱》

益王府研制出许多药方，今天未见有专门书籍记录，而散见于当时及后世所编辑的医书中，如明代杰出的医家龚廷贤在其《寿世保元》中就收录有益王府药方，从而使其流传至今。以下列出数方：

夺命象皮丸益藩传　治气不足，空壳无脓，一丸即有。

[处方]象皮一两（酒炒，磨下）　稳小鹅一个（即鹅蛋抱　临出死于壳内者是，用一个，密纸封皮，焙黄色为度）　大附子五钱（童便煮）　黄花地丁（净花）二两　人参五钱　血竭五钱　沉香二钱　麝香三分　冰片一钱　马槟榔五分　牛黄五分　黄芪（蜜炙）五钱　细辛五钱　射干一两　官桂二钱　鹿茸五钱　辰砂一钱　锁锁葡萄（小小无核者）一两　木香一钱　白附子二钱　仙茅一两（黑豆汁煮）　甘草五钱

[用法]上为末，白酒醉打籼米糊为丸，如龙眼大，每一丸，酒化下，立起。

神仙救苦丹益藩传　治痘初起三、五日，热不出，又泻又嗽，喉咙痛，腰痛，或痘或惊，皆可治。如痘初出，葱白汤下，惊风泄泻，咳嗽痰喘如神。

[处方]白附子五钱（山东者佳）　天竺黄二钱　全蝎二钱　胆星一两　僵蚕（炒）一两　肉豆蔻五钱　诃子（面包煨，去核）五钱　麝香一分　射干五钱　蒲公英五钱　朱砂一钱　雄黄二钱　川黄连二钱

[用法]上为细末，煎膏为丸，如龙眼大，金箔为衣，滚水化下。
············

益府秘传冲虚至宝丹　治痘初起，气血两虚，倒塌黑陷不起，不分地界，或咳或泻，兼治。

紫草茸八两　荆穗八两　当归四两　鲜笋一斤　红花　木通　麻黄　白芷　白芨　牡丹皮　赤芍　怀生地　牛蒡子　甘草各

四两

上共咀片，用水三十碗，锅内煎去二分，起来，再入水十碗，煎至五碗，去渣，共前汁煎，滴水成珠，加蜂蜜四两，再熬成珠为度，听用。

梅花蕊一钱半　蟾酥三钱　紫河车一具，酒煮成膏，听用　僵蚕炒一两　全蝎酒洗　穿山甲炒　川黄连酒炒　杏仁去皮尖，另研　黄芩　蜂房炒　连翘炒　地肤子炒　大胡麻　以上各一两

上为细末，煎膏一半为丸，如龙眼大，每服一丸，鲜鸡汤送下，立起，分地而出。

益府秘传拨云龙光散

蕤仁（五两，去粗壳取仁，用温水浸去嫩皮、膜、尖、心，用上好白竹纸包裹，捶去油，以白为度，用五钱）用白朱砂（即好白细瓷器皿、钱重，用头酸醋一碗，将瓷器以砂罐盛，放炭火内烧红，先投入醋内，以七次为度，又用童便一碗，烧红投便内，以七七次为度，又将醋、童便合一碗，又烧红投入，以七七次为度，先将瓷研烂，以水澄清，用中间的，阴干，五分），好珍珠（八九分，将雄鸡一只，以珠入鸡肚内，过一夜，杀鸡取出珠，用豆腐蒸过，用五分）真熊胆（三分，以瓷碗盛，放火上烘去水，用二分五厘）硇砂（三四分，将冷水一碗，以火煮干为度，用一分）　硼砂（二钱五分）　牛黄（二分五厘）　琥珀（五分）　冰片（一分）　当门子（一分）　白丁香（一分）　海螵蛸（水煮过六七次二分）　人龙（用男人孩子口内吐出食虫，即用银簪破开，河水洗刮令净，阴干，二分）

上精制一处，研细，任意点眼，盲者复明，古今天下第一仙方，不可妄传匪人，秘之秘之。

一治气血虚损，眼目昏暗，此壮水以制阳光，有误服寒凉之过，黑暗全不通路，以十全大补汤沉香、大附子、白豆蔻

益府秘传太乙真人熏脐法　能补诸虚百损，益寿延年。

麝香五分，为末，入脐内，后用药末放麝香上，将面作圈围住，上用槐皮一百二十壮，不时须换槐皮　龙骨　虎骨　蛇骨　附子　南木香　雄黄　朱砂　乳香　没药　丁香　胡椒　夜明砂　五灵脂　小茴　两头尖　青盐

上各等份，共为细末，入脐中，用艾灸之……其法先用面做一圈，将药一料，分作三份，先以麝香入脐，后以面圈置药在内按紧，以槐皮盖上，以蕲艾灸之。三十壮，但觉热气自上而下，或自下而上，一身热透，其人必倦怠，沉沉而睡矣。至六十壮，必大汗如淋，上至泥丸，下至涌泉，骨髓内、风、寒、暑、湿，脏腑中五劳七伤，尽皆拔除。至一百壮，则病鲜有不冰释者矣。

明代，建昌地区出现大量名医，除了本地患者求医问药外，域外也有众多患者慕名而来，对于本地区的药品销售起到促进作用。南丰的谢廷高、李梃、谭浚、李熙，南城的叶云龙、陈善道、赵瑄、程式、樊胡、王杏林、王云泉、王文谟、吴文炳、张三锡、余绍宁等，新城县的罗宪顺、张福兴、张荣、曲伸、曲彦贞、上官榜、上官顺、于谦、方模、余景汤、余景立、刘文开、鲁论等，泸溪县的孙奎等，他们的精湛医术、良好的医德、极旺的人气也推动了建昌药业走出去。其中，赵瑄因为名气大，而成为誉满京城的御医；新城的张福兴则为太医院使。居于京城的他们对于传播家乡药材的名气，推动家乡药品走出去，起了积极的作用。

南城县及建昌地区百姓如江右百姓一样，都善于经商，也不怕吃苦。明代王士性在他的著作《广志绎》里说："江、浙、闽三处，人稠地狭，总之不足以当中原之一省，故身不有技则口不糊，足不出外则技不售。惟江右尤甚，而其士商工贾，谭天悬河，又人人辩足以济之。又其出也，能不事子母本，徒张空拳以笼百务，虚往实归，如堪舆、星相、医卜、轮舆、梓匠之类，非有盐商、木客、筐丝、聚宝之业也。"江西人在外有从事"医

卜"的，这其中也包括建昌府的人们。明代南城人罗玘在《送太守舒君之任建昌序》里说："南城，附郭县也，近抚信，次水而多商……以傲乎南城逐逐于外者。"已任南京礼部右侍郎的罗玘在这里向新任建昌府知府介绍建昌府南城县的情况。意思是说，南城县是建昌府府城，靠近抚州与信州，水系没有这两地发达，但此地百姓多经商，他们也以在外奔忙为傲。他在《丁氏新居落成序》里又说："盱水之流，坤隅以出……故俗承之，好以商贾为业，往往取四方之货贿，如探囊然。"他还在《送黎文渊还南城序》里把南城人在京城里经商的情况描绘了一番，可见当时南城商风之盛行。他说："南城民尚通而善贾，乐为远游，薄海内外有之也。吾尝游天下，苟十室之邑，三家之市，吾可以张口饮醴，问囊受饩，醉饱而嬉矣。盖吾里闬之人多也。最后之京师南郭之南市，有吾里人偶语者，以为适然耳。既而隔墙而呼，吾里人也，高门华堂坐而谈，吾里也，吾惊曰：噫，何里人之多也。吾举顺天，旁午来贺且百人，则南郭之人半焉。丁仕隆拥重资而好文，黎文渊扈跸而多技，皆于吾如平生欢。"文章写的是作者在京城所接触到的老乡多，时常相聚相欢，也反映了南城重商的风气。那么建昌府其他几县情况又如何呢？南丰也有很多人经商，明代徐景祚就记载他所见南丰县商人在江西与福建一路上昼夜往来于途的情形。他说："江闽孔道，其仕宦商贾舟车负担之往来，昼夜无停晷。"黎川县经商风气则稍逊于南城、南丰县。正德年间的《新城县志》里还说："民鲜逐末，重离乡井。"到了晚明时期，则是"行贾岁渐多，即小贾经岁外出，不复重离乡井，如异时矣"。他们经营的货物中一定会有药材，因为南城等县既产道地药材，又有炮制好的药物。他们把家乡的物产包括药材运出去，也把家乡人需要的外地物产包括药材运进来。渐渐地，经商的人多起来，药材贸易量也大起来了。在这些商人中，往往出现一家一族或一村人做同样的营生的情况，亲带亲，邻帮邻，队伍不断地壮大，且一代一代地往下传。当他们走出建昌府，亲情、利益与乡愁把他们团结得更加紧密，有时为了保护自身的利益，为把生意做得更大，让经贸范围更广，就得立一些相关的规矩，甚至形成一定的组织，选出领头人，做出自己特色，做出自己的名气，商帮就这样渐渐地形成；又因为所经营的货物不一，就有了不同的商帮门类。药帮就是其中之一，如民国初年成书的《汉口小志》里说："行之外，又有所谓帮者，皆同乡商人相结合而成一团体，各冠以乡里之名。"他们往往在一些商业贸易繁荣的地方，甚至建造固定的活动场所，如会馆等便应运而生。《汉口小志》里又说："是等商帮为唯一之商业机关，各有会馆公所。"在汉口就有南城人参与建设的江西会馆，以及南城人单独所建的南城公所。

明代，建昌地区的药已很出名，明末清初方以智来到建昌地区，给自己取号"药地"，这成了他较常用的名号。方以智与南城徐芳（字仲光，号拙庵，别号愚山子）同为崇祯十三年（1640）进士，两人订交，并且关系一直亲密。方以智在合山庐墓之后即来到江西，到了建昌地区。徐芳在《愚者大师传》开篇即说："愚者大师，皖之桐城人也。始居浮山，自称浮山愚者。在天界为无可师，入匡庐为五老，一寿昌为药地，或为墨历。有诮呼木立者，即更为木立云。"这几个名号都是以地域特征为名，显示自己与此地的关系，"浮山"为他家乡的一地名；"五老"为庐山五老峰，是庐山的标志，"药地"是建昌地区的特色，"墨历"即他老家浮山的墨历岩，以此表示不忘家乡。在《桐城耆旧传》《南疆逸史·方外传》都是如此说。寿昌即黎川县的寿昌寺，在今洵口镇境内，始建于唐代咸通年间，是曹洞宗五大祖庭之一。后徐芳又说："……再返桐江，结庐三载，有《乐庐草》。已心图曳尾，溯江登匡庐五老峰，再入盱江，访所知愚山荷叶山中。适山行脚远出，则就所居草庵栖止，凡三阅月。"清同治《南城县志》载："（方以智）登匡庐五老峰，入盱江访徐芳荷叶山中，适芳他出，就所居草庵栖止三阅月，人不知为何等头陀也。芳之兄英，见扇头书，咤曰：'此桐城方密之笔也。'提臂前诘。不得匿，为嚎然笑。复拄杖景云，又入资圣及新城寿昌诸刹，又尝往来程山，讲学旬日，至儒禅吃紧处，辄托他事起。往来数十年。"书中把方以智在建昌地区的行程地一一点明。荷叶山（在今南城县上唐镇境内）在徐芳家附近。据道光《南城县志》载："荷叶山拔起平畴，双溪环汇，明徐芳读书其中。"方以智来此访徐芳未遇，在此待了三个月后，又离开去了景云寺。景云寺在南城县城盱江边，是建于唐时的古寺。他又从景云寺去了资胜寺。资胜寺在今洪门镇资胜山，此山有明代益藩王墓群。方以智在诗里又自称"药地病夫"："者箇资圣寺多年破缺，幸有轮公与吴芳仲居士二十年来一片心血；平实修行，种田待客。药地病夫游麻姑山，撞到者里休歇；各各相忘，制无解结。"之后他再去黎川县，先去了廪山。钱澄之在《寄药地无可师五十》诗里说："言念药地翁，一身栖廪山。""寿昌遣人至，谓黄龙背新筑一药地矣。""黄龙"即寿昌寺后的黄龙峰。方以智后去了寿昌寺，并在寺中一待数年。康熙五年（1666），再去寿昌，他在《为双峰和上设供》里说："黄龙背上留药地，重来毗目开不闭。"

在明代，建昌府办有建昌府医学，主管全府的医药。在 2010 年，北京华夏藏珍国际拍卖有限公司春季拍卖会上出现建昌府医学记官印一枚。印为方形，圆柱钮，印文九叠篆，印台镌刻"天顺七年""尚宝司造""建昌府医学记"等字样。天顺七年（1463）为明英宗朱祁镇年号，尚宝司为明代官署，负责管理印章和百官牌符。也就是说这枚印章是朝廷刻制的。建昌府还刻印医药书籍，如《保生要录》《救急易方》等。

时代发展至此，建昌地区出现了较多名医，这些医生甚至在全国都有

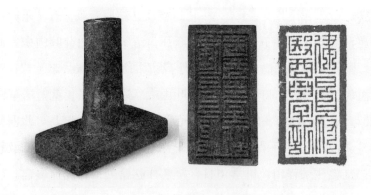

◎明代建昌府医学记铜质官印

名，由此也进一步促进了建昌药业的发展。医药业形成了经营规模，形成了独具特色的建昌药帮；建昌地区的中心——南城，成为重要的药材交易地区。唐廷猷在《中国药业史》里说："河南禹州（今河南禹州市）形成中原地区药材集散的常年大市，不少外地药商都到此采购。江西建昌府（今江西南城县）发展成为赣东地区的药材市场。"

（四）建昌药帮的繁荣

至清代，建昌商帮得到重大发展，经营地方越来越大，资本积累越来越丰厚，从事商业活动的人员越来越多，信誉越来越高。在黎川县，仅中田一地"为商贾者亦二十之一"。黎川县商人鲁廷才年少时就开始学习经商，足迹遍布大江南北，所到之地皆称服其信义。清同治《新城县志》里记载："弱冠习治生之策，客吴城，凡大江南北、闽广川楚，拥有巨赀、权子母者，皆亲就之，服其信义也。"新城的陈世爵以守信义经商起家，后富甲一方。清同治《新城县志》里说："留迁于吴楚闽越燕齐赵魏间，虽千万金得世爵一言，以为券，殷实遂甲于其乡，然不自封殖。"县府志里记录商人行迹，多未言明其所从事的贸易材物，其中不乏经营建昌药材者。林则徐在他的日记里就记录了他在新疆遇到南城朱姓商人贩运药材的事。他在道光二十二年（1896）的日记里说："乙亥（11月2日）。晴。五里过苂苂槽，距一碗泉四十里，又十五里车毂泉，甫日出，为粥而食。又行七十里七个井子，此处有民屋数间，关帝庙一座，为宜禾令毁去，只就颓垣之下作饭而食。遇江西南城人朱姓，从伊犁、乌鲁木齐贩鹿茸回建昌，言新疆事甚悉。"同样，林则徐没有详记朱商人之事，但从他一句"言新疆事甚悉"可知，朱商人往来于此不止一次，而是新疆贩运药材的常客。新疆已是够远的地方，可见为了购得上好药材，建昌商人是不辞辛苦的。建昌商人还出入于西藏。清代《南丰县志》载，南丰县商人夏某曾多次出入于西藏，后客死于藏东的旅舍。他儿子打听到父亲死亡之地，最后扶柩而归。

以南城为核心的建昌药帮以加工炮制药材见长。通过炮制药材，提高药材的品质与药效，从而赢得市场。然而一地一域所产药材是有限的，南城县、建昌府也不例外。他们除了加工炮制本地产药材，还要大量采进药材，通过建昌药帮独特的炮制技术进行炮制加工后，再将其外销。而采进药材时，南城也讲究道地药材，或到一些药材的集散地去采购。上述朱姓商人到新疆采购鹿茸就是一例。古代著名的药材集散地不仅是南城人或建昌府人采购之地，也是他们销售之地，如武汉、上海、北京、江西的铅山河口镇都是南城人常去采进或销售药材的地方。他们与其他商人一道在这些地方建有会馆或会所，如南城会馆、南城会所、盱江会馆，这些会馆一般为南城县人所建。新城会馆、广昌会馆、南丰会馆之类冠以县名的会馆则是这些县的商人以县为单位所建，建昌会馆则为建昌府下辖五县商人共建共用。当然，建昌府商人还参与江西省在省外一些地方的江西会馆或万寿宫的建设。

会馆是旅居异地的同乡人为联络乡谊、结成团体，兼营善举，以此作为集会、居住的馆舍。会馆有两类：一是同乡会之类的士宦行馆、试馆；一是商人或商帮议事、聚集的场所。会馆于明永乐年间开始出现，而大量出现则是在清代。当时，各省、郡县在京城都设有会馆。《重修安徽会馆碑记》里说："会馆之设于京师，以为宦游宴聚栖止之地，所以联洽乡谊也。""士之试京兆礼部者，各郡县类有行馆为之栖止。"如在京城就有南城会馆，会馆位于京城正阳门外东长巷三条胡同，明时为豪猾侵占，后南城人罗汝芳（官至云南屯田副使，思想家）与朱大器（官至侍郎）捐资赎回，并进行了修葺。中间为正厅，厅东西两侧为2个小院，各有小房6间，正厅后厨房3间，大门之上由罗汝芳题写"南城会馆"。清代康熙年间南城人梅之珩（官至少詹事，文学家）又捐资进行了修缮。乾隆七年（1742）南城乡绅万国宣、邓钊捐资买下了会馆右侧的12间房子后，从原馆可以穿门直入。嘉庆三年（1798），南城人曾燠（贵州巡抚）、章学濂又集资买下了魏染胡同房屋1栋，作为南城西馆，并题额"南城西馆"。东馆在同治九年（1870）也修葺过一次。吴用写下了《复修南城公馆序》记其事。再如新城县在京城建有新城会馆2座，东馆在京城正阳门外东河沿打磨厂长巷上四条胡同，于明嘉靖年间由邑人张榼（官至南京工部右侍郎）所倡建；西馆在正阳门外椿树头胡同，由清代道光年间陈守诒购宅，并由其子陈用光重修。再如泸溪县在北京也有北京会馆，但属南城县管辖。《泸溪县志》里说："泸溪分自南城，京城会馆亦隶南城。"南丰县在京城也有2所南丰会馆，一在北京琉璃厂西门外北柳巷，另一在北京八角琉璃井。

在福建福州也有南城会馆，在今天福州市上杭路上，会馆空间不大，"面阔三间，进深四间"，房屋坐北朝南，穿斗式木构架，单檐歇山顶，但在福州还是颇有名气的。会馆老屋虽破旧，但今仍存。福建闽江学院教授邹自振先生说，小时候，他就生活在南城会馆。他的曾祖在清同治年间由南城县迁至福州。在一些介绍上、下杭的书籍如《上下杭志》里对于南城会馆有简要介绍："江西帮商人多聚居于上下杭地区，大部分经营土产和中药材生意，据江西商人介绍，江西南城建昌（应为建昌府南城县）一带的中药材闻名，许多药商走出家门到福州吃药饭。"在《双杭名埠》里又说："江西商帮名人众多，如经营土特产的邓炎辉（临川人），药材的陶挺生（南城人）。"在福建漳州还有南城人建的盱南会馆。

武汉①商贸发达，各地在那儿经商的多，以致于武汉本地人少，多为来此经商的生意人。武汉也是建昌地区药商进行药材交易的重要地点。《汉口竹枝词·市廛》里说："茶庵直上通桥口，后市前街屋似鳞。此地从来无土著，九分商贾一分民。"《汉口丛谈》载："瓦屋竹楼千万户，本乡人少异乡多。"《汉口竹枝词·市廛》又说："四坊为界市廛稠，生意都为获利谋。只为工商帮口异，强分上下八行头。"镇设二分司，自硚口至金庭公店，立居仁、由义二坊，属仁义司。自此以下至茶庵，立循礼、大智二坊，属礼智司。银钱、典当、铜铅、油烛、绸缎布匹、杂货、药材、纸张为上八行。到了清末民国初，汉口"舟楫之辐辏，货物之聚散，其盛不亚于上

---

① 为了叙述方便，依现今称呼，把汉口、汉阳和武昌统称武汉，不做细分。

海"，成为国内市场枢纽和外贸中转站，而药材贸易又是其商贸的重要内容之一。据《武汉市志》载："武汉素为药材集散中心，明代武昌走马岭、察院坡一带药市已盛。"又说，"药材行规模仅次于药号，属居间经纪业……药店属中间环节的批发药材商户……药铺是直接为居民供药的商户。"康熙年间，武汉药材业由于河南的药帮——怀帮，在武汉进行药材贸易而声名大振。怀帮在药材交易的地方——关帝街，建起了药王庙。后来他们卖药、建庙的地方被命名为药帮巷，再后来又有了汉帮，浙帮，以樟树、建昌为主体的江西帮加入，形成了一个药材贸易区。武汉的药材有来自陕西、河南、甘肃、四川及本省等地的，也有来自上海的。《汉口小志》里说："药材，自陕西、河南，更有远自甘肃来者，自襄阳、樊城而下汉水。"又说，"茶、鸦片其余之药草，自四川而来者……药材、棉布、海产物（日本品）、人参、樟脑等，自上海而来者，经长江而集汉口。""四川省所出之麝香、人参，其余多由山西、河南、陕西、贵州来者……集于汉口。"到了民国初年，还有海外药材输入，"汉口输入货品，一外国之部……洋参……二国内之部……鹿角鹿茸　制革及器具　药材　麝香"。清代光绪年间的李麟图在《镇安县乡土志》中说："药材商人零星收买，随时运销鄂汉，转销南北各省，难以定数。"镇安县今为陕西省所辖，那里的药材被药商收购后也运往武汉，由此也可见武汉集各地之药材。而各地所需要的药材在武汉药市基本能够采购齐。如此长期以来，武汉就成为药材的一个大集散地。

随着时间的推移，各地药商都汇集到武汉，于是药商队伍不断扩大，地盘也不断扩大，后发展成药帮大巷、二巷、三巷等。清初诗人查慎行在《汉口》中说："鱼虾腥就岸，药料香过岭。"武汉对于建昌府来说交通便利，又是极重要的药材集散地，建昌药商自然乐于到武汉进行药材买卖。他们在武汉买好药材后，自长江而下，至吴城或九江，再由赣江入抚河，经盱江逆流而上，到达南城，也可从陆路经南昌到达南城。据邓少宾在1963年回忆，民国年间在汉口设药庄的有陶生记、崔正记、王献记等药号，每年采购总金额约计10万两银子。在 20 世纪 50 年代的南城药店登记表中可发现很多药店的药源地清楚写有"汉口""武汉"等字样。建昌府商人参与了位于武汉的江西会馆的建设，后来还参与了江西旅汉同乡会重建工作。叶调元《汉口竹枝词》："一镇商人各省通，各帮会馆竞豪雄。石梁透白阳明院，瓷瓦描青万寿宫。""阳明院"即阳明书院，也是绍兴分馆。"万寿宫"是江西人为了纪念地方保护神许真君（许逊）而建。宋徽宗赐名并亲笔题写"玉隆万寿宫"。千百年，宫中香火不断，江西人在外地也建造了许多万寿宫。在明清时期，万寿馆同时又为会馆，也具有商人聚会议事的功能。据《汉口小志》介绍："江西会馆是汉口最辉煌的建筑群之一，三座主殿都是用从江西运来的熠熠生辉的琉璃瓦覆顶。"万寿宫建在万寿宫街上，在清康熙年间由建昌府及南昌、临江、吉安、瑞州、抚州等江西六府商号合建而成。可是在民国二十七年（1938）被日寇飞机所炸。原址已建武汉市第七中学。南城人不仅参与了江西六府万寿宫的共建活动，还在光绪年间独自建了南城公所，作为商业专用，并在其中同样建起了万寿宫。程荣光专门为此写了《汉镇南城公所万寿宫记》一文，他说："汉镇海内通衢，旧有南城公所数掾，规模狭隘。邑人客兹土者扩而大之，凡殿楹、客厅、酒亭、花坞灿然。大备同人岁时祀神外，凡厘定章程一切事毕集其中。虽异地不啻乡关也。"日本侵华对于武汉工商业的破坏极严重，也破坏了各地在武汉的商会或同乡会。在抗战胜利后，各地迅速进行重建或改组。江西旅汉同乡会也迅速重新聚集在一起，万寿宫、南城公所都是其中的重建任务之一。建昌的李奇峰、郑智卿等参与了重建工作。

南城药商还有一个乐意去进行药材买卖的地方，就是离南城不远的本省铅山县河口镇。河口镇与景德镇、樟树、吴城在历史上被称为"江西四大名镇"。清乾隆《铅山县志》记载："（河口）货聚八闽川广，语杂两浙淮扬；舟楫夜泊，绕岸灯辉；市井晨炊，沿江雾布；斯镇胜事，实铅山巨观。"民间有"买不尽的河口，装不完的汉口"之说。商界则称河口为"八省码头""四方商贾云集的赣东第一望镇"，自然也汇集了很多南城药商。他们或来此开店售药，或来此采购药材。南城人在河口镇建有盱江会馆，而建昌府五县的商人又在此建起了建昌会馆，祀许真君。在乾隆十四年（1749），由南城人刘广胜等人牵头募建，后在嘉庆十二年（1807）由建昌府商人重建。会馆是商人们在铅山重要的活动场所。会馆一进为戏台，两边回廊为走马楼；二进为大厅，两边为厢房；三进为享堂，后面是寝殿和客房。所有房柱为青石，整幢建筑高大宽敞，气势宏伟。每逢节日，在河口的建昌府人在会馆欢聚一堂，并请戏班子演戏，供人免费看戏，场面热闹。

此外，上海、广州也是重要的药材交易地。这些地方不仅有国产药材，还有进口药材，因为这两地是对外贸易的重要港口，与世界许多国家都有贸易往来。药材自然也是其中的重要部分。

还有一些药商将药直接运到建昌地区销售，甚至有国外商人将药运来出售。光绪十二年（1886），据江西巡抚德馨报告，广昌县知县程凤墀发现该县有朝鲜商人金永辅、李秉录贩卖人参。经过询问得知，他们从直隶、河

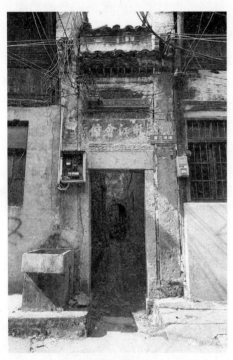

◎铅山县盱江会馆

南、南京、安徽、九江、南昌、进贤、抚州到广昌，下一步还准备去赣州。光绪十三年（1887），江西巡抚德馨会同布政使李嘉乐报告总理衙门，南城县发现朝鲜人罗承五等在当地进行人参贩卖，但是没有护照。

建昌药帮经千余年的历程，萌芽、发展，到成帮已是明代中后期的事。由于南城有着品类繁多的道地药材，有益于药材的外销；有较为便利的水陆交通，有益于药材的运进与运出，特别是与闽地相连，出入福建便捷，且由福建还可出海。这里有麻姑误食茯苓升天的优美传说，有葛洪炼丹的真实故事，丰富了药业的文化内涵，使得药里"装满"了故事。这里更有一代代药师传授他们的精湛技艺，对药材精心炮制加工，把药材的药效提升到极致，把药的副作用降到最低。这里有一代代名医，他们对药的使用有着丰富的临床经验，对药物运用的推广发挥了重要作用。特别是一批批药师、医师走出县门、走出府门，他们把建昌的药与医技带出去为更多的人服务，也把建昌府的药输送得更远、更广。

自明末至清末的300余年间，是建昌药帮的繁荣时期。此时，建昌药师的技艺也形成了自己的特色，炮制出来的药有形、有色、有味，更有效。药师及研究者们归纳为：工具独特有别于其他帮派，用刀别致，令人见刀认帮。辅料独特，有助于提升药效。工艺独到，以烹饪为主，如蒸、煮、炆、熬等，成药之后有形、有味、有色，毒素少，副作用低，药效高。由此炮制出来的药品受到患者的广泛欢迎。建昌除了自身炮制成的药材品质出众，经销的药材特别是经炮制加工后的成药品质也让人放心，久而久之，在医药界、民间传颂着"樟树个（的）路道，建昌个（的）制炒""药不过樟树不齐，药不过建昌不行"的说法。这既简明地道出了江西两大药帮各自的特色，也道出了两大药帮的相互关系。著名药史专家唐廷猷在《中国药业史》中认为，在清代，全国形成了高、中、初三级药材集散市场。初级市场遍布全国药材产区，多形成于运输方便的集镇或县城。而成为沟通初、高级药材市场桥梁的中级市场较多，常是靠近药材产区、水陆交通方便的中小城市，但著名的不多，主要有"四川的成都、重庆、宜宾市，云南的昆明、大理，贵州的遵义、贵阳，广西的南宁、桂林，广东的广州、潮州，湖南的衡阳、湘潭、长沙，湖北的汉口、荆州，安徽的亳州、安庆，江西的建昌，河南的开封、安阳，直隶（今河北省）的邯郸、天津，辽宁的营口、沈阳，山东的济南、菏泽，江苏的扬州、苏州、上海，浙江的杭州、金华、宁波，福建的泉州、福州，陕西的西安、汉中，甘肃的武都、天水，山西的太原、榆次等地"。他还在《中国药业史》里肯定了南城在全国的"著名的中级药材集散市场"的地位。他说："建昌（今江西南城）南宋为军（州级行政）治所，药业较为发达。官府设有建昌军药局。元代，朝廷令在城北建三皇宫，塑伏羲、神农、轩辕像供祭拜。明代，府内置医学校、良医所和惠民和剂局。建昌水陆交通十分便利，有黎滩河、盱江汇合而下抚河，纳赣江，贯波阳湖（今鄱阳湖）入长江；陆路通全省连福建、广东。南平、邵武、建宁、汀州及赣南、赣东北诸府四十余州县药商汇集交易。至清代后期基本控制了江西、福建邻近的四十五州县的药业，成为著名的中级药材集散市场。"

在建昌府所辖的各县均有大量的药栈、药行、药店。药栈分生药栈、生熟药栈，以批发为主，有的前店后栈。建昌药帮药业以栈为主，栈多于行；药行接待外地药商，帮助他们购销、存货。从中也可以看出建昌药材集散地的地位，批发业务量大，外销份额超过本县内、府内销售份额。药店以门市售中药饮片、丸散膏丹为主，一般是前店后坊（前面是门店，对外售药；后面是作坊，加工、炮制、制剂）或前店后堂（前面是门店，对外售药；店后开堂，医生坐堂行医，患者执方于店内买药）。药店在城乡都有，规模大小不一。至清代末期民国初期，建昌城区仍有40余家中药店及18家资本1~30万银圆的大药栈，药业用房有800多处，乡村每个集镇都有中药店。从南城县商会的领导班子组成人员，就可以看出药业在南城县商业中的分量。民国二年（1913），南城县商会宣告成立。商会为会长制，黄筱春被推举为首任会长。次年北京政府颁布《修正商会法》，要求各地商会重新改组，并上报给全国商会联合会。南城商会在民国五年（1916）改选完成，并上报给全国商会联合会。新当选的商会职员有名誉会长2人、会长1人、副会长1人。名誉会长饶嘉谟为德聚隆药栈老板，名誉会长谢佩玉为著名医家，会长邓炅为立成生药栈老板，副会长黄锦祥为义大成药栈老板，特别会董有6人。会董涉及15个行业，共有30人，而药业会董有7人，他们是刘柏顺药栈的刘遵三、福昌厚药栈的包俊臣、源吉昌药栈的张嘉谋、隆盛福药栈的章经传、德聚隆药栈的饶嘉谟、珍瑞生药栈的余传芳、长春泰药栈的王子章等。而其他行业会董多则3～4人，少则1人，如洋杂货会董4人、杂货业会董4人、典业会董2人、洋油业会董1人、粮食业会董1人等。

建昌炮制出的药品和药材声誉好，销路广。建昌府所辖各县所用的都是本地的药品及药材，在建昌府周边的临川府（辖今抚州市临川区、宜黄县、崇仁县、乐安县、金溪县和东乡区等）、虔州府（今赣州市）、广信府（今上饶市）及其所辖县，也大量使用建昌的药品与药材。在闽地，建昌府入闽地多从新城或广昌至邵武或建宁，进入到福建腹地，再进入到福州，甚至由此出海。在汉口、上海、广州、湘潭、北京、天津、重庆等地都有建昌药帮活动的印迹。南城县及建昌府商人，特别是药商，他们走遍东西南北中。明嘉靖年间李鼎所说："燕赵、秦晋、齐梁、江淮之货，日夜商贩而南；蛮海、闽广、豫章、南楚、瓯越、新安之货，日夜商贩而北。""舳舻衔尾，日月无淹。"这些商人中必有南城及建昌府商人，这些商品中必有南城药材。

在南城县，大型药品、药材交易活动频繁，而影响最大的活动当是药王庙会。药王庙会在南城历史久远。1988年，傅学说在南城政协主办的《南城文史资料第三辑》中所撰写的《建昌帮中药业及药王庙的回忆》对清末南城的药王庙及其庙会情况有简要介绍，综合其他一些相关介绍，可知大概情况。药王庙坐落在城内北大街，距十字街数十步，庙宇大门朝东，正殿里面塑像坐南向北。三尊大菩萨，各塑像高丈余，金光闪闪，赤膊光头，身披树叶。他们即为伏羲、神农和轩辕。伏羲，《史记》中称伏牺。是中华民族人文始祖。相传，伏羲"味百药而制九针"，也为中国医药鼻祖之一。轩辕即黄帝，后人以他为中华民族的始祖。神农即炎帝。神农尝百草，始有医药，为医药之祖。正殿有宫门14扇，正殿有谢甘棠题写的对联："寒症由于卫弱，血虚多是热征，七情难免虚劳侵，这是病象认定；治热自然凉剂，伤寒应用热温，万般病理细推寻，这是医家认病。"谢甘棠，字寄云，世家从医，南城县人，为义大成生熟药栈的大股东。过九步台阶即可到中殿。中殿柱子上有饶士端写的一副对联："凡是百草，皆是百药；不为良相，必为良医。"饶士端为进士，曾任甘肃省主考，南城县人，为德聚隆生药栈的股东。九步台阶，人又称九步金阶，台阶两侧刻有石盘龙柱。中殿塑有药王像。药王即春秋时大医学家扁鹊。民受其惠，各地多有立庙祀他。在他农历四月二十八日的生日里，立有药王庙的地方都要举行祭祀活动。清代高士奇《扈从西巡日录》："药王庙，专祀扁鹊。四月二十八日，贺药王生日。"中殿除奉祀药王扁鹊外，还有孙思邈、张仲景、岐伯、雷公、仓公、华佗、王叔和、葛洪、陶弘景、李时珍等的塑像。而在扁鹊生日的三天内，都要举行庆贺活动。前一天晚上，为"暖寿"，正殿宫门打开。接下来三天，举行庙会，进行物资贸易，当然主要是进行药品、药材交易。府内外的药商云集，洽谈业务，生意繁忙。各药栈、药行、药店都不断地举行酒宴招待各地来的新老主顾，喜庆热闹。这三天，城里城外各戏台上还要演戏，借此招徕各地客人。药王庙会一年一度，其热闹程度不亚于过大年。热闹的药王庙会见证了建昌药业的辉煌与繁荣。

医药业的发展，为这里的居民生命健康提供了保障，促进了人的寿命增长与人口的繁衍。建昌地区的人口不断地发展，至清代乾隆时期，人口数量已相当可观。据《抚州市志》介绍，清乾隆四十七年（1782）至同治八年（1869），各县人口数量是这样的：乾隆四十七年，南城有48576户302008人，南丰有112798户385512人，广昌有19774户135010人，黎川有55395户255284人，资溪有19739户82373人，五县总人口达1160187人，而抚州所辖六县（临川、宜黄、乐安、崇仁、金溪、东乡）有人口

1458572 人；同治八年（1869），南城有 62961 户 403591 人，南丰有 115605 户 453795 人，广昌有 32212 户 327986 人，黎川有 56603 户 262857 人，资溪有 19965 户 89978 人，总人口达 1538207 人，而此时抚州人口有 1488240 人。两个时期相比，经过 87 年的发展，建昌人口增加了 378020 人。抚州、建昌两地不同时期相比较，建昌地区人口在乾隆四十七年（1782）比抚州人口少 298385 人，而同治八年建昌人口比抚州人口多出 49967 人。

（五）建昌药帮的衰落

建昌药帮繁荣了数百年之后，随着国运的衰落、国策的调整、文化认同的改变、战争的频发，也难逃衰落的厄运。

到了清代末期，外国列强用大炮打开了中国的大门。中国先后爆发了鸦片战争、甲午战争等一系列中外战争。清政府被迫割地赔款，签订了一系列的不平等条约，使得国难深重，民不聊生。鸦片战争以后，我国社会经济发生了急剧变化，包括西药在内的大量商品涌入中国。据薛愚等的《中国药学史料》介绍，仅民国十八年（1929）进口西药价值就达 114 万多两白银，两年后更是增至 1814 万多两白银。太平天国时，太平军转战江西。江西也发生了农民起义。洋教在江西传播，发生"南昌教案"等多起重大教案事件等。国难当头，江西也没有幸免，经济、文化遭到了严重破坏。西方文化迅速向江西各个角落渗透，严重地冲击着江西固有的传统文化。全国的经济、政治的格局也被打破，代之而来的是殖民地式的格局。在这一过程中，江西被迫走向了舞台的边缘。从经济带来看，先前南北纵向带，转变为以长江为线的东西经济带，江西失去传统的商贸优势。光绪三十二年（1906），傅春官在《江西商务说略》中说："昔之所谓樟树、吴城最盛之埠，其商业十减八九，盖自天津条约立，长江轮船通行，洋货之由粤入江，由江复出口者，悉由上海径运内地，而江西商人之往来汉口、金陵，不过本地土产，为数不多，输出输入之货减，故商埠寥落之形见。"

在清代末期至民国期间，人们开始反传统，倡导西医，反对中医，提倡西药，反对中药，对中药设立限制。自民国六年（1917）起，余岩等对中医药有极深的偏见。余岩鼓吹说："我国旧医之理论，荒唐诞怪无可掩饰，唯有听其沦丧而已耳。"中医衰落，中药自然也随之衰落。民国十八年（1929），国民党政府召开了第一次中央卫生委员会会议，竟然通过了余岩等人提出的"废止旧医以扫除医事卫生之障碍案"，对中医实行限期登记，无证中医不准营业，禁止办中医学校，禁止宣传中医。民国二十一年（1933），国民政府提出凡属中医不许执业，全国中药店限令歇业，沉重地打击了中药的发展。曾有歌谣在社会上流行："国民政府真可恶，废除中药用西药，逼使中医改了行，药材当作煮饭火，药铺倒闭关了门。"同时，越来越多的人在思想上认为传统的东西即是落后的东西，在行动上摈弃传统的东西，中医中药也在他们的摈弃之列。特别是一些激进人士的强烈反对，使得中医药如江河之水直下。

战争摧残了建昌药业。战争的发生与持续，影响了药材生产与贸易。太平军与清军在建昌府一带交战甚激，建昌成为大战场，交战时间甚长。曾国藩率领的清军攻下南城，赶跑了太平军，又曾驻扎在南城长达5个月之久，指挥清军与建昌府周边地区的太平军作战；同时在建昌府等江西区域内征集军费，5年间征得军费840万两白银，占了湘军军费一半以上，加重了江西经济发展的负担，自然也加重了建昌地区经济发展的负担，给人们的生命、财产带来严重的损失。太平军于咸丰六年（1856）二月攻占南城，自此至同治三年（1864）八月一直在建昌境内活动，历时9年。期间数次攻打南城县城，同治三年太平军复攻县城，受到清军夹击，退至福建境内。太平军先后4次攻下南丰县城。后来清朝廷把建昌作为大本营，指挥作战。咸丰八年（1858）九月，曾国藩进驻南城，直到次年二月才离开南城。在此期间，清廷大力招募地方的乡勇、团练，协助官兵镇压太平军。战争破坏了正常的生产、生活秩序，破坏了社会安定与经济发展，给这里的百姓带来不幸与灾难，给建昌药帮以沉重打击。

因远离交通线，建昌地区的物质运输变得艰难起来。清代末年，全国交通道路的改变，使得建昌地区乃至江西的区位优势明显减弱。京汉、粤汉、津浦等铁路的修通，使得交通格局产生了大转变，由原本的以水路为主改变为以陆路为主。当年临时代总统孙中山在《建国方略》里曾设想以建昌为中心，修建铁路，建设以南城为起（终）点或途经南城的东南铁路干线，无奈未能实现，直到百年之后才修通了由南昌至福州的昌福铁路。随着沿海、沿江的上海、天津等通商口岸和商埠的出现，江西仅有九江一地为对外通商口岸对外通商，但这一口岸与江西内地的联系也不是很多。由于交通格局的改变，江西黄金通道的优势已不复存在，经济格局也随之发生了改变。建昌地区越来越远离经济中心，商业贸易优势也不复存在。建昌药材贸易与其他商品贸易一样受到了严重制约。到了民国二十七年（1938），江西省的中药贸易在 100 万元左右。《江西贸易概况》里说："药材，本省输出甚多，如山药、泽泻、白芷、茵陈、车前仁、荆芥穗、黄栀子、枳实、使君子、姜黄、前胡、粉葛、萍术等项均有出口，每年输出额，据中药业人士估计约值一百万元。"

20 世纪 30 年代前后的国内革命战争时期，原建昌府下辖各县均建立起了苏维埃政权。南丰、广昌属江西省苏维埃政府；黎川、南城、资溪属闽赣省苏维埃政府，省会在黎川县。国民党对于苏区发动了 5 次"围剿"，时间长达数年。这五次战斗中，第二、四、五次，原建昌府辖区是重要战场，其他两次则是次后方，敌我双方在此进行了你死我活的战斗。在战斗的同时，国民党对革命根据地进行了严密封锁，特别是严禁药材输入革命根据地。而建昌药帮经销地域有一大片在赣东、闽西革命根据地的游击区，这一条重要"药路"被切断后，很多药商的大宗药品销运不出去，一些具有较长历史的药栈、药行、药店因此而倒闭，一蹶不振。

民国二十年（1931），日本帝国主义发动了侵华战争。从此，中国人民进行了旷日持久的反击日本侵略的抗日战争。日军多次践踏建昌府，甚至火烧建昌府，给建昌人民带来了深重灾难，给人民生命财产、生产生活造成了不可恢复的破坏。民国三十一年（1942），日寇两次轰炸南城县城，实行烧光、抢光、杀光的"三光"政策。火光持续了三天三夜，全城的建筑大多毁于战火，药栈、药行、药店毁于战火，药品、药材毁于战火，炮制器械毁于战火，药市一片萧条，绝大多数药业从业人员不得不另谋他业。1990年，中共政协南城县第5期发表了署名为傅颜的文章《解放前南城医、药业概述》。傅颜在文章中说："抗日战争以前，南城的药店、药行、生熟药栈计四十余家（小店除外），从业人员总计千人以上，其中县城的药行、药栈、药店有：裕发行、三元信、长春泰、福厚行、恒春、中孚行、和泰、中和祥、怡顺生、大成生、松人、长春生、义大成、公益永、罗仁和、豫盛沅、福昌厚、立盛生、李峰泰、裕成、立成生、文洪兴、惠丰福、位育堂、同寿堂等25家。"而时至1950年工商业登记时，老店已不多见，大多都是在抗战胜利之后设立的。1992年，中共政协南城县第6期发表的署名为黄任华的文章《解放后南城中医药事业发展》中指出："到清末民国初年，南城县中

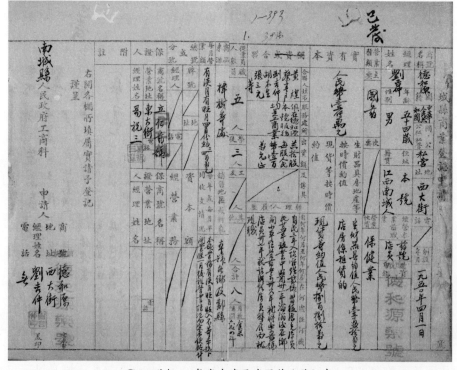

◎ 20世纪50年代南城县城医药业登记表

医药从业人员达千人以上，坐堂及开业中医达百余人，鼎盛一时。由于抗日战争时期日寇轰炸与烧杀，抗战后国民党反动派对中医的轻视和摧残，到解放初期，南城县城乡开业中医仅剩三十一人，中医药从业人员不及百余人。"南城县中医药业出现萧条、衰败的局面。

查南城县档案馆保存的 20 世纪 50 年代的档案，发现中华人民共和国成立前后，南城县的药店与上述文章回忆情况基本相似，由此可以看出当时药店（行）的规模、资金、贸易等情况。而在临近全国解放时出现了经营西药的药店，但西药店数量较少。在中华人民共和国后成立不久，依照国家政策，南城县对于全县城乡的工商业进行了登记，其中就包括对药店的登记。从 1950 年的《南城县商业登记申请书》中各药店（行、栈）自己填报的表册中可以看到大致情况，列举如下：

德和源：私营合伙，实有资本人民币 1000 万元，经理刘吉仲，经营国药，地址西大街，1950 年 4 月创设，合伙人有黄煌、蔡真户、刘吉仲、胡木生、张三元等，有从业人员 5 人、学徒 3 人。刘吉仲自民国三年（1914）入怡顺生药号习徒，历充店员，民国二十五年（1936）改业中医，民国三十一年（1942）沦陷后在乡间小本经营药业，民国三十六年（1947）在福建将乐县药号当店员，次年任福成维药号店员，后就任德和源经理。商品来源于樟树等处。销售地区或对象为本县各乡及鄱阳县。

大成生：私营独资，实有资本人民币 194 万元，经理王法良，主营饮片，次营丸散膏丹，地址西大街，民国三十六年（1947）年四月创设，有职员 3 人。王法良民国三十三年（1944）在建康药号合伙，任经理兼国医，民国三十四年（1945）任本县中西药业公会理事长。商品来源本县各行栈。销售地区或对象为城乡。

裕昌：私营合伙，实有资本人民币 321 万元，经理黄惠生，主营饮片，次营丸散膏丹，地址河东太平路，民国三十四（1945）创设，有职员 3 人。黄惠生自民国三十四年（1945）当店员，1949 年被股东会推为经理。商品来源于本县各行栈。销售地区或对象为城乡。

中和祥：私营独资，实有资本人民币175万元，经理王谦滨，主营饮片，次营丸散膏丹，地址东大街，民国三十六年（1947）创设，有职员1人。王谦滨历年经营药业。商品来源于本县各行栈。销售地区或对象为门市及城乡。

种善堂：私营独资，实有资本人民币60万元，经理邱翼九，主营水药（熬制成液态的药，可直接口服），次营丸散，地址东大街，民国三十二年（1943）创设，老板兼职员，商品来源于本县各行栈。销售地区或对象为门市及城乡。

李峰春：私营独资，实有资本人民币1403367元，经理李炎煌，主营水药，次营饮片，地址北街，民国三十年（1941）六月创设，老板兼职员，李炎煌曾任中医师。商品来源于本县各行栈。销售地区或对象为门市及城乡。

仁和：私营独资，实有资本人民币50万元，经理罗荣安，主营水药，次营饮片，地址西街，民国二十九年（1940）六月创设，老板兼职员。罗荣安先前从事药业。商品来源于本县各行栈。销售地区或对象为门市及城乡。

复兴药材牙行：私营合伙，合伙人有邱衡畴、王森林、王阴雷三人，实有资本人民币60万元，经理毛晋荣，主营国药，次营代客买卖，地址河东太平路，1950年2月创设，有职员4人、学徒1人、工友1人。毛晋荣16岁在怡顺生学徒，期满后当店员20多年，任经理10多年。本行客货多由上海、武汉等办来。销售地区或对象为黎川、光泽、邵武、广昌、宁都、南丰等就近各药号。

永济生：私营独资，实有资本人民币20万元，经理罗林生，主营饮片，次营丸散膏丹，地址河东太平街，民国三十六年（1947）创设，老板兼职员。罗林生民国五年（1916）学徒，民国九年（1920）任店员。商品来源于本县各行栈。销售地区或对象为城乡。

怡元生：私营独资，实有资本人民币10万元，经理王嘉猷，主营饮片，次营丸散膏丹，地址河东大德街，民国三十五年（1946）创设，老板兼职员。王嘉猷同治二十五年（1886）学徒，同治二十八年（1889）始任店员。商品来源于本县各行栈。销售地区或对象为城乡。

建康：私营独资，实有资本人民币193万元，经理王金铸，主营门市，次营饮片，地址西街，民国三十五年（1946）五月创设。有职员1人、学徒1人。王金铸历年经营药业。商品来源于本县各行栈。销售地区或对象为城乡。

立仁：私营合资，实有资本人民币1200万元，经理易祝三，合伙人还有崔永祖、吴润发、王峻泉等共8股资金，主营国药，地址东大街，民国三十六年（1947）二月创设，有职员4人。易祝于民国二年（1913）在黎川公顺生药号学徒满期，任店员，民国十四年（1925）回南城在中孚药行任店员，民国十八年（1929）合伙开仁和祥药号任经理，民国三十一年（1942）合伙开立仁药号，民国三十六年改组增股。商品来源于汉口、樟树。销售地区或对象为本县城乡及邻县。

大中协记牙行：私营合资，实有资本人民币80万元，经理吴润泉，合伙人还有王文奇、卢长俚、王松岩等4股，主营国药，兼营代客买卖牙行，地址西大街，1950年3月创设，有职员4人、工友1人、学徒1人。吴润泉16岁在南丰致和祥学徒，曾在南城德记药行、立仁药栈、大中等行栈任店员。商品来源于汉口、上海。销售地区或对象为闽北一带及黎川、南丰、广昌、宁都各县各药店。

福兴隆：私营独资，实有资本人民币200万元，经理毛开禧，主营饮片，次营丸散膏丹，地址东街，民国三十四年（1945）二月创设，有职员1人。毛开禧民国三十三年（1944）在建瓯县（今建瓯市）福余药店合伙开店。商品来源于该县各行栈。销售地区或对象为城乡。

庆为：私营独资，实有资本人民币400万元，经理王之保，主营饮片，次营中药，地址东街，1950年3月创设。老板兼职员。王之保1909年至民国四年（1915）在本县南街源吉昌学徒，次年至1949年在本县东街长春泰任店员。商品来源于本县各行栈。销售地区或对象为城乡。

源昌药牙行：私营合资，实有资本人民币20万元，经理曹湘岭，主营饮片，地址东街，1950年创设，有店员1人，工友1人。曹湘岭15岁在源吉昌学徒，期满任店员10余年。商品由汉口等地买来。销售地区或对象为宁都、石城、广昌，以及福建的光泽、邵武、建瓯等地。

裕成：私营合资，实有资本人民币2697.5万元（1950年2月），经理廖少贤，主营国药零售与批发，次营饮片、丸散，地址北街，民国三十三年（1944）创设，有店员14人、工友1人、学徒1人。廖少贤自幼从事药业，任店员40年，任经理多年。商品由汉口、樟树等地买来。销售地区或对象为门市、零贩批发等地。合伙人达15人，其中有医师、药店工作人员，还有行政干部，出资份额不尽一致。邱用光，中医师，出资235万元；邱龙飞，第二区干部，出资32.5万元；邱黄元，税务干部，出资195万元；许月娥，女，出资130万元；张舜英，女，出资65万元；邓淼仙，在医院工作，出资325万元；廖步贤，在本号工作，出资195万元；邓集礼，女，出资32.5万元；黎树南，在本号工作，出资227万元；邓可增，在本号工作，出资227万元；傅加亭，在本号工作，出资65万元；邓占祥，在本号工作，出资227万元；邓惠祥，在本号工作，出资325万元；邓少甫，在本号工作，出资295万元；邓仕斌，在本号工作，出资32.5万元。

李应记：私营独资，实有资本人民币10万元，经理李光明，主营饮片，次营丸散膏丹，地址北门外，民国三十六年（1947）四月创设。老板兼职员。李光明自民国八年（1919）学徒后一直在药店当店员。商品来源于本县各行栈。销售地区或对象为城乡。

义兴生聚记：私营合资，实有资本人民币3780万元，经理吴荣鳌，主营门市与批发，地址西街，民国三十二年（1943）二月创设，民国三十五年（1946）二月增资改组加"聚记"，有职员7人、学徒2人、工友1人。吴荣鳌在福建长汀恒丰泰学徒，期满后任店员，7年后回南城，任怡顺生药栈店员，民国三十二年（1943）加入义兴生股份，任店员，民国三十五年（1946）改组后任经理。商品来源于汉口、樟树及本县各行栈。销售地区或对象为该县城乡及建宁、黎川、广昌等地。合资有贺晋卿、黎世勋等24

人，共 21 股，每股 180 万元。

中西药房：私营独资，实有资本人民币 600 万元，经理陶宗俊，主营西药、成药，次营原科酊液，地址北街，民国三十五年（1946）一月创设，有职员 1 人、工友 1 人。陶宗俊中日战争前在汉口经商，南京失陷后，返回原籍经营国药，后改营西药。商品来源于上海、广东、南昌。销售地区或对象为该县城乡及邻县。

世界药房：私营独资，实有资本人民币 300 万元，经理刘永瑞（南昌人），主营西药，地址西街，民国三十五年一月创设，有学徒 1 人。刘永瑞民国二十八年（1939）前在南昌经营纸业，南昌陷敌后迁南城经营西药。商品来源于南昌。销售地区或对象为本县城乡及邻县。

华美药房：私营独资，实有资本人民币 300 万元，经理万绍荣（南昌人），主营西药，地址西街，民国三十七年（1948）五月创设，有店员 1 人、学徒 1 人。万绍荣民国三十二年（1943）六月在宁都县税务征收局工作，民国三十五年（1946）至 1949 年在洪都担任小学教员。商品来源于南昌。销售地区或对象为本县城乡及邻县。

根据《南城县商业登记申请书》中商户登记情况看，在乡村也有一些规模较大的药店，如：

再生堂：私营独资，实有资本人民币 80 万元，经理吴结应，主营中医，次营国药，地址上唐，民国十九年（1930）创设，有学徒 1 人，吴结应为商人。商品来源于本县。销售地区或对象为各乡村。

厚诒：私营独资，实有资本人民币 30 万元，经理蔡秀翘，主营国药，地址上唐，民国三十七年（1948）创设。商品来源于本县。销售地区或对象为各乡村。

泰生堂：私营独资，实有资本人民币 80 万元，经理杨宾，主营中药，地址上唐，民国三十五年（1946）创设。杨宾为商人。商品来源于本县。销售地区或对象为各乡村。

泰立：私营独资，实有资本人民币 50 万元，经理吴立阶，主营国药，次营油盐杂货，地址上唐，民国三十六年（1947）创设，有学徒1人。吴立阶为医生。商品来源于县城、新丰。销售地区或对象为各乡村。

益顺生：私营独资，实有资本人民币80万元，经理王印娣，主营中药，地址上唐，民国三十五（1946）创设，有职员2人。商品来源于本县。销售地区或对象为各乡村。

上唐还有陈启明开办的发龄祥、李家璘开办的延寿堂等药店。

培寿堂：私营独资，实有资本人民币60万元，经理黄石元，主营国药，地址新丰街，民国十九年（1930）创设，有学徒1人、其他1人。黄石元从事祖传医学，民国二十六年（1937）在该县种卢技术学校毕业。商品来源于本县。销售地区或对象为各乡村。

登记表可能不全，如《建昌帮炮制技术》中提及的刘祝三（书写成刘军三）药栈，"北街刘祝三一家三兄弟就开了四家药栈（行），民众称之为'刘半街'。"刘祝三在中华人民共和国成立前夕去世，他的药栈号为贻茂仁。豫兴行在东街的太平桥旁边，据说豫兴行先前叫豫发行，因在抗战时期被烧毁，后来重开，改名为豫兴行，没有看到它的登记信息。三元信药栈位于太平桥东头，也是大药栈，也未见于登记表，具体情况不详。

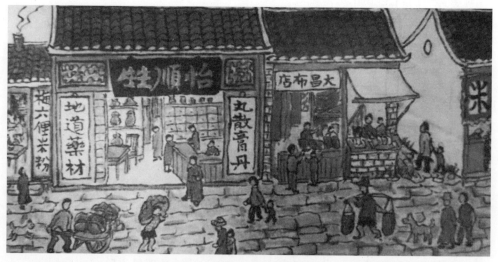

◎饶平如绘制的当年街景图

民国十年（1921）生的饶平如先生在他的著作《平如美棠》一书中记录他岳父家经营药店一事。他说："美棠的祖父毛福春白手起家经营中药，创起一家'毛福春中药店'，后来在南城买地买房，便与我祖父相识。美棠的父亲毛思翔接管药店，谨慎勤勉，便又在老店之外开出一家新店。岳父的生意多经营在福建与汉口，但美棠小时候倒是在汉口生活的时间最长。"他在书中还专门绘制有《制鹿茸粉之图》，其中绘有20世纪40年代故乡南城的街景，当中有怡顺生药店。2017年，笔者与年已96岁的饶老先生就南城药店话题有一次专门的电话聊天。他用纯正的南城乡音回忆说：他家是怡顺生药店的股东之一，小时候常到店里去玩。他还记得最里面有个蔡伯，一去店就"蔡伯、蔡伯"地叫，蔡伯就会招待他，其他事已记得不多了。

从上面不全面的列举中可以看到，以上药店（行、栈）多创立于日寇轰炸南城县城前后，一些创立于清末的百年老店（行、栈）在登记表中极少见。这说明很多药栈、药行、药店毁于日寇的炮火，而当硝烟散去，这些多年从事药业的人或别谋他业，或又重新开起了药店等，重操旧业，或合伙，或独立。可以看到一些较大的药店多为股份制的，如义成生、裕成、立仁、义兴生等。他们资金较雄厚，经营范围除本县外，主要有南城县周边地区如南丰、黎川、广昌和福建的建宁、泰宁、邵武、光泽和铅山县河口镇等地。从药源看主要有本县，其次则是武汉、上海、广东、樟树等地，而乡村药店的药源主要是本县。从县外采进的药应多是未经加工过的药材，采进后进行炮制加工，再出售。武汉是药材的大集散地，长期以来南城人、建昌人多在那里进行药材的购入与售出；而上海、广州、樟树也是重要的药材集散地，建昌人常出入于这些地方。无论从药店的资金、规模、药源、销售等，还是其声望来看，彼时南城药业的情况和过去都不可同日而语，可以说已衰落了。

在这众多的药店中，义兴生是代表。义兴生药店前身系义成生药栈，于20世纪20年代末期创设，店址在西街，首任经理张贻生。药店创办时只有三四人，专营药材批发。民国三十二年（1943），药店被日寇烧毁。次年，吴荣鳌、谭假仂、王启勋等10余人邀集合伙，重建药店，改名"义兴生"。重建后的药店除药材批发外，还兼营门市，有经理吴荣鳌和店员10人左右。药店在经营和管理方面独具一格。从义兴生药店成长起来的王启勋在1954年3月至1963年10月担任了南城县人民政府副县长，后来他把义兴生药店的经营管理归纳为"平、纯、空、足"四大特点。李任华将之整理成《南城老牌"义兴生"》一文，并发表在《南城文史资料》第5辑。王启勋认为这四大特点具体是："平是指药店买卖公平，童叟无欺，贫富同仁，生意不分大小，同样热情接待。义兴生生意大时，一口气批发药材几百元、上千元，小到几分钱一帖的四季茶。""纯是指药材纯正、道地，不掺假，保证药材质量。原先吃药饭的人都知道，买药要买道地药材，拿现在的话来说就是正宗货。""空就是卖空。因为药材都有一定的时间性，要在药材的有效时间内，将药材卖光、清库，然后再进新鲜药材。""足是指药源充足，品种齐全。"义兴生药店除了经营有方，还对店里的伙计、学徒进行生活上的关心，对做得好的学徒给予一定的奖励。尽管义兴生药店是民国初期药业的代表，但已不如从前了。

从一份1951年7月的南城县中西药业同业公会小组姓名册看，南城县中西药业同业公会小组主要有以下人员：

组长：张贻生

组员：刘吉仲、王峻、万邵荣、刘永瑞、毛晋荣、刘祝三、陶宗俊、邓占祥、王谦滨、王法良、王金铸、罗振卿、毛开禧、黄惠生、罗林生、王嘉猷、邱翼九、李炎煌、罗茂磷

以上这些人员均为药店（行）的经理或经营人员，从以上20人的年龄看，30岁以下的有1人，30～39岁的有3人，40～49岁的有3人，50～59岁的有8人，60～69岁的有4人，70岁及以上1人。其中年龄最小的是万邵荣，29岁；年龄最大的是王嘉猷，70岁。从他们的籍贯看，万邵荣和刘永瑞为南昌人，其他均为南城人。从文化程度看，高中学历的有1人，中学2人，初中学历的有1人，高小学历的有1人，其余15人均为私

塾。应该说他们都是南城药界有一定名望或实力的人，但是他们中绝大多数人的年龄偏大，文化素养偏低。而从《南城县中西药业公会劳资姓名各项情况清册》看，在国药店（行）的一般工作人员，文化程度则普遍更低，甚至有文盲。无论是药界领导还是普通员工，普遍文化水平偏低，有的员工从小在药店（行）学徒，期满后转业店员。这在一定程度上也制约了南城药业的发展。从这些方面来看，也说明药业在建昌地区已衰落。

（六）建昌药帮的复兴

中华人民共和国成立之后，中医、中药受到了党和政府的重视，南城县人民政府也致力于建昌药帮的保护和利用工作。1954 年 12 月，江西省人民政府发出了《江西省人民政府关于加强中医工作的指示》(以下简称《指示》)，对于全省的中药工作也提出新要求。《指示》中指出：要增加中药生产，加强对中药的管理和研究工作。为了发挥中医力量，必须发展中药事业，对各地从事种植生药的药农，应鼓励其生产情绪，增加药材生产。对于药农的某些实际困难，可考虑用贷款、预购等办法解决。对于挖掘山野草药自行出售的"草药郎中"，各级卫生部门应进行组织，加以扶植，帮助其经营。为了改变目前中药产销失调，药价偏高现象，责成省商业厅从速设立省的中药专管机构，并在专区市县设立分支机构，以加强对中药市场的领导和管理，并积极领导和组织中药的收购和供销工作，有计划地促进中药生产的发展。对中药的研究工作，目前应以生药研究为重点，要求鉴别中药品种的优劣真伪，确定其疗效，相应地改进中药剂型及研究推广优良品种。这些工作必须根据中医用药的习惯和特点，与临床具有的实效相结合，为临床治疗服务，稳步开展。一方面，首先要求有系统地整理古代和现代中药文献；其次是制订常用中药的初步标准规格；再者是收集民间的有效秘方和验方，加以试验、研究，并在省药科学校积极准备条件，建立药圃，以配合中药实验工作。另一方面，可运用现代诊断技术，又使用中药疗法，同时检查其效果，通过集体会诊和比较大数量的病例统计，初步确定或否定某一种药剂或治疗方法对某种炮制方法；在保证疗效，做到清洁卫生的要求下，配制膏、丹、丸、散，做好成药下乡工作，以适应农村需要。但改进制剂型是非常繁重的工作，必须采取十分慎重的态度，应该在中药的科学研究的基础上进行，以防影响其实际疗效。

《指示》中对中药的生产、研究、使用意见十分明确，对于建昌药帮的发展起到了积极、重要的推动作用。1958年，原江西省卫生厅及江西药科学校（今江西中医药大学药学院）组织中药专家来南城考察，肯定了建昌药帮的中药炮制技术的作用及在全国中药界的地位。20世纪50年代，建昌药帮传统炮制技术被编入《全国中药炮制经验集成》。从1958年开始，原江西省卫生厅组织药政管理局、江西省中医药研究院江西药品检验所（今江西省药品检验检测研究院）等单位共同对中药加工炮制进行调查研究，通过到樟树、南城、九江、南昌、吉安、上饶、抚州、景德镇等地调查，就药工人员的口述和实际操作，对每一种药的不同炮制经验、方法，均翔实笔录，然后编撰成文，内容详述中药加工法，炮制法，成品性状、药效、储藏及备考等项。1964年，由江西省卫生厅药政管理局编撰成《江西中药炮制经验集》一书，其中收录了建昌药帮的一批有代表性的饮片炮制方法。该书在《前言》中指出："我省从事中药工作者，有樟树、建昌、金陵等各个体系，它的加工炮制方法，在发挥中药性能，提高质量上，都有其独到之处。"1970年，江西药科学校从南城县医药公司中药饮片加工部聘请老药工徐谦福到校传授建昌药帮中药材加工技术，次年将建昌帮中药材加工技术编入《江西炮制技术》一书。1971年，江西药科学校革委会编写的试用教材《中草药学》一书收录了建昌帮中药炮制技艺。该书介绍了中草药的性味、配伍、炮炙、栽培、采集、干燥和储藏，记录药用植物832种、药用动物62种、矿物类及其他药物41种。南城县根据国家、江西省及抚州地区的精神加大了中药的种植面积，加强了管理，取得了一定的成果。但由于医药发展偏重于西药的总趋势，且建昌药业在民国末期受到重创，又由于其他种种原因，中药事业没有得到应有的发展，中药饮片炮制技艺未得到应有重视，人才队伍建设没有跟进，特别是制药队伍建设滞后，甚至出现断层而青黄不接，中药饮片质量明显下降，建昌药帮药业生存与发展面临严峻的考验。

随着时间的推移、人们认识的提高，中医药的发展得到了国家的重视。1982 年，第四部宪法中提出"国家发展医疗卫生事业，发展现代医药和我国传统医药"，明确了中医等传统医药在国家医疗体系中的合法地位。研究和重振建昌药帮被列入南城县委、县政府的重要议事日程，"发掘整理'建昌帮'中药传统炮制技术"的科研项目被省、县分别立项，并确定为重点项目，深入开展了采访、考证、试验、编辑等抢救性发掘整理工作。1983 年，《抚州科技》第 3 期刊出《建昌帮中药传统炮制方法》。1984 年 8 月，建昌帮中药传统炮制技术科研小组、发掘小组整理出《建昌帮中药药业史》《建昌帮中药传统炮制法》《建昌帮传统炮制工具图》、饮片标本等成果，荣获江西省政府颁发的优秀科学技术成果四等奖。1984 年 12 月，南城县医药卫生界成立了江西建昌帮中药研究会。1987 年 5 月，江西省科学技术委员会委托原江西省卫生厅组织四省市专家、教授对《建昌帮中药传统炮制法》进行鉴定，成果列入《中国科技成果》(江西卷)。《建昌帮中药传统炮制法》一共 23 万字，分药业史、总论 13 法、各论 102 味中药、建昌药帮炮制工具图谱及饮片标本 200 种。后梅开丰、张祯祥、上官贤、余波

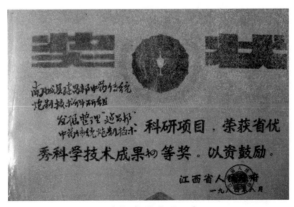

◎省级成果奖励证书

浪编辑了《建昌帮中药传统炮制法》一书（未正式出版）。这是一份抢救性成果，据该书《总论》介绍："象五十年代初在南昌从业，以加工白芍薄片誉满南昌的朱师傅（名佚），加工煨附片著称的头刀师傅谭壮仍，炮制各种片形特色品种著称的头炮师傅江安和，加工淡附片、入港经销中药著称的黄庭辉先生，加工贺茯苓、姜半夏著称的刘金生师傅，炮炙工艺全面著称的邱衡畴师傅等，近三十年均先后辞世。"饮片产品被评为"江西省优秀星火产品奖"。1990年，在北京举办的首届中国中医药文化博览会上，南城县中药饮片厂所展示的炒山药、醋制郁金片、花槟榔片、淮木通片、淡附片、姜制明天麻片、精制川乌片等近百个品种广受欢迎。日本、韩国等医药代表争相洽谈。这些产品又被中国科技馆推荐参加国际科技成果展览。北京中医学院（今北京中医药大学）、北京积水潭医院、江西中医学院（今江西中医药大学）等单位都收藏了该厂的饮片标本。1991年，《国民经济和社会发展十年规划及第八个五年计划纲要》中明确提出，"中西医并重"作为五大卫生工作方针之一，中药地位得到进一步提升。1991年，江西省制订的《中药炮制通则》主要是根据建昌药帮与樟树药帮的炮制规则编成，同时参考了其他地区的经验。《中药炮制通则》收录了原江西省卫生厅药政管理局编写的《江西省中药炮制规范》一书。1992年11月3日，在北京人民大会堂，南城县中药饮片厂被授予"中华老字号"证书及铜牌标志，同时以

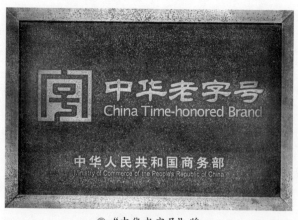

◎ "中华老字号"牌

《技高一筹的建昌帮饮片》为题的专文入选《大陆老字号精选》一书，是当时全国中药饮片厂和江西企业中唯一入选的。

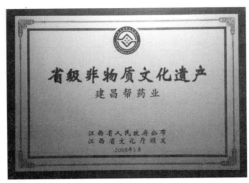

◎省级非物质文化遗产证牌

　　为了继承和发展中医药学，保障和促进中医药事业的发展，2003年4月，国务院第3次常务会议通过了《中华人民共和国中医药条例》，并于当年10月1日实施。中医药事业的保障和促进上升到法制的层面，再一次推动了南城建昌药帮的发展。2008年5月，建昌帮药业列入江西省第二批省级非物质文化遗产名录。2016年，范崔生全国名老中医专家传承工作室编著出版了《樟树药帮中药传统炮制法经验集成及饮片图鉴》，收载中药352种、炮制品774种。其中，建昌药帮炮制品76种，均为建昌药帮著名中药炮制大师刘香保所炮制。

　　科研人员、中药炮制师在不断地研究利用建昌药帮的炮制技艺炮制新药，不断提升药材的药效，并取得了较好成果。如江西中医药大学药学院教授王文凯等就进行了建昌药帮米泔水漂苍术工艺研究，取得了良好成果，写出了《建昌帮米泔水漂苍术工艺研究》一文，发表于2015年第9期《时珍国医国药》杂志。他们指出："建昌帮米泔水漂苍术具有一定的地方特色……最佳工艺为：取一定量的生苍术饮片，加入苍术饮片10倍量的米泔水（米泔水配制浓度为每2kg米粉兑100kg水）漂制12小时，滗去米泔水，用大量水冲洗，再换10倍量清水漂2小时，滗去清水，干燥。"又如江西中医学院教授彭红等进行了建昌药帮焦栀子炮制工艺研究，取得了成果，研究论文发表在 2010 年《中华中药药学刊》第 5 期。他们指出："建昌帮焦栀子的炮制工艺确定为：取净栀子，辅料为油砂（20—40 目），炒热均匀至 220℃，倒入干燥净栀子炒 10 分钟，炒至药材表面焦黑色，内为老黄色，存性时取出，放凉，筛取灰屑即得。"再如刘良福、郭三保的《建昌帮蜜炙百合炮制工艺研究》，邹红、童恒力、孟振豪、钟凌云的《建昌帮特色辅料蜜糠制药的工艺研究》，芮成的《"建昌帮"酒大黄传统炮制工艺的研究》，侯春久、曹婧、周铁文、郭三保、汤灿辉、张欣的《建昌帮煨附子炮制前后单酯型生物碱的含量变化研究》。

2016 年 12 月 25 日，第十二届全国人民代表大会常务委员会第二十五次会通过《中华人民共和国中医药法》，并于 2017 年 7 月 1 日起施行。该法用了 12 条的篇幅内容专门规范中药的保护与发展，再次为发展中药做强大推动，也有力地推动了建昌药业的发展。2016 年，抚州市高度重视中医药产业发展，市委、市政府将中医药产业发展列入全市重点实施的十三项工程之一，出台了《关于进一步加快中医药发展的意见》，编制了《抚州市中医药发展规划（2016—2020）》。抚州全市中医药产业各个环节均保持了较好的发展势头，中药材种植面积不断扩大。作为建昌药业的发祥地、核心区的南城县迎头跟进，出台了相应的举措，进一步加大了力度，药材种植、炮制加工都走在前列，重点企业如建昌帮药业有限公司、江西同善堂药业集团。2019 年，中共中央、国务院印发了《中共中央 国务院关于促进中医药传承创新发展的意见》，国家有关部委也相继出台支持政策和配套措施。同年，江西省人民政府办公厅下发了《江西南城"建昌帮"中医药振兴发展实施方案》，支持南城县建设中医药特色产业基础和中药材产地电子交易中心。2022 年，《"十四五"中医药发展规划》实施，这些都给建昌药帮的发展创造了新机遇，期待建昌药帮重振雄风。

三、建昌药帮的鲜明特色

建昌药帮以其药的炮制技术独特而著名，称雄药界。专家研究认为，建昌药帮所使用的炮制技艺与众不同，即工具辅料有别、工艺取法烹饪、形色气味俱佳、毒性低而药效高，因而独具特色。刀有别于其他药帮，能"见刀识帮"。辅料选料遵古道地、制备考究，一物多用，尤其以谷糠炒炙独具一格。制药如烹饪，严守净选、切制、炮炙三关，不省工，不短料，水火不失度，艺不厌烦；形求美，色求艳，气求香，味求纯，毒求低，效求高。建昌药帮以其精湛的炮制技艺、优质高效的饮片，数百年来博得民众的高度信赖与称赞。

（一）炮制工具独特

《建昌帮中药传统炮制法》[①]一书对建昌药帮炮制技艺进行了归纳与总结。现主要根据该书的研究成果及采访所得，对于建昌药帮的炮制特色，做如下简要介绍。

建昌药帮药工所使用的工具独特，颇具自己的特色，"见刀识帮"一说形象地说明建昌药帮所用工具特点突出。很多工具看似与百姓日常生活中使用的工具差别不大，实则是根据药的炮制特点及所需而制作的。

---

① 本章节重点参考吸纳了《建昌帮中药传统炮制法》成果。该书是建昌药帮研究的权威成果，得到相关部门、相关专家的认可。

1. 刀、刨

刀、刨是建昌药帮的药工们用来切药的重要工具。他们用刀、刨把药材切刨成厚薄不一、大小不同的药片，然后把药片炮制成饮片。所谓饮片，就是根据需要把药材经过炮制处理而形成的供配方用的中药，或可直接用于中医临床的中药。正确掌握并高效使用刀、刨是加工炮制人员的基本技能。

建昌药帮的切药刀习惯称刹刀，又称琢刀、建刀。与之相配有刀案、刀床、刀栓、栏药界尺、拱形竹夹、竹压板、槟榔榉及磨刀工具等。刹刀重约 1.5 千克。刀把长，刀面阔大，刀口线直，刃深锋利，这样使用起来省力、方便、吃硬、用途广，主要用来切制根及根茎、藤木、果实、全草等类的药材。可以根据炮制需要把药材切成各种规格的片、段、丝、块。

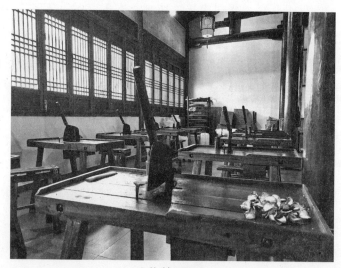

◎炮制工具刀

切制各类药材，要有好刀。"工欲善其事，必先利其器。"要使刀好使还得时常磨刀，如此才能保证刀的锋利，切起来速度快，效率高，切面光滑、美观。磨刀也有利于保护刀。建昌药帮磨刀也很有讲究，在建昌药工中流传着："头刀二石三师傅，磨刀不误切药工。"可见，建昌药帮十分重视磨刀。一般来说，磨刀就是将刀直接在磨刀石上来回推磨，使刀刃锋利。而磨刀石根据材质的不同，常用的有红石、猪肝石、青石、条石等。红石粗糙，摩擦力大。刀钝不锋时，或刀有缺痕时，先用红石磨，可以去痕、变锋利，再用猪肝石磨。猪肝石涩性大，磨刀速度快，通用于磨刀板。青石，石质光亮嫩滑，石面平坦而尤其坚硬，适用于磨出锋利的刃口，并可使切片光滑平整，无刀痕。小条石常置于刀案上，每当刀使用有钝感时，随时在此磨石上来回推磨，刀刃即可变得锋芒起来。当年刀尤以南城县城北街赵南山刀具店打造的药刀为上品。

药刨，建昌药帮所使用的是雷公刨。用雷公刨可刨出长、斜、直、圆等各类不同型的药片，片呈面斜、张薄、片大状。雷公刨可根据需要控制片的厚薄，可刨出圆形薄片或极薄片，片形均匀美观，也可根据需要控制片张的大小。药根、根茎及果实类药材往往刀刨较为通用。刨对技术要求高，在药界往往有专门的刨师傅。常用的雷公刨可刨出白芍、甘草、玄参、白芷、天麻、当归、木香等薄片或极薄片，刨成小圆薄片的如姜、半夏、煨附片、白附子、玄原索、郁金、泡南星、川芎、三棱、莪术等。刨刀也要常磨，同样讲究磨法。使用的磨石同磨切刀一样，只是磨法有些不一样，

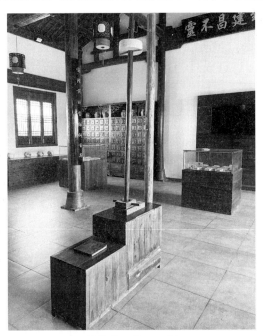

◎炮制工具——刨

刨刀磨口要磨刨板和刀面。刨也以南城县城赵南山刀具店打造的药刨为上品，刨出的药片美观均匀，出片快，效率高。

除了剁刀、雷公刨等具有鲜明建昌药帮特点的药刀外，还有一些通用的刀，如水果刀、片刀、劈刀、刮皮刀、剪刀、茯苓刀、香附铲、铜刀、竹刀等。这些刀、铲各有用途，如水果刀主要用来挖去药材的心或刮去动物类药材的筋、膜等，片刀主要用来斜片切制，劈刀主要用来劈开如沉香木、苏木等坚硬木质类药材，铜刀主要用于忌铁类药材。

2. 锅、灶

锅是炮制饮片的重要工具，主要有铁锅、铜锅和坩埚。根据不同的药材，采用的炮制方法也不一样，所使用的锅也不一样。炒、炙、蒸、煮、熬、煅制药法一般采用铁锅。铁锅有生铁锅和熟铁锅之分。炒、炙一般多用熟铁锅，蒸、煮、熬一般多用生铁锅。炮制用锅主要是根据药材和锅的性质而定。生铁锅锅大、底深、容量大，但传热稍慢，易破裂；熟铁锅锅小底浅，传热快，不易破裂。忌铁药物用铜锅。为了使用方便和高效使用，对于灶台也有要求。如锅口与灶台斜放成30度角，习惯称斜面灶，适宜炒、炙药物用。这样易亮锅底，药物出锅快，比较好把握炒、炙程度。煅分明煅和暗煅，明煅只需一口锅，暗煅上面还需反扣一口口径略小的铁锅。煅锅可置于炉灶或平面灶上，或以砖架起用。坩埚为陶土制成的无釉容器，专门用来煅制矿物类药物，置炉灶上或围灶中用，具有耐高温不易破裂的特点。

灶是炮制中炮和炙时加热的工具。药工在炮和炙时以添薪和减薪来控制火候，炮炙出各种饮片。灶又有斜面灶、塘锅灶、炉灶和围灶等。斜面灶为立式灶，多用于炒炙药材。而灶台上的锅不宜太深，也不宜太大，灶台齐人腰，方便炒药。塘锅灶因状如小池塘而得名，主要用来蒸、煮、熬。锅口稍高于地面，锅底凹下，略低于地面。锅口较大，锅底较深，便于操作。围灶即临时用砖砌成一个圈，将锅置于其上，高低因需要而定，可以用来煨、煅、炆等。炉灶即购来的炉子，将锅置其上，可以用来炒或煅。用灶炮制还涉及燃料，传统的燃料主要有木柴和枝条柴；而炉灶也有用木炭或煤的；如果是炆则多用糠，有时也用木屑。

除了灶、锅外，还有与之相关的炒药锅铲、扫把、撮斗等。这当中又数锅铲最有讲究，铲口的宽窄、铲体的厚薄、铲把的长短都要有利于炒药的推送、翻转等。

3. 药筛、药箩

药筛是用来筛药的竹筛子，一般为圆盘形，边沿有 3～4 厘米高的竹边。圆盘的直径有大有小，不一而足，因之分为大、中、小筛。圆中布满方眼，一个筛中，眼的大小一般是一致的，据此又分为特大、大、中、小眼筛。药筛在炮制中用处多，一是利于清洁药材，可筛去药材中夹杂的泥沙、杂屑等；二是有利于药材分档，用不同眼的筛子筛药材可以按药材的形体大小将药材分类；三是晾晒药材，筛子晾药有利于上下通风透气，提高药材晾晒的质量。各类筛子在选药中都会用到，如特大眼筛，常用于晾晒或分类附子、茯苓、大黄等体量大的药材，因而又把这种筛子称"附子

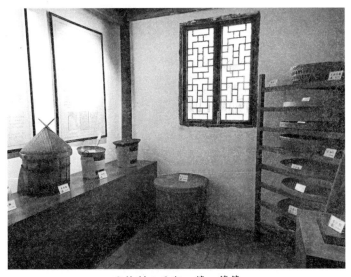

◎炮制工具甑、筛、箩等

筛"。大眼筛，可用于筛川芎、泽泻等药材，去其中杂质。而中眼筛使用普遍，常用它对半夏、玄胡、党参、黄芪等进行分档，也常用于辅料去杂质。此外，糠筛、米筛等也常用于炮制过程中。在炮制中常用糠来做辅料，使用前先用糠筛筛去糠中杂质。米筛则用来去除米样大的药屑或杂质。灰筛则可筛去药中的灰屑。

筛眼极小的筛子习惯叫箩。根据箩中筛眼的大小和编织用材的不同，可分为马尾筛和绢筛。马尾筛眼很细小，用马尾棕编织而成，主要用于筛去药材中的灰尘、泥灰等细碎杂质。绢筛用绢丝编织而成，主要用于筛去碾槽或乳钵中药材的药粉。

4. 盛药工具

盛药工具主要有桶、缸、盆、篓、箩、甑、坛等。

桶多为木桶，主要是用来浸漂药材，其大小不一，适合洗、浸、漂数量不一的药材。桶的下端近底处设有一个放水的小洞，配有木塞，需要放水时即将木塞取下。在使用上也可根据不同质的药材而采取不同的方法，对于油质药材、多泡沫药材等可从上滗水，对于粉质药材则从放水洞里放

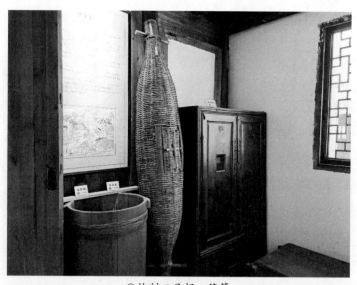

◎炮制工具桶、笼等

水,对于毒性药材则用专门桶。又可根据天气与药材性质不同将桶置于室外或室内,这样可以防晒、防冻,也可防尘。

缸主要用来润药,多为宽口过釉陶器,大小不一。主要用于果实种子、块根药材润制、腌制或饮片闷润。

盆也主要用来润药,大小不一,主要用来盛相对少些的药材或待切制的药材。

篓也用来润药,多为藤、竹或细柳条编织而成的。大小不一,形状有方形、圆形,主要用来沥干洗后药材的余水。

甑主要是用来蒸药。甑也有小甑与大甑,两侧有甑耳,可以用手抓着端起来,或从甑耳中穿绳用来抬,可根据药材数量选择甑的大小。

笼主要为篾制蒸笼,用来蒸药用,大小不一,可以将多层笼同时放在锅上蒸。

屉主要为木制蒸屉,用来蒸药用,大小不一,可多层同时放置于锅上蒸。

坛主要为炆药用,一般为腹大口小的坛子。此类坛子一般不上釉,炆时不易破裂,较能保持药的味道。

5. 碾槽、钵

碾槽一般为铁制,又称铁碾槽,主要用于药材的碾碎或碾末。碾槽的长短、大小通常根据人的身长高矮而制作,上口较宽,渐向底部收缩成沟状,两端成向中心斜坡。配制扁形圆碾轮,轮中置方孔,安置一轴,用脚踏轴的两端,在碾沟中来回碾动,可将药材碾碎。

乳钵,为瓷制品,主要用于锤碎药材。其外部过釉光滑,内部分布网状花纹,增加摩擦力,将少量细料药碎置于其中,再用棒慢慢研磨成末。

舂钵为铜制或铁制研药钵,如乳钵一般。把需要研碎或研成细末的药材放入其中,用铁棍往内捣,直至药材成碎末,适用。此器可以加工一些较粗、较难碎的药材。

石臼即用石凿成的臼,俗称糙口。将药材放置其中,再用木槌不停地锤打,直至药材被锤烂,可用。

石磨，用来磨药材的石磨与民间常用的石磨没有区别。一般是磨碎种子类药材。

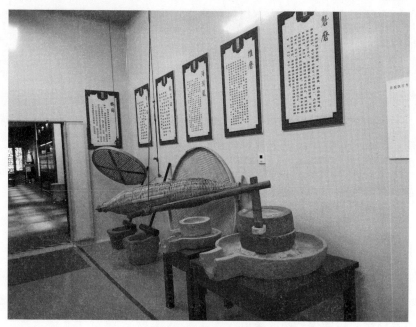

◎炮制工具石臼、磨等

6. 熏具

熏具主要有熏房和熏橱。熏橱主要是用于硫黄熏制或养护药材。如果所熏制的药材量大，用熏房，又称"硫黄焙间"。熏房有封顶和开顶两类，可以根据不同药材选用不同熏房。这些熏房都应建在远离居民生活区，便于排毒，不干扰他人生活。封顶式的熏房便于大批药材运进运出，而开顶式的熏房多为临时性的简易熏房，多熏山药、三棱等鲜药材。

7. 烘具

烘具主要有烘箱和烘笼。烘箱为木制长方形烘箱格，使用时可以多层烘箱层叠起来放置在烘焰上使用，习惯称木火焙。烘笼为竹篾制成的台型火笼，一般为两层，下层落地，内放装有微火的火炉或火盆。上层则放置需要烘焙的药材。这类一般多为珍贵的细料或饮片。

8. 其他工具

上述工具为炮制中通常使用的工具，也是主要工具，缺少不得。除此外，还有一些针对某类药材需要使用到的。略举于下：

枳壳夹是为挖去枳壳内瓢的定型工具，一般为铁制品，安装在长条凳上。凳下面置夹板床，上面置活动夹板，人坐条凳上操作夹板近身处的小木把，即可逐个将枳壳压扁。然后将它放入枳壳榨中最后定型。枳壳榨为长方形梯形枳壳定型工具。用两根榨柱立起，用一块榨板连接好榨柱，并将上下两端板固定钉牢，立起。另一块为可活动的榨板。两两为一组，将需要压榨的枳壳放置于两板之间，放满为止，再往下压榨，用斧形楔楔紧。

槟榔桦是建昌药帮所特有的工具，长约 7 厘米，上为圆拱形，下为平面，大头截面中心内凹为半圆锅形，内嵌三根铁针，针尖平截面为品字形排列，针体为上尖下粗。操作时将槟榔的尖端敲紧，嵌牢在凹面内。铁针刺入药体，手指拈住槟榔桦切药。

撞笼是用竹篾制作而成的用于撞去药材体毛的长竹笼，又称泽泻笼。大撞笼长 3 米以上，把药材装入其中，两人从两端来回拉动，使药材与药材，药材与竹笼内壁碰撞，这样可以去除药材表面的根须和茸毛。

此外，还有药刷。药刷主要有棕榈刷、猪鬃刷和竹刷，主要用于清洁药材表面。箩盖，为竹篾编织成的晾晒和翻簸药材的竹器。笊箩，也叫笊篱，为竹篾编织的打捞工具，适用于洗、泡、浸、漂、煮制药材时在汤水中打捞药材。筲箕，为竹篾编织成的器具，主要用来淘洗药材，或滤干药材沾到的水。锯子适用于长条药材的分段。锉适用于将药材锉成粉末。铁锤适用于将药材敲碎或打成小片。

（二）炮制辅料独特

在中药的炮制过程中，通常用来和药材一起炮制的辅助物质称为辅料。每一种药材都有它本身的特性，有的药材有毒性，有的药材有副作用，有的药材不易炮制出药效与药味。于是要使药效、药味达到最佳，使药材毒性和副作用降到最低，在炮制的过程中就必须佐以辅材。建昌药帮药材炮制过程中，使用辅料也有自己独特的一面。相关专家归纳为：遵古道地、选料独特、制备考究、别具一格。辅料主要有固体与液态两类。

1. 固体辅料

固体辅料包括糠、麦麸、稻米、白矾、朴硝、滑石粉、海蛤粉、牡蛎粉等。

糠即稻谷表面的壳，又称谷壳、砻糠、粗糠、壳糠等，如果说稻谷外表面的皮是粗糠，近于米的那面皮则为细糠，即米秕。米秕味甜，性温，入脾胃经，有健脾祛湿的作用。糠具有体轻、粗糙、易燃、吸水等特点，其色呈谷黄。建昌药帮从葛洪《肘后备急方》和南北朝的《雷公炮炙论》中得到经验，把糠运用于药物炮制中，成为建昌药帮的一大特色。《雷公炮炙论》中用糠炒马陆，待"令糠头焦黑"即可。糠成了建昌药帮炮制的重要辅料。江西中医药大学张金莲教授等在《砻糠在建昌帮中药炮制中的应用》[①]中指出："砻糠作为江西建昌帮独特的固体炮制辅料，有着广泛地应用和某些其他固体辅料所不具有的炮制作用。与固体辅料麦麸相比，在炒制饮片时更具受热面积大、受热均匀，炒药添香、矫味、赋色等鲜明的优点。同时广泛用于药物的不同炮制方法煨、炆、煅、炒、炙及药物净选、润制、密封、养护等方面。其中糠制药材又以煨附片最为著名，而糠煨附子炮制技术的现代化及糠煨减毒机制具有很大的研究意义。"宁希鲜、陈泣、于欢、熊丝丝、龚千锋对于蜜糠炒枳壳的现代炮制工艺进行了研究，并撰成《正交试验法优选蜜糠炒枳壳炮制工艺》。[②]他们指出："目前对于建昌帮蜜糠法炮制枳壳的现代研究较少，本实验以柚皮苷、橙皮苷、新橙皮苷及醇溶性浸出物含量为综合评价指标，以炮制时间、加蜜糠量、炮制温度为考

---

① 《中草药》，2013 年 21 期。
② 《中国实验方剂学杂志》，2014 年第 23 期。

察因素，采用正交试验优选炮制工艺，为规范枳壳的炮制工艺及其蜜糠炒炙炮制机制提供参考。"他们在实验中"既遵循了传统炮制原则，同时结合了现代分析技术，对具体工艺及评判指标进行了综合考量，为蜜糠炒枳壳饮片质量标准的制定提供了实验依据。"也有专家对建昌药帮蜜糠炒白术的炮制工艺进行了优化实验。王文凯、翁萍、张晓婷、杨梅发表了《建昌帮蜜糠炒白术炮制工艺优化》①一文。孟振豪、韩永红、钟凌云对建昌药帮蜜糠炒白术也进行了实验研究，写出了《星点设计——效应面法优选蜜糠炒白术的炮制工艺》②一文。

麦麸，为小麦的表皮，也称麸皮、麸等。其形较谷糠小、嫩，色褐黄，味甘淡。建昌药帮以麸炒药，先将麦麸用蜜水炼过，再以蜜麸炒药，而不单纯以麸炒药。因建昌药帮地处南方，麦麸较谷糠难得，而少用。在药界有"南糠北麸"之说。

稻米，通常用于炒药的有糯米和粳米。糯米性甘温，质粘，用它炒药不易碎、不易烧焦。粳米性味甘平，有补中益气、健脾和胃等多种功效，用它炒药可以降低药物的刺激性与毒性。

土类，炮制中常用的土主要有灶心土、陈东壁土、黄土、赤石脂等。灶心土，为烧木柴或杂草的土灶内底部中心的焦黄土块。在拆修柴火灶或烧柴火时，将烧结的土块取下，用刀削去焦黑部分及杂质即可，又称伏龙肝。古代土城墙或民间土墙建筑东边墙上的泥土，称东壁土。陈东壁土就是多年东壁土。这两种土今已难得。黄土性温平。赤石脂性甘涩、温，常用于炒药。河沙，即沙子，有粗、细之分。取河沙，淘洗去其中泥土与杂质，用于炒药。不同的药材用粗细不同的沙。

白矾，由明矾石经加工提炼制成。其性酸、涩寒，有解毒、杀虫等功效，常用来炮制半夏、天南星、草乌、白附子、天麻等药材。

---

① 《中草药》，2015 年 6 期。
② 《中国实验方剂学杂志》，2015 年第 15 期。

朴硝，为芒硝初次煎炼后冷却结晶出来的粗硝，其性辛、苦、咸、寒，与药材共制可防腐去滑，消除动物残肉筋膜等。

滑石粉，为天然滑石矿石细末，色白，性甘寒，与药共制能使药材疏松、膨胀，去除动物腥臭味。

海蛤粉，文蛤和青蛤的贝壳经煅制粉碎后的白色粉末，味苦、咸，能软坚散结，与药共制，作用同滑石粉。

牡蛎粉，牡蛎贝壳煅制粉碎后的粉末，味咸、涩，有软坚硬之效，与药共制，功同滑石粉与海蛤粉。

豆腐，日常食用品，性甘凉，能清热解毒，与药材共制，能解其毒性，去污，矫气味。

黑豆，性甘，补肝、肾，与药共制，能降低药物毒性，减少副作用，能增加药黑色。

2. 液态辅料

液态辅料主要有酒、米醋、蜂蜜、姜汁、食盐水、豆腐浆水、米泔水、甘草汁、童便、羊脂油等。

酒，建昌药帮用的酒主要有黄酒、米酒和白酒。黄酒性甘、辛。用酒与药材共制可提升药效，活血通经，祛风寒。米酒亦如此。黄酒中用本地产麻姑酒居多。白酒又称烧酒或大曲，建昌药帮长期用白酒制剂或浸药酒。

醋，建昌药帮常用的醋为陈年米醋，性味酸、温，能解毒、杀虫、清瘀。与药共制可降毒性、矫腥臭味等，可使药物酥脆。

蜜，用于炮制的蜜为炼制过的净蜂蜜，色淡黄、稠厚、透明、气香、解毒；与药共制，可缓和药性、解毒、添香矫味。

生姜汁，用生姜榨取的汁液，性辛、温，能散寒、止呕、化痰、解毒；与药共制，可矫腥臭味、缓和药性、减刺激性等。

食盐水，用食盐化水，性咸、寒，利尿、清热，软坚散结，与药共制，可增药效、益肾、利尿等。

羊脂油，将羊脂熔化而成的油状物，性甘、温，与药共制，可增加药物的温肾壮阳、祛风、润燥之功效。

甘草汁，由生甘草煎水榨汁而得白水汁，性甘、平，与药材共制，可降低毒性、清热、润肺。

米泔水，淘米时第二次滗出的泔水，呈白色，性甘、寒，与药材共制，可除药材中部分油质，降低药物辛燥性，还可漂白和洁净药物。

童便，十岁以下健康儿童的中段尿，性味咸、寒，能滋阴降火、止血消瘀、杀虫解毒，与药材共制，能增强活血化瘀的疗效，降低药物辛燥性。

豆腐浆水，又称豆腐浆，性甘、咸，利便通肠，与药材共制，能消火毒、矫气味等。

此外，建昌药帮还会制作一些药汁与药材共制，如胆汁、砂仁陈皮汁、黄连汁、吴茱萸汁、薄荷汁、桑叶青蒿汁、麻黄苏叶汁等。这些药汁与药材共制可以转变药物的药性，增强疗效，或降低药物毒性、副作用等。

（三）炮制工艺独特

要炮制出高质量的饮片，首先要切制或刨制出好的药片。这是要讲究切法和刨法的。专家将此归纳为：药材讲究切刨，炮制讲究火候，依古法炮制讲究药效。

1. 讲究切刨

切刨药材时先要坐好，握好刀。切药时条凳靠刀案左侧放，凳案成45度角。侧身而坐，左脚弓步放案下，右脚弓步略向前，挺胸直腰。右手握刀把顶端，大拇指竖起，四指平握。右肘及上臂内收靠右胁夹紧，对准刀床脚，使握把点与刀床脚、肘关节成一线。

（1）讲究送药

送药要根据药材形态质地及切药饮片类型，而使用不同的方法。建昌药帮药工总结出拈个、斜捉、直握和拱形竹夹、竹压板、手托等方法。

拈个：拈个送药法常用于根及根茎。果实类的圆或类圆形个状药材切制,操作方法难度大,工艺精细,饮片美观,切极薄片多用此法。左手腕、肘关节紧靠案盘,小指端掌略提起,中指、大拇指卷曲成圆,如钳一般向内向下掐住药材,落刀床上面;食指卷曲下控并以食指和中指第一关节紧靠刀面,刀口动不超过两指第一关节高度;无名指、小指自然卷曲,紧靠刀床背面,上下夹紧刀床。药材紧贴刀口前五分之一近身边刀面,随刀上下运动,药材徐徐向右移动切片。

斜捏:此法常用于根茎、藤木树皮类药材切制斜片。此法操作较难,左腕肘关节靠紧案盘,掌心向下,小指端掌略提起,中间三指拱起略斜,指尖向内捉紧药材上棱偏外侧,中指第一关节靠紧刀面。大小拇指落刀床上,直撑捉紧药材内侧,固定药材,虎口斜向上,使药材与刀成一斜角,切厚片利用刀面上下运动带动紧靠送药刀面的药材缓缓右移。

直握:此法常用于切根茎、草、叶、树皮等药材,切制成顶头片、段片、丝片,操作方法较简单,切片效率高。首先扳起刀把,仰起放稳,双手整理药材,将短、小、细的药材平整地包于长、大、粗的药材中间,左手掌心向下,中指、无名指、小指与大拇指握住竹夹及药材,肘腕关节悬空提起,将食指伸直,指尖紧落刀床上,大拇指及中指靠紧刀床左边沿,小指端药尾稍上翘,虎口下压,药把子前端靠紧刀口中部,根据切制饮片的厚薄长短,均匀用力推送切片。此法还可以借助辅助拱形竹夹、竹压板等工具,将药材切得更均匀、整洁美观。

手托:手托送药法常用于拈个及斜捏送药的药尾部的切制。左肘腕关节靠紧案盘,将药尾置刀床近身边右侧处。左手掌心向上,四指伸入刀床下。大拇指留刀床右边,内翻扣于刀床上,按紧药尾部。食指、中指靠紧刀床下右边沿,上扣靠紧药尾切面,固定药尾,右手拉下刀把,使刀口仅过刀床,刀托起时,食指中指靠紧药材,使药外露不过多。切片时药尾上下部位不可随便改变。

（2）讲究刨法

建昌药帮刨法也有圆斗加压刨法、手按刨法、压板刨法、长斗刨法等。

建昌药帮认为圆斗加压刨法为雷公刨正宗刨法，后三种刨法系雷公刨法的灵活运用。

圆斗加压刨法，适用于根及根茎，刨制果实类药材小薄片，具有速度快、效率高、片形均匀美观等特点。具体做法是：将圆压力石套于柱上，靠紧铁栓，双手举起套于铁固定圈内，暂置刨桶左角，刨药姿势取坐姿，两腿分开，骑坐于刨桶座位上，将药材装入圆药斗内，加上斗盖，移加压木榫于斗盖上，双手虎口向内握药斗木把，均匀用力来回推拉，刨面润滑方法视药材的不同性质，搽以油或水。

手按刨法，适用于根与根茎药材刨斜片。刨片时将药材与刨刀口成倾斜角度，刨出的斜片规格基本一致，斜片中心纹型别致，一些短小药材也可刨成薄大美观的饮片，同时还具有效率高等优点。右手戴无指套的半截皮套，左手大拇指戴一皮套。待刨药材润好后用容器盛装置刨桶左侧，左手取药如刨短条药材，药材大端向身，小端朝刀口放刨床上，右手小指端掌按紧药材，五指张开翘起，左手巴掌交叉斜按在右手手背上，刨时两手均匀用力，不断向前刨药。拉回药材时，掌减少用力，用指压药面将药拉回。

压板刨法，此法适用于根茎类药材和按饮片规定的长度切出的药段，按药材顺纹纵刨成直片，有刨片长大、美观，纵面纹理细致，便于药材鉴别，效率高等优点。将药材一至数根直放刨床上，用长压板横放于药材上，两手虎口向内，握紧压板，重压向前用力来回刨片。

长斗刨法，此法尤其适用刨制完整的原药。有整只药材刨片后不散、操作安全、效率高等优点。将整枝、整只或按饮片长度要求切成的药段整齐嵌于长斗内，用实心加压长木块，塞于斗内，压平压紧药材。两手合掌状加压，均匀用力来回推动刨药。

2. 讲究火候

有了灶，有了燃料，锅架起来，火烧起来了，但重要的是要控制好火候，只有控制好了火候才能炮制出药效高、色、香、味、形齐全的药品。

用灶讲究火候，对火候的重视是建昌药帮炮制的一大亮点。晚明著名医药家陈实功在《外科正宗》中说："凡药必遵雷公炮炙，入药乃效。如未制生药入煎，不为治病，反为无益，譬如人食肴馔，不用烹炮，生食者岂不害人，当熟思之。"他在这里把饮食与吃药相比，凡药则得炮炙，而食则烹炮。对此，清代著名的美食家袁枚在他的《随园食单》中对于怎么烹饪、怎么在烹饪中掌握火候说得很经典。他开出了《须知单》，专列《火候须知》说："熟物之法，最重火候。有须武火者，煎炒是也，火弱则物疲矣。有须文火者，煨煮是也，火猛则物枯矣。有先用武火而后用文火者，收汤之物是也；性急则皮焦而里不熟矣。""道人以丹成九转为仙，儒家以无过、不及为中。司厨者，能知火候而谨伺之，则几于道矣。"古代药工们在长期炮制过程，得出了他们的经验：炮炙毋逞巧，水火勿失度。贵在适中，力戒太过与不及。

古人把火候分为三类，上引袁枚文中提及的武火与文火，还有一类则是微火。所谓武火即为火势猛的大火。文火为火势较温和的不大不小的火，也常称中火。而弱于文火的微弱之火称之微火。武火一般适宜于短时间、快速急炒、蒸制或煅制。往往是体重、坚实、片大或厚的药材，需要用武火，才能达到既定的效果，否则蒸不熟，或者煅不透，或者色不艳、香不浓、味不脆、体不亮等。文火则主要用于炆或煨制，或者净炒。这类炮制主要是用火时间要长，火势不要求大。体质松软、小或薄的药材在炒时往往用文火，如滋补类药材多用文火炆制，既能出药效，又不至于水干药焦；附子等药材多用文火煨制，这样既能煨出药效，不至于烤成炭、化成灰。而对于烘焙干燥、蜜炙或熬制，往往炮制到一定程度时则用微火炙熬，制出其药效，又不使其焦枯、老化。当然在药材的炮制过程中，往往会用到多种火候。如蜜炙则往往先文火后微火，煮制、砂爆、炒焦之类则往往先武火后文火，熬制则往往先武火继之文火，再微火。

3. 讲究药效

建昌药帮根据药的特征、功能及医疗需求，进行药物炮制，严把净选、切制和炮炙三道关，从而使药品药效更高，药用更安全。

（1）净选

净选是炮制的第一道工序，即将采购来的药材进行挑选、整理，为炮制做最初的准备。通过对药材的净选，从而去除药材中的杂质和不洁的杂物，如泥沙、屑碎、杂草等，去除药材上的受损或霉变部分，去除药材中非药用部分，将不同药性、效用的部位归类，如叶、枝、干、根茎、果实、花等。将药材按规格不同进行归类，一般根据药材的大小、长短、老嫩、干湿、厚薄、优劣等分类。

净选通常的做法，建昌药帮归纳出拣、筛、簸、扇、刷、刮、挖、摘、碾、搓、揉、洗、漂、泡、飞、露等。最能体现建昌药帮特色的则在洗、漂、泡工艺上。通过净选后的药材，称净药材或净生品。

拣，就是挑选，按照需要选取，主要通过眼看手拣，去除药材中的杂质、变质和非药部分，对不同药质的部分和不同大小等进行分类，为清洗和炮制做准备。

筛，对于分拣归类出来的药材，有的还要做进一步的净化，用筛子或箩把药材中的灰屑、泥沙、渣子、粉末等细小杂质筛去。

扇，对于药材中较轻的非药用的诸如壳、皮及灰屑等杂质，通过风把它们除掉，一般是用风车扇。

簸，把药材放在筛或箩中，通过筛或箩的上下簸动产生的风力将非药部分、杂质扬弃，此法还可分离出药的不同部分。

刷，用刷子刷去药材表面的杂质、非药部分及不洁、变质部分。

刮，用刀或瓷片将药材的非药部分、变质部分刮去。附着的不洁东西也要刮去。

挖，就是挖去一些药材的内瓤、茸毛、心、子核等。

摘，就是用手摘或掐去药材中非药部分。

碾，碾主要是去掉药材上的角、刺、茸毛、根须、核、心等，或碾成绒状、粗粒、小片（块）、粉末等。其办法很多，包括擂、研、磨、砻、椿、捣、砸、撞、打、压等。

搓（揉），把分散的药材搓或揉成一定的形状，或团状或条状，便于炮制。

洗，洗就是用水把根、根茎、藤木、皮、叶、全草、果实等药材处理成洁净的药材。洗是建昌药帮较为讲究的一项工序，也是具有特色的一道工序，为建昌药帮炮制的药物的高质量打下了基础。

建昌药帮洗药用水有讲究，主要有清水、温水、加料水等。而对于不同的药材使用不同的水。清水主要用来洗涤芳香型，油性，咸味的根茎、果实、全草、叶，动物等药材。洗去它们的泥土、灰屑、霉斑等不洁物，甚至异味。这类药材如白前、茵陈、白薇、益母草、藿香、荆芥、当归、川芎、生地、党参、黄芪、甘草、天冬、黄精、青皮、陈皮、木瓜、川楝、羌活、独活、僵蚕、全蝎、木香、甘遂、天麻、牛膝、延胡索、郁金、远志、海藻、昆布等。温水比清水更具渗透去污力。根茎、果实类药材或能用温水快速软化的药材需用温水，冬天洗药材多用温水，清水洗不净的药材用温水。这类药材如升麻、丹参、柴胡、射干、藕节、知母、防风、前胡、南沙参、鸡内金等。加料水是加药汁的水或稀释过的液态辅料水，用这些特定的水洗去药材或饮片上用水清洗不了的不洁物或异味。

洗药时间上也有讲究，宜短不宜长。药工们的经验是"久洗则使药材伤水，饮片少药味"。洗药时间的长短没有硬性的规定，主要是根据药材的季节天气、药材的性味、药材的质地、药材本来清洁程度、水的温度等情况而定，一般洗药师傅视药材凭经验掌握。尽管如此，还是有一定的规律可以遵守的。一般来看，冬天洗药时间要长一点，夏季时间可以短一点；清水时间长一点，温水时间短一点；芳香型、含油性的药材的洗药时间宜短一点，下水易生滑的药材的洗药时间宜短一点，药性味流失快的药材的洗药时间宜短一点。

洗药方法更有讲究。如前面说到洗药的水有三种：清水、温水、加料水。但洗法不一样，清水洗主要有清水净洗、清水抢洗、清水搅洗、清水淘洗；温水也有沧洗和抢洗之分；加料水洗主要有温矾水抢洗、皂角水洗和米泔水洗等。根据不同的药材选用不同的洗法。

将药材放入洗药的容器内，如缸、盆、桶、池、箩等，用适宜的水，再根据情况对药进行翻动、搅拌、搓擦、刷洗。如果药材带毒性，不宜直接用手洗，应戴手套或使用相应工具来翻动或搅拌，等到容器内的杂质、灰屑上浮，或者泥沙下沉后，捞出药材，沥干余水。一些药材不宜整体放进容器洗，应分段洗，如带花的药材应先洗花，再洗枝干。然后根据不同的药材再继续浸、漂、润。不宜洗的则不洗，如花、粉类的药材不宜洗，遇水则失色或散烂。

漂，将药材放置于容器中，再添上清水或注入适量的药物于其中，这样放置较长时间，隔一定时间，不断地换水，从而使药材中的毒性、麻性、辛性、燥性及异味散去，从而漂净，达到洗药的目的。由于药材与水的接触时间长，所以得根据水之性进行漂制。传统的观点认为，"冬水善，夏水煞"。所谓善，即言冬季水温低，性缓，较长时间漂药不易发热、发霉、发腐，不易损坏药材；而所谓煞，指夏季水温高，漂药时间一长，则易发热、霉烂，易损坏药材。一般来说，冬季漂药为宜。而漂药的水量，一般要高出被漂药材面 15 ~ 20 厘米，如果是吸水性强的药材则应更多。

在这些时间里，还要不间断地进行换水，即把漂过药材的水倒了，换上新水。在换水时，先将药材上下搅拌翻动，捞出浮在上面的浮沫和杂质，再把水放尽，然后注入清水或药水。换水到自认可以不再漂的时候，则捞出浮沫与杂质，滗去水分，并用清水洗净，即可。换水间隔时间常温下是一日两到三次，夏秋时一日三次，冬春二次。反复时数日，具体视天气及药物而定，有"春三夏四秋七冬十""春七夏三秋四冬十"等说法。

泡，就是将药材放入水中泡。水因药材而定，可以是沸水、温水或冷水，也可以是清水或加药水。在雷公炮炙十七法中，此属于炮制法之一，属水制法范畴。也称汤泡、沸焯等。通过泡，可以较快地把果实类药材的包皮脱下，还可以软化药材，便于切制。此外还可以降低药物的辛性或燥性。泡药的方法与漂药差不多，水量高过药材面约半尺。如果是需要脱皮的果实类药材，在泡时，把容器盖上，效果更佳。果仁吸水后会膨胀，变大，皮面张升无皱，这时捞起搓擦，即可去皮。如果是要去除药材的辛性或燥性，则应把药材投入沸水中，并立即搅动药材，若是轻浮药材则应用工具稍加压，使它没入水中，再盖上容器盖，泡的时间一般在半小时左右。

飞，又称"水飞"，就是把不溶解于水的金石贝壳类药材放在水中进行研磨，去其杂质，便于下一步制成纯净粉末，利于服用，属雷公炮炙十七法中的一种，也属于水制法的范围。其办法是先将药材粉碎，放置容器中，加入清水，进行搅动，再捞去水面浮起的泡沫、杂质，待药沉淀后，滗去上面的清水。又加清水搅动，如此重复数次，最后取出沉淀物，晒干。

露，将药材露置于室外，令其散热、散异味，吸取天地日月之精华，增加滋阴疗效。这是雷公炮炙十七法之一。建昌府知府萨守斋《瑞竹堂经验方》中说："取日精月华之气，曝露十昼夜。"露一般选在晴天，用箩盖等工具盛好药材，置之于室外木架或屋瓦上，白天、黑夜都不收入室内，白天晒夜里露。药工根据经验，露的时间长短也要根据药材不同而不一致，有"一宿露""露七日七夜""曝露十昼夜""露四十九夜"等，阴雨日子除外。

（2）切制

切制就是将干净的能切得动的药材切制成各类规格的药物。如果切不动，就得将药材进行浸润，直至软化到能切动。而切成的规格则要根据药材的性质与饮片的规格而定。

切制是制剂前的一道工序。通过切制，把非入药部分和分类不同的入药的部分区分开来，有益于把药材的药性炮制出来；也能减少加工损耗，提高药效；同时缩小药材体积，便于贮藏、包装运输、调配炮炙；可以使饮片更加美观整洁。切制也是炮制方法之一种，即将净药材经过浸、润、腌、漂等方法软化后，切制成一定规格的饮片，直接用于中医临床。

很多药材必须经过软化才能进行切制。在建昌药帮中，主要是通过水的浸润来软化。其法主要有浸、润、腌等。

浸，就是把药材放入容器中，注入清水或再添加药汁。其目的就是使药材软化，把有毒性的药材毒素去除或降低。对于一般药材，直接用清水浸，对于有毒的药则加入药汁，使毒性分解、消失。在水量上，吸水性强的材，水量可以多些，待其膨胀后，不能让药材高于水面。对于不吸水的药材，水与药材面平即可。水量过多，可能降低药材的药效。一次性用水，中途不换水，浸药时间长短视药材软化程度而定。一般情况下，药材只要浸软到六至七成软即可。

润，润药是一道很重要的工序。药工们坚持"少浸多润"的原则，当药材浸到六至七成软后，把药从容器中捞出来，进行润制，使药材内外湿度和软度达到一致。润制就是将需要润制的药材放置在容器内或盛具上，使少量的水分或液体辅料慢慢渗入到药材内，使其内外湿润一致。建昌药帮历来重视药材的润制，他们认为药"三分刀功，七分润功"，"切药个徒弟，润药个师傅"。意在言润药之重要。研究者认为建昌药"斜、薄、大、亮、完整，色艳气香而味厚"的特点的形成与润制有很大的关系。

润药主要是将药材软化，以适宜于进一步炮制。软化到什么样的程度适宜，与切片工具也有关。切片工具不同，对于软化的程度的要求也不尽相同。手工切刨软些为宜，可以较省力点。检测软硬程度的方法，药工们在实际操作中也总结有多种，如：弯曲法，长条形药材如白芍、山药、木通等能用手略微弯曲，不易折断，即为软化适度。指掐法，对于团块类药材用手指甲能掐入药材体内一定程度，即为软化适宜。折断法，对于木质类药材，折断它，看是否透心，透则为宜。穿刺法，对于粗壮或块状类药材，以能较轻松用钻刺入中心为宜。刀切法，就是用刀试切一下，再观察软化程度。

药工们在长期的润制软化过程中，总结出多种润制方法，如闷润法、复润法、潮润法、砂水腌润法、蒸润法、伏润法等。

闷润，就是将前期已处理（如洗、浸、漂、蒸、煮等）过的药材，放置在容器内，注入清水或添放液态辅料，用盖具或布遮盖或包，使之进一步软化或吸收液态辅料。闷润从方法上看，有遮润、盖润和包润等法。从用料上看，有水湿闷润法和液态辅料闷润法。所谓水湿闷润法就是将已过水或蒸煮的药材沥干余水，放入容器内，对药材进行喷淋或直接注入清水，再用淡麻布遮盖。注入的水量根据药材性质和气候而定。液态辅料闷润法与水湿闷润法操作方法基本相同，但注入的液态辅料量及辅料与水的比例要根据药材的性质与季节而定。在闷润的时候，有以下要点：一是要把握水与辅料的比例。二是要把握水量，要使药材润透，但不能过湿，也不能过于胀大。三是要翻动簸匀，使其全部透心。四是把握闷润与季节的关系，夏秋季节气温较高，吸水较快，闷润时间宜短些，翻动次数应多些，防止药材变形、生滑、腐烂、变味、变色等。如有变异情况则可用硫黄熏一次，可以起到防护的作用。初春和冬季气温较低，闷润的时间可以长一些，必要时可以增加闷润的温度。五是把握好闷润与药材材质的关系。药材材质如大小粗细、干湿软硬不同。质地松软、皮层薄、吸水较快的根或根茎、果实类的药材润制时间可短些，这类药材在闷润过程中要防止变质；而对于体大、坚硬、吸水慢的根、根茎、果实类药材，则要闷润更长时间；有的还要根据实际情况，或者白天摊晾，甚至晾晒，夜间入容器进行闷润，如此反复数日，直至润透心。

此外，复润，就是经过水制或火制后晾晒至全干，而贮藏备用的半成品药材，在进行后期切制时，再次润软。一些加工量大的药材、季节性强或有毒性的药材需要复润，只有再次润软才能进行切制。复润切制的饮片也更完整、更光亮、更美观。

潮润也是建昌药帮常用的润药法。潮润就是让药材回潮润制，又称"回润法""渍润法"。在湿润的地面铺放垫子或箩盖，将洁净药材摊放其上，干爽的药材很快就会吸取空气中的水分。当药材吸够了水分变得柔软，就可以进行切制。此法主要适用于一些含油、含糖重的或质地较柔软的药材。

砂水润，就是利用粗砂与适量清水浸润药材的方法。取适量的干净白砂先放入容器中，将药材埋入砂中，再在容器中加入清水至砂面或稍稍高于砂面。当药材润制到一定软的程度时，将药材取出容器，再进行下一步的炮制。此法可防止药汁流失、腐烂变质。对于粉性足、含糖多或毒性药材不宜使用本法。

蒸润，通过蒸制、烘烤或水煮加热处理，使药材软化，又称"蒸软""气软"等。使用此法的药材主要有红参、煨附片、犀角、羚羊角、鹿角、鹿茸、苏木等。

伏润，将鲜药材埋伏在干糠或干稻草中，用麻布等遮盖，待药材内部水析出后取出，再晾晒干表皮水分，如此反复数次闷润，药材便坚实起来。这是一种令药材由软变硬的办法。

腌，就是用盐水或加入药汁的水将药材腌制一定时间。对于一些含毒性的药材加入白矾腌制，可以防腐、解毒、缩水等。对于动物类药材用皮硝腌制，可以去除残存的肉、筋、膜等。常采用腌制的药材有半夏、天南星、白附子、龟板、鳖甲、生附子、全蝎等。

（3）炮炙

炮炙即为火制法。由于火的应用，人类由生食向熟食转变，人们对于食的要求也逐步提升，追求色、香、味、形，强调"鱼馁肉败，不食。色恶，不食。臭恶，不食。失饪，不食。不时，不食。割不正，不食。不得其酱，不食"，重视烹饪技术的精进。"食药同源"，由此也推动医药的发展，特别药的炮制取法于烹饪的很多。而炮炙之法主要包括炒、炙、煨和煅，水火共制的包括蒸、炆、煮、淬等。建昌药帮长期沿用，并精益求精。

①炒

炒制是将净选或切制后的药物置于热锅内，或加入辅料，用不同火力连续加热，并不断翻炒至一定程度的方法。一般是先预热锅，适当火候下投药，翻炒至一定程度，出锅，去灰屑，摊凉，即炒成。如果是加固体或液态辅料炒，则是根据不同的药类在不同的火候等情况投入炒。炒是雷公炮炙十七法之一，隋唐以后得到了广泛应用，先后出现了微炒、炒出汗、炒香、炒黄、炒熟、炒焦等多种规格。同时加辅料炒法也开始出现，宋代以后成为火制法中最常见、最普遍使用的一种，一直沿用至今。按方法分有清炒法和加辅料炒法。清炒法按火力分为炒黄、炒焦、炒炭；加辅料炒法，可分为加固体辅料和液态辅料两类，细分为糠炒、麸炒、米炒、土炒、砂炒、蛤粉炒和滑石粉炒等。

净炒，就是不加任何辅料的炒法，也称"清炒"，即用文火或武火把药锅烧热后，把所要炒的药材或生片倒入锅中，灶里保持适宜的火候，锅里不断地翻炒，待药材炒到一定程度时，快速出锅，筛尽灰屑并摊晾。这样就算清炒完成。根据药材炒制的程度不一，又可分为微炒、炒黄、炒爆、炒焦和炒炭等五种。

微炒，即用文火将药材表面炒干、炒热，炒至干爽、稍酥脆，色泽没有明显变化，微有药味。需要微炒的药材主要有一些芳香类、细小种子类药材，如麦芽、谷芽、葶苈子等，还有一些待研成粉的药材也往往需要微炒。

炒黄，用文火净炒至药材表面呈黄色或金黄色，透出药香味即可。常需炒黄的药材有刺蒺藜、苍耳子等。

炒爆，即用文火炒至药材体质膨胀鼓起或表皮爆裂，发出爆裂声，透出药香味即可。常需要炒爆的药材多为种子类药材，如白芥子、留行子、决明子、牵牛子等。

炒焦，用火将药材炒至表面呈焦黑色或焦褐色，药材内成淡黄色或原色变深变重，发出焦香味。常用炒焦办法的药材主要是有健脾胃、带刺激性、苦寒味重的药材，如山楂、山栀等。

炒炭，就是在炒焦的基础，再炒一会时间，使药材不全部成炭，能分辨入炒时的形状，是块仍是块，是片仍是片，是花仍是花，是叶仍是叶，药性仍存。出锅后的药材宜薄摊在干净石板或铁板上散去火温（习惯称之"去火毒"），或者将出锅的药材立即装入瓯中密闭起来，窒息余火，待冷却后取出。而炒炭也有多种，如净炒制炭的，有蒲黄、槐花、当归、生地、熟地、大黄、黄芩、贯众、侧柏；砂炒制炭的，有姜、黄檗、白芍等。

除了净炒，还有加固体辅料炒和加液态辅料炒。加固体辅料根据辅料的不同，又可分为糠炒、麸炒、米炒、土炒、砂炒、粉炒等。

糠炒，历史悠久，始见于南北朝时期，建昌药帮将其继承并发扬光大，成为本帮的炮制工艺特色之一，也是南北药帮炒制的区别。糠炒需要加入炼蜜掺沸水炼糠炒制，又称蜜糠炒法。首先是炼制好蜜水溶液，即把一定量的炼蜜和沸水倒入容器中，搅拌溶化。其次是炼好蜜糠，即先将文火把锅烧热，倒入净糠并炒热，再淋入定量的蜜水溶液，快速拌匀，不停地翻炒，至糠表皮光亮，色泽加深，微粘手。准备好蜜糠，接下来就可以炒药。先用武火把锅烧热，至锅底见火红，倒入一定的蜜糠，快速翻炒至冒青烟，再将蜜糠铺平铺开于锅底，快速倒入要炒的药材，并用周围的蜜糠迅速覆盖于药材之上，并把锅盖盖上不超过半分钟，再快速抢火翻炒 1～5 分钟，药材变黄即可迅速出锅。白术、白芍、山药等常用此法炒。

麸炒，用蜜水溶液炼过的麦麸拌炒，其炒法与糠炒一样。而蜜炼麦麸以手捏不成团为宜。

米炒，以米作辅料与药共炒。常用米以糯米为佳，特殊情况用陈仓谷米。先将米炒好，把米中杂质除尽、晾干。将晾好的米倒入热锅内用文火炒热，再将要炒的药材倒入锅中，转微火翻炒，至米呈棕黄色即可。常用此法炒的药材有党参、红参、白参、红娘虫、斑蝥、虻虫等。

土炒，即用土与药共炒。土有多种，如灶心土、东壁土、赤石脂、黄土等。先将土晒干，去杂质，碾成细粉。再将锅烧热炒土，炒至轻松、土面鼓起小泡时，倒入干燥的药材，与土一起翻炒，至药材面成土色，散出焦香味，即可出锅。常用此法的有苍术、白术等。

砂炒，用热砂与药共炒，是雷公炮炙十七法之一。砂炒主要有砂炒法、热砂离火炒法和砂闷法。砂炒，就是先将干净的中砂或细砂放入锅中炒到150~300摄氏度左右，倒入药材，于锅中与砂不断地翻炒。不同的药有不同的要求，根据需要而出锅。用此法的有马钱子、川楝子、诃子、狗脊、杜仲、骨碎补、姜、黄檗、象皮等。还有热砂离火炒，此法在元代已有，《瑞竹堂经验方》中说："木贼（不拘多少，去节，先将锅子烧热，取离火炒。按：'拘'元本作'以'）上碾为细末，空心热酒调下。"即在炒、爆、溜、烹等过程中，一手将锅举起，离火颠翻数次，又放至火上翻炒，来回这样炒，直至发烫。用此法的有鸡内金等。砂闷就是将动物骨壳类药材埋于炒过的高温油砂中，让其闷烫20~30分钟，至药材转金黄色、酥脆即可。有时视药材不同，趁热倒入醋盆中，用醋淬后敲碎。用此法的有龟板、鳖甲等。

粉炒，主要是用煅牡蛎粉、滑石粉和煅海蛤粉炒，视药材的不同，使用的粉也不同。一般来说，滋补而具黏性、韧性类的药材多用煅牡蛎粉或滑石粉炒制，如枸杞、熟地、麦冬、玉竹、天冬、黄精等；用滑石粉炒的如鱼鳔胶等。胶类药材多用煅海蛤粉炒制，如阿胶珠等。

加液态辅料炒，将液态辅料在炒制前或出锅前加入药材中的炒制法。液体辅料主要有黄酒、食醋、蜂蜜、姜汁、盐水以及其他药汁等。酒炒药材后加入固体辅料如蜜糠或蜜麸等炒。常用酒炒的药材有白芍、牛膝、柴胡、常山等。醋炒也如酒炒，用醋炒的药材主要如入肝经药如柴胡、香附、青皮、五灵脂子、艾炭等，或加入毒性类药如商陆、甘遂、狼毒等。常用姜汁炒制的有厚朴、竹茹、山楂子、吴茱萸等。常用盐水润后砂炒的药材有黄檗、杜仲、川楝子、荔枝核等。也可加其他药汁炒，如黄连水炒吴茱萸等。

②炙

炙主要是将药材加炼蜜或羊脂油文火慢慢炒制。这是雷公炮炙十七法之一，属火制。炙的作用主要有增强疗效，如可增强润肺止咳、健脾益气的疗效，或缓和或转变性能、矫味和减少副作用等。如生麻黄能发汗，炙麻黄能润肺等。炙也有多种方法，如蜜炙法、羊脂炙法。

蜜炙，可分为蜜水溶液润后蜜糠炙和随炒随拌蜜炙。蜜水或蜜酒润后蜜糠炙的操作如下：先是炼制蜜水溶液，即取定量的炼蜜和开水（或温黄酒），置容器内拌和溶化，然后将干燥净生片放入容器中拌和，用麻布遮盖闷润一天，多翻动，使药汁尽出，取出晾干。再加入定量的净干糠，并放入热锅内，用文火边炒边淋入一定浓度的蜜水溶液，至蜜糠黏糊结团为宜。将蜜糠向四周铺开，把润过的药材放入，不断地翻动，慢慢地炒炙大约 2～3 小时，至药材内外转金黄色、微粘手时，即可出锅，筛去糠、灰屑，摊凉入贮。常用此法的有炙甘草、炙党参、炙黄芪、炙桑白皮等。随炒随拌蜜炙，同样是先炼蜜，把炼好的蜜用容器盛好坐于热锅水中，备用，将干燥净药材放入热锅内文火炒热，淋入定量的炼蜜，慢慢炙，炙时约 10～20 分钟，至药材转金黄色、微粘手时即可，取出摊凉入贮。常用随炒随拌蜜炙法的药材主要有麻黄、马兜铃、枇杷叶、紫菀、百合、冬花、白前、桑白皮、罂粟壳等。

羊脂油炙，与蜜水炙法差不多，取定量的净羊脂油倒入锅内，文火加热溶化，再倒入药材，慢慢翻炒至羊脂油被吸尽，药材表面呈黄色油亮、微粘手时即可出锅。常用此法的药材主要有淫羊藿、鹿茸片等。

③煨

煨即将净药材置于糠火中煨熟的制法，也是雷公炮炙十七法之一，属火制法。建昌药帮的煨制保留了古代传统工艺。古人讲究糠煨，有"糠灰火炮炙""糠火炼物""糠火中煨熟"等，而建昌药帮正是沿用这些方法，用大量的干糠将大批净药材平铺围于灶内，隔以草纸、灰、生姜片等，用糠火煨熟。其作用为降低药物的燥性与毒性，也可缓和药性，减低药物刺激性，扩大药用范围。煨附片是建昌药帮一绝，2016 年中央电视台录制的纪录片《本草中国》之《双面》介绍了南城籍药师刘香保老先生煨附子的方法。刘香保先生从业 50 余年，深谙炮制附子的古法。

④煅

煅，就是将药材直接放于无烟炭火、糠火或锯屑火中，或置于耐火容器内高温煅烧，属雷公炮炙十七法之一。其作用是酥松药材，以便于调剂、制剂，方便煎煮出味；除去药材内的结晶水，增强燥湿、收敛之力；矫味矫臭，使药材纯洁。煅有明煅与暗煅之分。明煅是将药材直接放围灶或炉灶上用无烟炭火或糠火、锯屑火煅烧，或者放置在耐火容器内间接用炭火煅烧。煅至一定程度时，取出药材。如果用容器煅，则要将容器离火，待冷后取出药材，以防灰化。常用此法的药材有龙骨、牡蛎、石决明、紫石英、寒水石、石膏、石燕、海蛤壳等。暗煅就是将药材放置于密闭的容器内煅烧成炭。此法又称焖煅法、密闭煅法、扣锅煅法等。煅制时需将药材与空气隔绝。主要是用来煅制质地疏松、易于灰化的动、植物药材，如血余炭、棕榈炭、灯芯炭等。

⑤蒸

蒸，也称蒸制，即将净药材或加入辅料放置于木甑或蒸笼、蒸屉中，于水锅上加热蒸至一定程度。蒸制也是雷公炮炙十七法之一，属于水火共制。其作用有：可改变药材性能，增强药物的滋补疗效；缓和药性，减少副作用；消除或降低药物的毒性或燥烈性；可以添香、矫味、矫臭、着色等；还可以软化药材、杀死虫卵、方便切制等。蒸制又可分为清蒸和加辅料蒸两类。所谓清蒸就是将净药材蒸制，常用此法的药材有茯苓、木瓜、薏苡仁、鹿茸、红参、象皮等。加辅料蒸就是将净药材加液态辅料润制（主要是用酒、醋、盐水、姜汁等润制）后再蒸。适宜酒润再蒸的药材有黄连、大黄、肉苁蓉、黄精、黄芩、熟地等；先醋润再蒸的有胡索、郁金、三棱、莪术、五味子、乌梅等；先盐润的有桑螵蛸等；先姜汁润再蒸有天麻、黄连等。加固体辅料蒸的主要是加生姜片共蒸，即把生姜片与药材一并放在甑里蒸，一般是一层药一层姜片摆放。用此法的药材有川乌、草乌、南星、姜半夏、白附子、阴附片、煨附片等。

不同的药材，对于蒸制的程度有不同的要求，可分为蒸上气、蒸上大气、蒸熟透、反复蒸等。蒸上气，即蒸至气往上冲为止，也称蒸热、蒸软、气软等。上气后宜立即起甑出锅，此类药材有黄芩、黄连、木香、红参等。蒸上大气，即蒸至甑边沿有汽水下滴，又称蒸熟。主要用于蒸那些需要较长时间软化的药材，如升麻、天麻、三棱、莪术、鹿茸、菟丝子、女贞子、淡豆豉、木瓜、山萸肉等。蒸至熟透，这一般要很长时间，长达数小时甚至十余小时，这要看药材的质地或炮制的要求。特别坚硬的药材，蒸至切开内无白心即可。毒性类或麻性、刺激性药材，蒸至舌尝没有或微带麻辣味即可。这类药材主要有鹿角、白附子、姜半夏、大黄、鲜茯苓、肉苁蓉、延胡索、郁金、阴附子、川乌、南星等。

反复蒸，就是首次蒸到 4 ~ 6 小时后停火，留在甑内密闭焖一夜，次日再蒸，反复多次，至药材内外色泽乌黑发亮即可。反复蒸可使药材熟透味厚、色泽黑亮。用此法的药材主要有地黄、首乌、黄精等。

⑥煮

煮即将净药材放入锅中，加入清水或再加入特定的辅料同煮，为雷公炮炙十七法之一。此法可以消除或降低药材的毒性或副作用；可去除油腻，使药材纯净；可软化药材，便于切制等。煮一般是将药材放入锅，加入清水或特定的辅料，水面超过药面 3 ~ 7 厘米，先用武火煮沸后改为文火，不时将药材上下翻动，煮至一定程度时取出，然后再炮制。用此法的药材主要有硫黄、藤黄、珍珠、元明粉、元胡、川乌、白附子、三棱、莪术等。

⑦炆

炆即微火慢煮。将净药材润透后，装入陶制炆药坛内，加水和辅料，置于糠火中，用文火慢慢煨煮至熟。此法为建昌药帮较为独特的炮制法。东晋葛洪将药与液态辅料放入罂中炆药。他在《肘后备急方》中说："（辅料）安罂中密封，以糠火烧四边，烧令三沸，待冷出。"清代名医南丰人李铎在《医案偶存》中也载有炆药之法。炆制可以方便忌铜铁药材的炮制，能较好地保留药的气味及药效。炆时，先在陶坛中加入净药材，不宜装满，约三分之二处为宜；然后加入清水或辅料，水不宜离坛口太近，加盖；再置之于灶内，数坛可同时炆于灶内。所炆时间长短要视药材而定，短则4 ~ 6小时，长则可达10 ~ 48小时。

⑧熬

熬就是将动物类的皮、骨、角、甲等药材久炆滤汁之后，放入锅中文火慢慢熬胶。建昌药帮熬法与其他地方有所区别，其他地方多是直接煎熬，使药材浓缩成胶，而建昌药帮则是先炆后熬。先炆后熬可以增强药物疗效，可以缩小药材体积，改变形状，可矫味易于服用。先将药材润透，用糠炆制两天，滤汁，再炆一次，滤汁，然后将两次汁混合入锅，加入定量的矾末，不断搅拌，待渣沉淀，滤出澄清液，再将汁入平锅熬制，直到成胶。

⑨淬

淬即将净药材通过砂炒或火煅至一定程度，乘热投入或喷淋醋液，骤然冷却，使之酥松。淬制有利于粉碎和煎出药味，也有利于矫正气味，吸收液体辅料，增强药物疗效。淬制有两种：砂炒后醋喷淬和煅制后醋浸淬。常用前者的药材有龟板、鳖甲等，常用后者的如矿物类药材磁石、自然铜、煅赭石、紫石英、寒水石等。

⑩霜

霜即将药材经过去油、风化、烧熏等过程，使药材制成松散粉末或析出细小结晶的方法。其作用就是去油质，缓和药性，增加药物疗效，改变剂型，方便调剂和服用等。去油制霜，即取净药材，有壳者按药性除外壳、碾成粗末，再用干净的吸油纸包裹，用热熨斗上下来回压烫。可反复多次，使吸油纸上没有油迹，细末外表黄白色，手握松散不成团即可。常用来制霜的药材有肉蔻、巴豆、杏仁、千金子、蒌仁等。风化制霜，于夏秋季节取新鲜、无损伤的成熟瓜果，切开顶头盖，取出内瓤，再装满芒硝，仍用柄盖原样盖好，并悬挂于避风雨、阴凉干燥的屋檐下。待瓜果外面析出白色结晶物，即将此物和容器内的析出物一并收集，即为霜。常用来制霜的有西瓜、苦瓜等。还有升华制霜、熬煎制霜和烧熏制霜等，前者如制砒霜，中者如制鹿角霜，后者如制百草霜等。

（4）制曲

制曲即将曲方药材配全或再研末后，加入辅料定型，放入容器内，保持一定的温度和湿度，使其发酵，制成一定形状的药物，又称发酵法。制曲可以改变药材性状，方便调剂；还可以增强药物疗效，扩大药用范围。常用来制曲的药材有沉香、半夏、淡豆豉等。

（5）制芽

制芽即将成熟的果实、种子在一定温度和湿度条件下，使其萌发幼芽的方法，又称制芽法、发芽法、糵法。其作用主要是改变药物性状，产生新的药效，扩大药用范围。常用制芽法的药材有麦、谷、大豆等。

（6）复制

复制是将净药材加入一种或多种不同的辅料，依法反复炮制的方法，又称法制或药汁制。其作用是降低或消除药材的毒性，或改变药性，增强药物疗效等。本法多用于毒性药物的炮制，如天南星、半夏、白附子、川乌、草乌等。

（四）饮片性状独特

所谓饮片，指的是经过炮制处理而形成的供配方用的药物，或可直接用于临床的药物。中药饮片很多，如鳖甲、蒲黄、半枝莲、王不留行、青翘、柴胡、五味子、毛草、黄檗、猪苓、金银花、湘莲、砂仁、草豆蔻、蒲公英、冬瓜子、天冬、枳实、官桂、土元、丹参、青皮、芥穗、五倍子、胆南星、元胡、黄芩、白芍、赤芍、升麻、川芎、板蓝根、玄参、肉苁蓉、桂皮、红花、当归、党参、青葙子、槟榔、白鲜皮、威灵仙、藿香、白术、麦冬、伊贝、桔梗、薄荷叶、凉粉草、布渣叶、虻虫、苦杏仁、丁香、野菊花、蝉蜕、竹蜂、九香虫、天麻、枸杞、银花、山萸肉、佛手、干姜、小良姜、乳香、没药、沙参、杜仲、茵陈、黄连等。

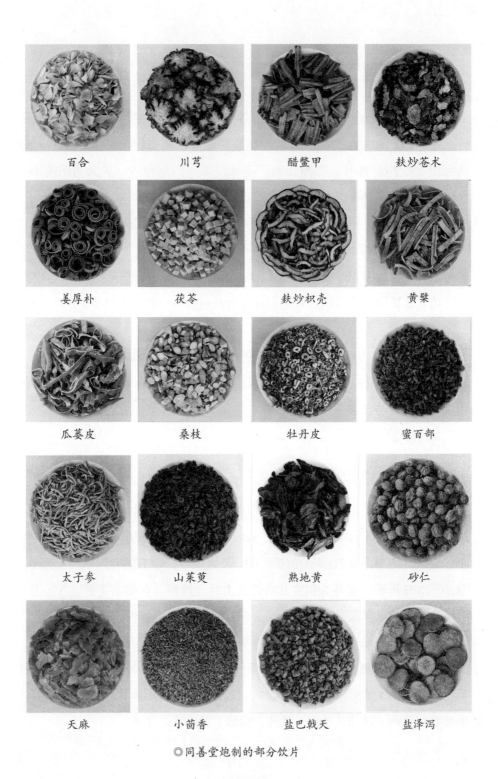

百合	川芎	醋鳖甲	麸炒苍术
姜厚朴	茯苓	麸炒枳壳	黄檗
瓜蒌皮	桑枝	牡丹皮	蜜百部
太子参	山茱萸	熟地黄	砂仁
天麻	小茴香	盐巴戟天	盐泽泻

◎同善堂炮制的部分饮片

由于建昌药帮使用独特的工具及工艺，炮制出的饮片独具特色，在形色、气味、药效上都具有独特性。

首先，在饮片的形色上，片形丰富、美观，薄、斜、光特点突出。有一首歌谣描述了建昌药帮饮片的这些特点："桔梗不见边，防风飞上天，白芍不烂边，槟榔一百二十片，川芎蝴蝶双飞片，天麻菲薄亮光片，泽泻山药铜钱片，枳壳去瓤人字片，姜夏白附鱼鳞片，杜仲骨牌片，浙贝腰子片，黄芪甘草柳叶片，郁金扇形瓜子片，麦冬抽心燕窝勺，党参北扎切段片。"这首歌谣对建昌饮片进行了形象生动的描述。

建昌药帮饮片的特色尤以"薄"著称。对于饮片规格，药界自古有一个规定，而建昌药帮的饮片往往优于此标准。从切片的厚薄看，可分为极薄片、薄片、中厚片和厚片四种。极薄片，一般药界认为厚度在0.5毫米以下即为极薄片，而建昌药帮的极薄片在0.15~0.3毫米间，多为横切圆片，也有少数斜片。横切片又称"顶头片"，其中大的称"圆极薄片"，小的称"鱼鳞片"。而这类极薄片主要是质地坚硬、芳香浓郁的药材炮制而成的饮片，这类药材多为角质类药材的根、根茎、果实等；或贵重药材，如姜半夏、延胡索、郁金、白附子、淡附片、雷丸、川乌、羚羊角、鹿角、松节、苏木、降香等。薄片，药界一般认定厚度为1~2毫米，而建昌药帮的薄片厚度在0.4~1毫米之间，有斜薄片、直薄片、圆薄片等，每类还有很诗意的名字，如斜薄片片面形似柳叶，称柳叶片；较柳叶片短小的，形如竹叶，称竹叶片；比竹叶片更短小的，形如瓜子，称瓜子片。从切出来的药材纹路形状看，可分为斜片和直片。直片也称顺片，很吉祥的名字。顺片即顺药材之木纹而切或刨的片。性状肥大、组织致密、色泽鲜艳的药材可切直片，如大黄、天花粉、白术、附子、何首乌、防己、升麻等。在南城一带又流传说："白芍飞上天，木通不见边，陈皮一条线，半夏鱼鳞片。""半夏如蝉翼，玄胡像金片，附子飞上天，槟榔108片。"总之，说的都是药片薄。

还有一个流传很广故事。传说，某药店作坊来了名南城的刀工，肩背一把切药刀，说他能切片。可是他在该店住下后，一连四五天，白天不见他干活。按规矩三天内可不干活，但超过三天，要么拿着老板给的路费离开，要么留下干活。可是没有见到此师傅干活，也没见他有离开的意思。老板疑惑，问该师傅："师傅已来了四五天了吧，下步您打算如何？"师傅抬头看了一眼老板，用手指指旁边的一口大药缸说："你用手往里捞捞看。"老板提起缸盖，只见满缸装着半夏，一个挤着一个地浮在水面上。他用手一捅，往下一捞。一声哗啦，半夏碎了，竟然是一片片薄如纸片的药片，放在手上一照，居然是透明状。老板脸色红一阵白一阵，知道错怪人了，这是一位难得的好师傅。他转向师傅，忙不迭地说："师傅在上，师傅绝技在身，我有眼不识泰山，得罪！得罪！"师傅却说："老板不必多礼，此处不留人，自有留人处。告辞了。"说罢，背起包袱出门而去。

还有中厚片、厚片。中厚片片厚度在 1.1~2 毫米间，因介于薄片与厚片间，习惯称中厚片。这类片，片形多，如马蹄片、腰子片、肚片、骨牌片、类圆片、人字片等。这类片所采用的药材多为质地较疏松、柔软、粉性足、易出味的药材，如切马蹄片的大黄、切人字片的枳壳、切腰子片的浙贝、切肚片的厚朴、切类圆片的法半夏等。厚片片厚度 2~4 毫米，多为斜厚片、圆形片或不规则片。切此类片的多为质地松泡、黏性大、切薄片易碎的药材，如茯苓、山药、熟地、羌活、苍术、何首乌、黄精、天花粉、泽泻、丹参、升麻、南沙参等。

根据切制出来的形状，又可分为丝、段和块。丝，即线状形饮片，主要有细丝和宽丝，一般细丝面宽 2~3 毫米，宽丝面宽 5~10 毫米。但建昌药帮的细丝丝面可以更窄，在 1~2 毫米间，宽丝丝面可在 5 毫米左右。皮类、叶类和较薄果皮类药材多切成丝。段也称节。在建昌药帮中，长段又称寸节段，长度为 2~3 毫米；中段长度为 1.5 毫米；小段称米粒段，长为 0.5 毫米。全草类和形态细长的枝、茎、梗等不宜切片的药材可切成段。块为立方体，有三角体、方块体、扁平体等。建昌药帮所切制出来的块的体积为 3~4 立方厘米，远低于常规立方块的体积——8~12 立方厘米。主要是粉性足、易糊化或有特殊要求的药材采用切块的办法，以防止药材煎熬时糊化，如阿胶丁、黄檗、姜炭、化红、葛根、鳖甲等。此外，还有粉末。粉末在建昌药帮中也分为三类，即粗粉、细粉和极细粉。

饮片最终如何，是要看其药效的。建昌药帮所炮制的饮片，其性状优越，药效高，副作用低。建昌药帮饮片在炮制前后的各个环节都十分严谨，并注重药效的保护，严把净选、切制和炮炙关；在净选时，既能把药材选好、分类好，又能洗净，在此过程中尽可能不让或少让药效流失。在切制过程中，则是要根据药材的实情或切成段，或切成丝，段的长短、丝的长短粗细，则要视药材及炮炙的需要而定；或切成片，而片的大小、厚薄也是要根据药材及炮炙的最佳效果而定。总而言之，药材的净选、切制及炮炙都是以求得最佳药效而定。

（五）经营方式独特

建昌药帮是具有地域特色的著名药帮。其经营方式既有其他药帮的普遍性，又有自己的独特性，且其独特性又寓于普遍性之中，普遍性里也包含有独特性。建昌药帮的独特性突出地体现在药医兼营、制销结合、产购相济、内外相连等四个方面。

1. 药医兼营

医药产生于中国远古时期，神农尝百草，始有医药。而随着医药的发展，也就有了医药商品的交换。我国在神农氏时代已出现商品交换。如《易经·系辞传下》中说："神农氏……日中为市，致天下之民，聚天下之货，交易而退，各得其所。"这当中应该也有药材交易。有研究者认为，这拨人很有可能就是采药人。他们当中有的人因为医药水平的提高，而成为专门的医生，有的专门采药、卖药，也有的人既行医也卖药。采药人从野外采来的药，有的不能直接地运用到治病中，甚至可能要先去除其中毒素，于是产生了药材的加工，由此产生药工。他们也慢慢地从流动地行医、卖药，过渡到在固定场所行医、卖药。这就是后来药材经营、药店的雏形。但是古代医与药都不发达，医疗水平低，药品种类少，更多的情况应是医者兼营药品，形成医药相兼的局面。只有当医与药都得到发展，分工越来越细致，医药相兼的情况才会慢慢地减少，医生专事治疗，药商专营药物的情况才会逐渐增多。清代医学家徐大椿在《医必备药论》中说："古之医者，所用之药皆自备之……当时韩康卖药，非卖药也，即治病也……今北方人称医者为卖药先生，则医者之自备药可知。自宋以后，渐有写方不备药之医，其药皆取之肆中，今则举世皆然。"韩康，字伯休，东汉人，卖药30多年从不接受还价而为世人得知。皇甫谧将他记录在自己的《高士传》中："韩康，字伯休，一名恬休，京兆霸陵人。常采药名山，卖于长安市，口不二价三十余年。时有女子从康买药，康守价不移。女子怒曰：'公是韩伯休那，乃不二价乎？'康叹曰：'我本欲避名，今小女子皆知有我，何用药为？'乃遁入霸陵山中。"依徐大椿看，东汉韩康的主业还不是卖药，而是为人治病，到了宋代才有专门看病开药方，然后持药方去药店买药的情形。北宋中期著名思想家、文学家南城籍李觏在《闻女子虐疾偶书二十四韵寄示》诗中说："昨日家人来，言汝苦寒热。想由卑湿地，颇失饮食节。脾官骄不治，气马痴如泄。乃致四体烦，故当双日发。江南此疾多，理不忧颠越。顾汝仅毁齿，何力禁喘噎。寄书诘医师，有药且嚼啜。方经固灵应，病根终翦灭……"诗所言女儿得了疟疾的情形与心疼，而至书医师，希望得到药方，抓药治病，翦灭病根。

但由于医与药是一对孪生兄弟，想到将它们彻底地分开，是不可能的，即便到了医药事业高度发达的今天也没有彻头彻尾地分开。现代医院就是最大的医与药相融的场所。医生开方，医院的药房售药。而药店为了方便病人、顾客，也往往请医生坐堂问诊。

在建昌药帮所经营的药行、药栈、药店里也往往有医生的身影，特别是那些从事零售药物的药店，请有专门的医生把脉开方，然后在本店购药。

医生可以建议顾客购什么药、购多少、如何服用等。医生坐堂大大地方便病人与顾客，也提升药店经营质量，扩大了药店的名声。当时在府城南城、建昌府下辖区域内的各药店，甚至建昌府域外建昌人开办的药店都有此类情况。他们开店并礼聘建昌籍医生坐堂看病开方。如南城医药世家谢氏后人谢庄泉老中医，开办诊所，坚守"七代单传但愿人无病，三指生涯何妨我独贫"的医道精神，为人把脉看病、开方。但他的药方用药不用外出买，在他的诊所里就能买到。至今在原建昌府下辖县南丰、广昌、黎川等县，还居住着一些南城籍行医行药人的后裔，他们中不乏因祖上经营药材或行医留住于此。在今天闽地的邵武、光泽、建宁、顺昌等数十个县，也均有南城人居住，他们大多数人定居的原因亦如此。

也正是这样，药业发展促进医学繁盛，建昌地区医家辈出，有力地推动盱江医学流派的形成与繁荣，为该流派贡献了大量的医家。盱江医学史研究专家指出，盱江医学起于西汉，源远流长，名医代出，学术繁盛。其中建昌府有 194 人，医籍有 132 种，影响深远，流传海内外，在中国医学史上占有重要地位。

此外，还有一批游医兼药商，行走于乡间，一边给村民看病，一边对症把药卖给患者，方便了偏远乡村村民看病、买药。也有的仅是药商，他们同样行走于乡间，根据村民的要求售药。有时他们还会唱着流行曲《货郎担》，招徕顾客。老药师刘香保先生回忆部分《货郎担》的唱词：

城里挑来一担箱，一挑挑到你村庄。

男孩女孩不要嚷，听我货郎说端详。

不挑糕饼和白糖，更无花粉千里香。

要问卖得是哪桩？全是强身保健康。

有病服药身体强，无病买了把病防。

…………

参茸虎骨五加皮，伤风骨节病难移。

狗皮膏药风湿膏，跌打损伤最相宜。

人参滋补并参糕，能使身体瘦变强。

带来药品几百件，一时心中记不齐。

…………

服法用法需仔细，不对反会加病情。

我的嗓子不太好，再唱大家不欢迎。

明代南城县王文谟所撰《济世碎金方》就是一部著名的走方医的方书，录方千余首，以方奇术为主，是我国现存最早的走方医方书。这也说明建昌医家游走于建昌府内外行医卖药，给人送去便利，送去健康。

2. 制销结合

制销结合，也是建昌药帮的一大特点。炮制是建昌药业的一大特色与亮点，所炮制出来的药色、味、效俱佳，深得患者和顾客的青睐。净选，对药材的根、茎、叶、花、果、须进行净化处理，或洗或晒或晾，以利于切制、炮制为原则进行分拣归类。净选之后，进行切制，而切制首重刀功。建昌药帮所使用的工具有刀有刨，切药刀与众不同，把长、面大、刃深、线直、吃硬、省力。切出来的药物具有外形斜、薄、大、光等特点。也正是如此，有"见刀认帮"的说法。建昌药帮所使用的刨是雷公刨，用此刨刨出的药片也有自己的特色，即片张多样，均匀美观，且效率高。在前文中，可以看到，建昌药帮的炮制方法多样，其中有的是独树一帜的。建昌药帮讲究净选，讲究切制，讲究炮炙。其中炮炙的方法有很多，如炒法、炙法、煨法、煅法、蒸法、煮法、炆法、熬法、淬法、霜法、制、制芽和复制等。这些制法又可分为水制、火制和水火并制等类，特别是火制，建昌药帮熟稔地掌握了火候的运用，能把握好文火、武火，能炒、能炆、能煨、能炙等，炮制出来的饮片，形美、色艳、味香、效高。仅附子一样，建昌药师就能做出四个制品，即煨附片、阴附片、阳附片和淡附片。在炮炙中，突出特点就是糠的运用，在某种程度上说，使"南糠北麸"成为北方和南方药帮的区别所在。

建昌药师炮制药材还遵规守纪，以德为先。他们在炮制过程中，不偷工，不减料，不图省事，恪守代代相传的师训，如："炮制虽繁，必不得省功夫；辅料虽贵，必不得短斤两。""谨伺水火不失其度，炮炙精细毋逞其巧。"他们在炮制过程中严格把好三关，即净选、切制和炮炙三关质量。把好三关不出问题，药物质量高。经营信誉高，以致青年药工找媳妇都可以让人十分放心，不用亲眼去看了，有谚语说："吃药饭郎，可以不看相。"

建昌药帮销药，有售药、加工一条龙的，所谓前店后坊，即店面连着作坊，当街店面售药，店后作坊里加工炮制，一边炮制一边销售。也有专门的药店出售炮制过的药材。他们的药是向炮制加工的作坊进购，再销售出去。也有药商肩挑药担行走于乡间，出售药品，甚至药商们走出县门、府门，把来自家乡建昌的药贩运到各地。据《建昌帮中药传统炮制法》书中介绍："据福建建宁县仁和祥铺药后代回忆，该店每年经销的建昌附片就达千余斤。"

3. 产购相济

建昌地区也适宜药材种植，出产一些道地药材。根据国家要求，1983年，各县成立了中药资源普查组，对辖区内的中药资源进行了调查。自1983年12月至1986年7月，他们进行了细致的调查，发现在原建昌府区域内的南城县有中药资源53种，南丰县有47种，黎川县有43种，资溪县53种，广昌县35种。当然这其中有相同种类，但也有不同的。我们以南城县为例，53种，如下：白术、玄胡、泽泻、生地、山药、米仁、紫苏、丹参、桔梗、杜仲、厚朴、鹿茸、半夏、射干、首乌、甘葛、虎仗、枝子、桃仁、南山楂、辛夷、金银花（忍冬）、皂角、陈皮、青皮、防杞、黄精、天冬、百步、台午、毛姜、香附、夜明砂、女贞子、苍耳子、金英子、伏盆子、希贤草、白花蛇、穿山甲、海金砂、白前、白花茵陈、绵茵陈、藕节。

种植的药材在古建昌府区域内。南丰县种植的药材有穿心莲、菊花、山药、白术等，南城县种植的药材有山药、蔓荆子、白术等，广昌县种植的药材有泽泻、故芷等，黎川县种植的药材有白术等，资溪县种植的药材有茯苓等。

本地野生和种植的药材是建昌药帮加工销售的重要材料。同时，建昌药商还走出建昌，到全国各地去寻求精良药材并购进炮制加工。在很多建昌人开办的药店、药行门前都会写上"南北川广"。"南北川广"指的是东北、西北、上海、武汉、四川、广州等主要产药地或集散地，意指他们的药材除了道地药材外，还有来自全国各地，特别是一些药材重要产地的药材。事实也是如此，他们的药材有来自库伦的黄芪、宁夏的甘草、四川中坝的附子、河南怀庆的地黄等，还有从药材集散地采集来的药材，如来自武汉、广州、上海、长沙等大港口的药材，也有来自一些著名的药材之乡如安国、禹县、亳州、营口等地的药材。这些药材多通过水运自长江入赣江再入盱江进入南城；也有自福建入黎川，再从黎河入南城；也有自梅岭经赣州入广昌，水运至南城。反之，这些药材运到南城后，经过建昌药工的精心加工炮制，提升药效，降低毒性，又沿此道外销全国各地。久而久之，在药界盛传："药不过建昌不行。"

对此，世代从事药业的邓少宾先生见证了建昌药帮的一段药物交易历史。他在 1963 年 9 月写了一份材料——《南城药业贸易情况史料》，记录新中国成立前南城药业贸易情况，是一份宝贵的历史资料，现收藏在南城县档案馆里。其中，对于药材的销售进行了简明扼要的介绍。但遗憾的是到民国时期，建昌药业进入了衰落时期，药材销售地区萎缩，主要有南城县内、建昌府内及周边，省外只有闽北地区。引录如下：

关于销售地区：（一）本县城乡门市药号。（二）本省之宜黄、黎川、南丰、广昌、宁都、石城、瑞金等县城乡药号。（三）闽省之长汀、永安、沙县、屏口、顺昌、宁化、归化、建宁、泰宁、光泽、邵武、建阳、建欧、南平等县城乡药号。

4. 内外相连

拿时下流行的话来说，建昌药商们，都不是一个人在战斗。他们是"里应外合"，内外相连，把建昌的药销出去，把外地的药材运进来加工炮制，增加它的附加值。如果是小宗的药材生意，他们之间只需要一封书信或一个口讯即可搞定。如果是大宗或特大宗，则可面议，也可通过中间人（旧时称"牙人"），甚至他们还会独自或联合其他生意人，或购买整座药山，或垄断市场某种药材，然后运至南城。一些大药栈也派专人驻在产药地，进行专门的采购，并负责把药材运送到南城。然后经过加工后，又运销出去，或批发整售，或分批发至各网点。

药材的采购除了道地药材的产地外，就是药材的集散地如上海、武汉、广州等，在这些地方驻人，专门负责采购。药材要全，不同的药材要有，同一药材不同规格的要有，不然难以满足药方需求，就会丢失客源；要适销对路，要考虑本地区的销售实际，数量适中，多了积压了资金，也积压了药材，如果积压时间过长，就会造成药物霉烂或虫蛀，造成损失，过少就容易造成脱销。采购人或驻地代办很重要，他们要有很高的鉴别能力，要能够识别药材，鉴别药材质量，比如识别药材是否是道地药材，药材的质地、颜色、品质和气味如何；还要懂得市场行情，药材采进价格如何，预计利润多少，心中都要有一个基本概数。

对于派出采购人员常驻一地专门采购药材的形式，邓少宾先生也是见证人与亲历者。他在《南城药业贸易情况史料》中对于药材的采购进行了简明扼要的介绍，由此也可见，此种采购方式由来已久，历来大致如此，引录如下：

货品来源。关于各种药材，大都派专人直接到出产地区或集中地区采购。

（一）如祖国的东北、西北各省出产的关东鹿茸、吉林人参、库伦黄芪、山西党参等品，就专人往营口、祁州采购，每年采购总金额约在5万两银（银单位），祁客（采购人）有吴传芳、王桃芳、刘道三、廖明德、严伶如、王秉人、王佑芳、程福祥、廖民生、江寿轩等人。

（二）如四川、云南等省出产的附子、川贝、麝香、白木耳、普洱茶、鹿茸等品，派人长驻重庆、成都收购（川货中一部分是向

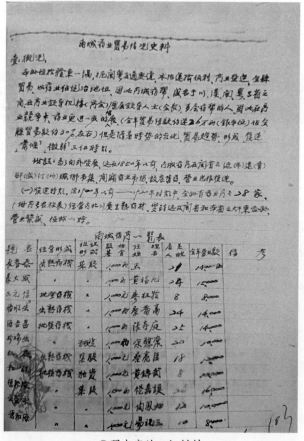

◎邓少宾的回忆材料

直接生产者收购）。川客有饶渭溪、罗荣初、梅柳珊等人。每年采购总金额约计3万两左右。

（三）如进口货及广东出产的花旗参、西洋参（美国产）、东洋参、生晒参（日本产）、豆蔻、砂仁、沉香、肉桂（南洋群岛产）以及广东特制的丸（卫生丸）散（通关散）膏（风湿膏）丹（黄化丹、黄丹、仁粉）等品，派人往广东、香港（英租地）采购，广客（采购人）有张焕庭、王德元、谢伏祖、夏少春、林福生、陶梅生、邓宾门、黄嘉猷、王利生、陶兰孙、李和美等人。每年采购总金额约计4万两左右。

附记：广客邓宾门一年一度往粤采购药材（时间在八月动身至十二月返号）历经二十余载（属1902—1926）带庄七八家，在1925—1926年多至12家，平均每年经手采购货金有贰万八元，在25、26两年中，因采购资金多，事务繁忙，且人力所不及，因此本人随父赴粤两次，亲历粤港帮助采购事务，采购者的报酬按办款的2%计算，因此比一般店员的报酬高出几倍或几拾倍。

（四）如西北出产的当归、川芎、白术、黄芪、甘草、生地、白芍等几种药材，大都委托驻汉（口）庄客采购，南城帮在汉设庄的有陶生记、崔正记、王献记等庄，每年采购总金额约计10万两。其报酬是按购货总金额的2%计算。

很多人做中药业生意，往往父子相传，代代相承，如上述邓少宾就跟着父亲邓宾门做药材生意，还到外地采购。亲友联手，一个带一个，渐成了区域性的行业。在南城县的城乡难于容纳这么多的药行、药栈、药店等，很多人选择外出经营药业，但不忘与老家的店家、亲友联手。他们可以从老家南城购进药材，而老家的店家可以提供便捷的服务和满意的药材，只要讲信用，还可以在药行赊销。如此，即便资本不足，也可在外开店营业，资金周转也灵活便利。邓少宾在《南城药业贸易情况史料》里说："交易形式绝大部分为赊账交易，分端午、重阳、年节三期收账，翌年年度开始时结清账款，继续交易，间或不能结清账款，还可进行交易。"

他们通过以诚待客、以质取胜、薄利多销、施惠百姓等多种方式把手中的药销售出去。对批发商和长期来往有信用的顾客多让利，甚至货款短缺时，可以赊销。门市零售，采取"减价""放秤（比如1.1斤，只算1斤）""放尺（比如1.1尺，只算1尺）"等让利措施招徕顾客。信誉至上，对于药材不以假乱真，不以次充好，不短斤少两。代顾客加工，不偷工减料，不粗制滥造，货真价实，童叟无欺。支持公益，施惠百姓，药商都会积极支持当地公益事业，特别是捐资办学、捐资修桥补路等。此举也扩大了建昌药帮的影响。

举办活动，扩大影响。药商们也重视做广告，扩大药店（行、栈）、药材的影响力。常见的广告，如做好自家店面的招牌、门面对联、幌子，再如张挂名人、名家的题字、序跋、绘画等，当然也有一些药店推出诸如药品介绍导购式的广告。他们还会利用春节等节庆或庙会举办一些百姓喜闻乐见的活动，扩大自己药店的影响，如闹花灯、拜神仙、办戏会，甚至从家乡南城请戏班去唱戏，短则十来天，长则一月。

药商有时还通过现场展示制作过程来宣传药材品质。20世纪40年代，福建顺昌县当地百姓喜欢吃全鹿丸补药，而市场又缺货。顺昌县南城人开办的天成吉药店根据当地百姓爱进补的习惯，为了展示自己的全鹿丸补药货真价实，现场宰杀活鹿制丸。1949年5月的一天，天成吉药店花了100多块银圆在福州购得活鹿一头，运到顺昌后，将活鹿放置在店面前，当众展出二三个月，又到处张贴广告，说定在某月某日当众宰杀以制成全鹿丸，欢迎观摩。到了那天，举行了隆重的宰杀仪式，现场摆好香案，上香祭祀，鸣放鞭炮，宴请宾客十余桌，酒过三巡，由师傅操刀宰杀活鹿，再按方配上多种滋补药材制成全鹿。消息迅速传播开来，全鹿丸制成后，立即销售一空。再如南城人黄保和在福建省浦城县创设的开泰堂药店，不仅加工炮制讲求质量，还重视广告宣传。一次，为制"百补全鹿丸"，该店将从东北买来的梅花鹿在市中心人员密集区吊死，同时精选配伍药品29种陈列于案桌上，再敲锣打鼓，鸣放鞭炮，游街一圈，广而告之，然后回到杀鹿的地方当众加工配制，以取信于众。经过数次的现场演示，该店自制"百补全鹿丸"和"丹柏拔毒散"均闻名远近。

建昌药商通过内外联合，可以及时了解药材销售信息，及时补充货源，从而使药材不断货、不积压，即使药材滞销，也能保护药材的药效。这样也使药材生意越做越大，销路越做越广，利润越做越高，使建昌药行天下，利天下商人，惠天下百姓。

（六）帮规习俗独特

各行各业都有约定俗成的一些规矩，古老的建昌药帮也不例外。说它独特是因为有别于其他商帮的帮规习俗。首先，建昌药帮有保密的规矩。建昌药帮的技艺不传南城籍之外的人，无论是在本地经营，还是在县外经营，无论是从各网点经营还是加工炮制，都只许带南城籍人一起经营，若带徒弟只能带南城籍人。对于一些独具特色的炮制工艺，只能在南城县境内完成，且技艺属于机密，严格控制，密不授人。前文所述的那位切半夏的师傅也是具有保密意识的，选择在夜里无人时切半夏，并非完全显摆。各网点间、各加工炮制作坊的徒工不得轻易串门，不得交流经验等，不得泄露技艺、经商之秘密，以师带徒，只能口传身授，从不书之纸，更不能著书立说，传播出去。店与店之间的员工不能串门，不能随意攀谈，更不得谈及炮制技艺或者经营事宜。建昌药帮前店后坊的模式，既有给顾客方便的一面，也有便于保密的一面，各自店里的药，各自炮制；自家店里的药，自家销售，按自家医家的方子抓药。

人员分等、分工明确。从业人员分等次，经营药业，则上有老板，下有庄客（雇员），炮制技艺则有师傅与徒弟。一般来说老板由资金多少而定老板大小，多的为大老板，少的为小老板，庄客人数的多少则视老板资金多少而定。有的老板亲自坐庄各重要的药材地或重要销售地，联系购销业务；有的老板不管具体事务，指派专人负责。门店小的，老板也是店员，事务全干，不一而足。师傅分为加工炮制和柜台两类，加工炮制又往往细分为头刀、二刀和三刀师傅。头刀师傅则为老板重金礼聘的炮制技术全面、精湛的药师；二刀师傅次之，多为主持次一等的药材加工炮制；三刀师傅则为帮手，专门切制草药类药材。师傅之下，则为杂工，也分头杂、二杂和三杂。分别对应三刀，为他们当下手，做切制前的准备工作，在师傅的指导下对一般药材进行净选、软化和诸如搬运等劳动强度大的工作。柜台同样也分三类，即头柜、二柜和三柜。头柜主管柜台生意洽谈，懂得经营与药业行规矩，负责鉴别药品调剂和质量；二柜次之，熟悉药柜、"对药"（又称"药对"，是中医临床常用的相对固定的两药味的配伍组合）、斗谱（饮片等的摆放）、价格等，为主要调剂人员；三柜为帮手，听从调配分工。

建昌药帮药工师傅收徒也是有讲究的。如果想让孩子长大后从事药业的，很多长辈愿将小孩送到德行好、技艺精湛的药工师傅处学习制药技术。但师傅不会轻易地收徒，先要对想拜师的孩子进行一番了解。如了解小孩身高、长相等情况，还会试他一些事务，看小孩是否身强力壮，是否能吃苦耐劳，是否聪明活泼，是否做事有耐心与恒心。如果师傅对此小孩满意，就选个黄道吉日让孩子来拜师入门。

在吉日这一天，家长主动带领儿子，拿好鸡鸭鱼肉、烟酒糕点等"四色礼"到师傅家拜谒。师傅办拜师酒。开席时，师傅端坐首席，作陪的有族人、亲朋好友，菜必须丰盛，一般为8菜1汤或10菜1汤。入席前，还要举行隆重的拜祖师爷仪式。在堂前靠壁中央搁置药王爷画像或牌位，在香几上放上香炉、果品。师傅敬香后，徒弟三跪拜九叩首，恭敬恳请师傅能够悉心传艺。最后鸣炮，并向师傅、师母敬酒入席。当然师傅也要赠送与制药相关的礼物给徒弟，表达心意。师傅收徒后，首先教会他一些基本的工艺要点和做人做事的道理。比如要做到"嘴稳""手稳""身稳"等。嘴稳就是不说不该说的话、不撒谎，别人说话不乱插嘴，不搬弄是非，以免祸从口出，造成麻烦。"手稳"就是干活时把稳工具，做到安全第一，不生贪念，拾到东西交还失主，不偷不盗，不拿不该拿的东西。"身稳"，品德端正，不争强好胜，不搞歪门邪道，不嫖不赌；要求徒弟要讲诚信，什么时候开工、什么时候完工、工程质量标准如何、价钱多少都必须有言在先，要兑现承诺，不能食言毁约，丧失信誉；做到老少不欺、讲究质量、热情服务。学徒一般为三年，第四年为帮徒。拜师学徒的第一年，往往只是帮师傅家做点杂活，如打扫、挑水、清理台面等。做这些事也有一些小规矩，如清早打扫卫生，扫地要从门口往里扫，抹桌子、柜台也是要从门边的抹起，寓意往里招财。晚上收拾店铺，锁好店门。增添药屉里的各种药材，对于出售后剩下的药材细碎及时取出；如有缺货药材，及时造册登记；处理不洁或霉变药材；掌握一些基本的技能技法，如复秤、包药包，了解一些行规等；熟悉一些炮制工具，如刀、刨等；熟悉药柜及斗谱；识别各类药材，了解药品性状。第二年是学艺阶段，学习一些洗、泡、切、润、炒等炮制方法；掌握中药药性，背熟药性歌诀。第三年是提高阶段，学习提高炮制工艺，学习按方抓药，学习经营药材的方法与商业规则；学习看处方，了解病症，了解药性及服药后的效果和不良反应；简单病症能给出药方，抓出药。在三年学习期间，徒弟必须早起早到，打扫门面，做好一天开业的准备工作，再开门迎客。晚上打烊后最晚离开，收拾店里，关门等。天天如此，不可懈怠。只有等到新学徒进了师门，才能"晋升"为师兄，有些杂活则由新进师弟干，师兄要帮助师弟学习进步。学徒期间必须谨遵师教，做再多的事也不能拿工钱。但食宿由师傅负责，师傅酌情给点零花钱。三年即为学徒期满，可以离开师傅，也可留在师傅身边工作。留在师傅身边工作的称为帮徒，可以跟在师傅身边进一步学习技艺，学习经营方法。师傅视徒弟技艺好坏，放手让徒弟独立做一些炮制加工工作，也会放手让他去承接业务，为徒弟出师门后能独立经营打基础。帮徒期间师傅必须付给徒弟工钱，一般只有一个熟练工的大半工钱。四年之后，师傅认为徒弟技已学成，能够自立门户，即可出师，徒弟可谢师而去。此时往往选定一个吉日，举行一个谢师仪式。师傅向徒弟反复交代今后从事该行的行规，然后将部分工具赠送给徒弟。师傅往往会专门备下一桌酒席，请同门师兄弟和其他徒儿共同为弟子出师钱行。"一日为师，终身为父。"出师后，徒弟一般视师傅如父亲，凡师傅家中大小事件都要鼎力相助；逢年过节都要备好礼物，看望师父、师母，直至他们谢世。

学徒也有规矩，为徒时需谨记慎行。学徒期间师傅会将帮规等传授弟子，弟子出了师门、独立门户后也必须遵守慎行。

此外，对于从业人员道德上也有严格要求，无论帮内什么人都不得赌博、嫖娼、偷盗，不得挪用货款，不得挪售他人货物。外地经营药材不准携带家眷，不准与当地妇女通婚。在经营中要讲究信誉，公平交易，童叟无欺，不得相互抬价或压价。对于本帮内人要互相关心，对于来外寻工的同乡药工、雇员，或路过的药工，只要能说出帮话的，就要提供帮助。建昌药帮念数字1~9，不是照阿拉伯数的念法念，而是依次有特殊的帮话，说：刘、乃、东、翟、升、尹、润、角、球。若在外谋职，路经的建昌店家、药行听到你说出帮话，都会热情接待你，免费提供吃住三天，三天后店行还会给足到下一地方的盘缠，让你出发寻找工作。对于本帮人员在外发生意外，均应立即出手援助，帮助他走出困境。凡不守帮规者，会受到排挤、孤立，乃至破产倒闭。

药商还重职业精神，不能售假药，不能以次充好，也不能短斤少两，影响药效的事不干。药商往往会在药店门前挂上一幅"但愿世间人无病，何愁架上药生尘"的对联，表达了药商的美好心愿和乐于奉献的精神。很多药店老板本身就是医家，或者请医家坐堂。他们诊病开方，让病人按方抓药，但不另收诊病费用。也有很多药店对于贫困者少收甚至不收药费，有的还免费提供住宿，或给予其他帮助。

四、建昌药帮外向的辐射

"南城客，建昌帮，人参鹿茸用船装。"建昌药帮的药商们对南北川广的道地生熟、药材饮片、膏丹丸散都进行营销。随着药帮的迅速发展，药帮商人也迅速向外辐射，影响甚广。他们以南城县为中心，向建昌府下辖各县辐射，并迅速向府外区域，特别是闽地辐射；后又由闽地向其他地区，特别是我国东南地区辐射，产生广泛而深远的影响。

（一）对本府及周边的辐射

建昌药帮首先在南城县境内发展繁荣，并由此对外拓展，因此最先从南城县向本府周边县辐射，带动这些县的医药业发展壮大。

新城县即今天的黎川县，古为建昌府下辖县，在建昌府之东南，与福建的光泽、邵武、泰宁、建宁四县及同属建昌府的南城、南丰、资溪三县毗邻。吴太平二年（257）分南城县东南境设东兴、永城二县。隋开皇九年（589），永城、东兴并入南城。唐武德五年（622）复析南城置永城、东兴。唐武德七年（624），永城、东兴又并入南城。南宋绍兴八年（1138），安抚使李纲和转运使逢汝霖、徐霖向朝廷上奏析南城东南五乡置新城县，辟黎滩镇为县治。从此有了新城县，因县治在黎河边，又别称黎川，宋时属建昌军所辖，元时属建昌路所辖，明清时属建昌府所辖。光绪《江西通志》载："新城县，汉南城县地。吴太平二年立东兴、永城县，属临川郡。晋以后因之，隋并二县入南城县。唐武德五年，复置永城县及东兴县。七年，省。宋绍兴八年，析南城东南五乡置新城县，辟黎滩镇为县治，属建昌军。元属建昌路，明属建昌府。"民国元年（1912），废府，新城县属江西省。

民国三年（1914），全国统一定县名，改名黎川县。

　　黎川是入闽的要道口，是建昌府的东南大门。曾有许多南城药商、药工在此经营药材和加工炮制药材。至今在黎川县生活的一些南城人，他们中很多人的祖辈都是在黎川从事药业加工、经营的，而后定居于此。如明代南城名医余绍宁就从南城迁居于黎川。《新城县志》里载："余绍宁，字义周。祖籍南城，移居新城南机坳。幼读书，二十学医术，遍访名师，得异授，精通唐宋朱刘各家及《素问》、《针经》诸书，能预决人生死，往往奇中。其用药不循旧方，但对证发单，邑绅士咸服其小心精笃。又赋性慈爱，尤肯赈恤贫民，常制万病无忧丸施布，赖全活者甚众。各上台嘉其精笃，给送官带。巡道莫可期，服药得效，亦赐旌表。著医书二十卷，名《元宗司命》。其伤寒男妇内外针灸，及小儿诸方，皆精备无遗。又著《道书全集》、《金丹秘旨》、《天时运气》诸书。及门二十余人。男景汤、景立，俱能世其业。"从此记载可以看到，余绍宁从南城迁入新城，并在新城行医，颇有名声，后其子余景汤与余景立二人子承父业，在黎川从事医药相关工作。《古今图书集成医部全录·医术名流列传》里列其传，大意如《新城县志》所载。

　　到了清代及民国期间，在黎河边的县城老街上有大小药店30余家，其中最著名的5家从老板到伙计，甚至学徒都是南城县人，这5家分别是佑泰源、德源祥、新泰盛、元春生、育济生。后3家集中在南津街的商会巷里，除佑泰源是股份制药店外，其余几家都是独资药店。佑泰源有9位股东，他们选举出一位总负责人，总负责人先是南城人梅芝生。梅芝生后来还担任了黎川县商会副会长。梅芝生之后是其弟弟梅龙生，而后是黄嘉谋。涂继文在《天生灵草去沉疴——老街中药店剪影》一文对于佑泰源的经营情况有较为清晰的记载，涂先生说：为了采购药材，佑泰源的梅芝生经理不得不亲自长驻四川、汉口、祁州、广东、浙江一带，将采购的药物统由长江运至九江，再转运至南昌，交由民船运至黎川。他每年只有2个月在黎川，其余10个月都在外地采购药物。最后一位经理黄嘉谋，原是建昌帮

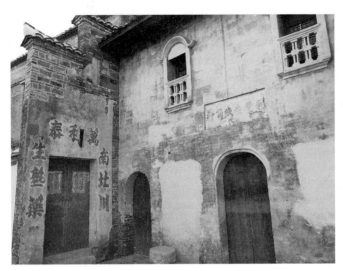

◎黎川老街药店门面

的药师，因开药店亏本，外出到四川谋生，后混入政界，竟然时运亨通当了县长，发了大财，不仅还清了债务，还积累了大批资金。因厌倦政界生活，他想回家重操旧业，于是在四川买了32船的附片，运回黎川，作为参股佑泰源的资本。后来大家推举他为经理，一直到新中国成立后。佑泰源梅芝生极会经营，博采众长，自具特色。由于他采购的药材，都是全国各地的特产，所以出售的药物色泽鲜明、香味纯正，因而名扬全县乃至福建周边各县，药商们争相向他进货。同时，佑泰源继承传统，搜救古方、验方，悉心研制丸散膏丹和特效中成药。比如研制的香莲丸，就必须把好三关：一、原料产地关，木香必须是云南产的，黄莲必须是四川产的；二、制用时间关，研制时间应在秋天，秋高气爽，不会霉变；三、浸足露水关，必须选择干燥、天降大露天气，连续让露水浸润三天三夜。这样制成的香莲丸，疗效就特好，备受群众欢迎。

南城县人张坤文在黎川县行医四十载，德高望重。他生于民国十九年（1930），祖父张育才以药为业，精于炮制术，且授徒众多。二伯父张水芹从医，精于内科、儿科、外科。父亲张应生从事药业。于是张坤文得父祖辈医药之真传。张坤文医术精湛，开出的每张处方不超六味药，用药合理，以少胜多，效果优良，人们称他"六味医师"。

在黎川县居住的南城籍药工后人，如老药工廖炳生、医药公司退休的邱健根等人说起建昌药帮无不感到自豪。

邱健根介绍说：黎川有很多人从事中药事业，而这些人都是从南城过来的。在黎川的药店有很多，如佑泰源、新泰盛、游记盛、公信盛、元春生等。最大的是佑泰源，廖炳生就是佑泰源的药工，邓光照也是，吴双如就是再传了。邱健根的父亲邱文光在新泰盛药店任职，后被打成资本家。元春生的老板是李玉英的父亲，也是南城人。邱健根还讲了一个佑泰源的故事。他说：佑泰源有一个药工，切槟榔很厉害。切槟榔，先要把槟榔浸上几个小时，要软，但又不能太软，然后再切。这位师傅，白天就睡觉，晚上切，目的是不让手艺被人偷学。有时同事就会说，还睡觉呀，人家要药用。这师傅总是说："你别急，你说什么时候要，我就什么时候给你，不用催。"有一次老板看到他没干活，问他要药，他也照样这么说，这时老板说等会要。他则说："也可以给你。"老板说："就一张嘴，只会说，现在还是一个个槟榔在那，你怎么交货？"他听老板这么一说，顺手往一个槟榔上用手一按并作一扇形状一摸，顿时槟榔摊开，一片一片的，薄薄的，如纸片，且每一片都一样薄。老板眼睛为之一亮，愣愣地站在那。新泰盛最拿手的是切茯苓。切茯苓先去皮，再切，要片片一样，片片光滑。新泰盛在商会巷，门侧写上："南北川广"。

老药师廖炳生已是黎川县第二代制药人，他说起祖上炮制药材的往事，眼睛为之一亮，精神顿时更爽。他说："最好的炮制师傅是南城的师傅。我从十几岁学起——大概15岁吧，刨工算我最好，工具家中还有，刨天麻，刨牛膝。"不是南城的人学不到炮制技术，他父亲从小在佑泰源药店学徒、工作，一共待了几十年。他父亲14岁来的黎川，先做学徒，后做帮工，再当账房。药店的炮制工艺也高明，如炮制半夏、附子、天南星、何首乌等是很有名的，但这技术不是南城人不会传授。笔者在2017年秋采访过廖炳生师傅，但次年冬天再去找他时，只找到了他儿子，廖师傅已去世。笔者去他们家看过廖师傅生前用过的药具。当年，有好多南城人在黎川经营药店，足有上百人，城里有，乡下也有，比如罗陪基在樟村开药店，龙安、茶亭等地的乡村也有南城人开的药店。

在黎川，药业在商业中占有一定的分量。民国二十年（1931），黎川成立了黎川县商会、商业同业会，共有9个行业会、会员404人，最大的行业为粮食业，达124人，药业有22人。

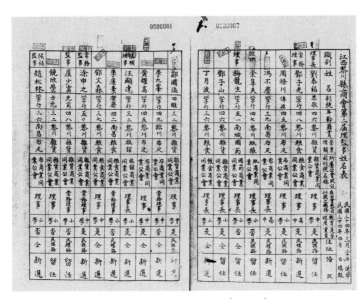

◎黎川县商会第二届理监事姓名表

在南丰县，同样也有南城人在那儿经营药业。吴太平二年（257），分南城县置南丰县，因县境内常产一茎多穗之稻，取名丰县，别号嘉禾；又因徐州有丰县，故名南丰。南丰县东靠黎川县、福建省建宁县，南接广昌县，西邻宁都县、宜黄县，北邻南城县。由南丰县可通往福建诸县府，亦可经宁都县入赣州并到广东省境。南宋绍兴八年（1138），划出南丰南境三乡置广昌县。元朝至元十九年（1282）至明朝洪武三年（1370），南丰为直隶州。在置建昌军前，与南城县一样隶属临川郡或抚州。除为直隶州期间外，其他时间均属建昌所辖。民国元年（1912），废府，直属江西省。光绪《江西通志》卷三载："南丰县，汉南城县地。三国吴太平二年，析置南丰县于今广昌县界。晋以后因之。隋开皇九年，废，入南城县。景云二年，又置。先天二年，废。开皇八年，刺史卢元敏奏，田地丰饶，川谷重深，时多剽劫，乃复置南丰县。继而县令游茂洪徙县治于今县东一里嘉禾驿。开成二年再徙治西理坊，即今南丰县也。属抚州。宋淳化二年，自抚州来隶建昌军，元初属建昌路，至元十九年，升为南丰州，直隶行省。明洪武初，仍降为县，属建昌府。"

居住在南丰县的严振声是南城人，他生于民国五年（1916），家中是医药世家，他的父亲严式祖精于医学，在南丰县行医，并开有"恒发美"中药店，其药店与他的医术都负有盛名。在20世纪30年代，严式祖与南丰的中医药同仁创办了南丰县第一个中医团体——神州医学会，对于团结全县中医药界人士，发展中医药事业，起了积极的推动作用。严振声在其父严格的教导下学习中医药，读药性，背方歌、脉诀，到药店站柜台，学习并掌握炮制技术。20岁出头时，他使一个濒临倒闭的药店重焕生机，逐渐成为南丰县的大药店之一。20世纪40年代，药店的业务由其叔父严绳祖打理，而他自己坐堂专门看病开方。后来他悉心研究炮制技术及新药开发，创制了红口药、白喉药、黑牙药等方药，独具特色，药效显著。

在南丰县档案馆查阅到一份1957年10月药店公私合营的名册，里面有对于合营药店及人员的基本信息。但这份名单可能不完整，所录的药店少，从业人少。从这份名单可以看出，在南丰从事药业的人员中有不少南城人。这份名册中登记有8人，其中南城籍5人。国药中心店的葛远卿，南城人，合营前职务是亿中堂会计，合营后任国药中心店第二副经理。他学徒出身，在黎川中药店当店员，新中国成立后在南丰亿中堂服务，合营前资金120元。国药中心店赵令勋，南丰人，合营前为寿仁堂经理，合营后任财会股长；他在五味馆做业务员，后在寿仁当会计，又到普宁药房做业务员，最后到寿仁堂任经理，合营前资金423元。国药第一店万贤，南城人，合营前任美顺利经理，合营后任分店主任；他学徒出身，在白舍任店员3年，后在美顺利任经理，合营前资金100元。国药第二店王耀祖，南城人，合营前任美顺利业务员，合营后任分店主任；曾在美顺利学徒，合营前资金80元。国药第四店陈仰云，南城人，合营前任德全信业务员，合营后任分店主任；系学徒出身，在商店做业务员，合营前资金1000元。国药第五店封爱重，南丰人，合营前任致和祥经理，合营后任分店主任；高小毕业后在药店服务，合营前资金480元。大丰药房李益三，南丰人，合营前任大新药房经理，合营后任第一副经理；学徒后在药房及百货店当店员，中华人民共和国成立后在大新药房当经理，合营前资金200元。大丰药房龚智臣，南城人，合营前任龚丰茂药店经理，合营后任第二副经理；浒湾药房学徒后在南丰开西药房，合营前资金3800元。

据《抚州地区医药志》记载，中华人民共和国成立前，南丰县共有10家中药店：德金胜、寿仁、美顺利、致和祥、恒发美、意中堂、保安祥、王光裕、益寿堂、立成堂。这10家有的上面已提及，也有未提及的，不得其详。在民国商业同业会中，国药业有会员24人，会长为严振声。

广昌建县于南宋绍兴八年（1138），因"道通闽广，郡属建昌"而得名。县境四面环山，东与福建建宁、宁化县接壤，西连宁都，南界石城，北毗南丰，居赣闽之交通要冲。广昌县自设立始即属建昌。民国元年（1912），废府，广昌隶属江西省。

《广昌县志》载："新中国建立前，县内医疗以中医、中药为主。他们以各自的行医方式分布在境内。1939年（民国28年），县内有中医17人。1941年有中药铺46家，1943年发展到72家，大部分为南城县迁入的中医、中药人员所开设。斯时，较有名望的中医有甘竹的陈慎初、张厚生、陈学初，城关的胡憬怀，赤水的陈卫民。"《广昌县商业志》对于县城、白水、头陂、甘竹和驿前5个主要镇的中药业有记载："五地开业于清末民国初期的有15家、其余的先后于二十、三十、四十年代开业。其中10家经营地产中药材的收购和运销，以及外地采购，在当地开展批发业务。大多数附有中医诊所，就店门诊，就店拈药。业主多是南城籍。1956年转为公私合营的有6家，转为中医药联合诊所的有30家，其余的先后因故停业，改行外迁。"赤水镇的元利药栈是著名的一家，开业于光绪十六年（1890），雇用员工多时达40余人，直至民国三十四年（1945）停业。

在民国时，广昌县同业会中的国药业有会员13人，会长为王炎生。而在广昌县旴江镇，据不完全统计，主要有如下药店：

清末，刘一本开设的药店，从业人员10人，流动资金（银圆）20000元，为合资药店。民国二十六年（1937），严胜集开设的复兴隆药店从业人员4人，流动资金（银圆）500元，为独资药店。清末，陈春生开设的怡信彦药店从业人员3人，流动资金（银圆）600元，为独资药店。民国十八年（1929），徐春森开设的永泰昌药店从业人员1人，流动资金（银圆）370元，为独资药店。民国二十四年（1935），吴润生开设的恒春生药店从业人员1人，流动资金（银圆）350元，为独资药店。民国二十四年（1935），王炎生开设的建丰祥药店从业人员3人，流动资金（银圆）300元，为独资药店。民国二十四年（1935），黄德余开设的药店从业人员2人，流动资金（银圆）300元，为独资药店。民国三十六年（1937），高良木开设的高广益药店从业人员2人，流动资金（银圆）200元，为独资药店。民国三十六年，连桂发开设的药店从业人员1人，流动资金（银圆）300元，为独资药店。民国三十八年（1939），刘龙生开设的华春生药店从业人员1人，流动资金（银圆）128元，为独资药店。民国三十六年（1943），谭应仍开设的瑞源祥药店从业人员1人，流动资金（银圆）300元，为独资药店。民国三十六年（1947），胡景怀开设的寿民药店从业人员3人，流动资金（银圆）400元，为独资药店。1949年，王权德开设的药店从业人员1人，流动资金（银圆）200元，为独资药店。除了刘一本药店为合资经营，经营资本大，从业人员较多外，其他药店多为独资经营，资金额度小，从业人员少。这些药店除了刘一本药店在民国二十三年（1934）歇业、黄德余药店在1949年歇业和怡信彦药店在1950年歇业外，其余药店均参加了1956年前后公私合营改造。

居住在广昌县的张厚生是一位南城县人，以医药闻名。张厚生字启业，号从周，光绪十六年（1890）出生，1965 年在广昌去世。他的父亲张春林自南城迁居于广昌县的甘竹镇，在镇上开办了泰和春诊所，从事医药业。张厚生小时在南丰县城德全信大药店当学徒，以店主陈英文为师，三年从师期满后回家，在父亲开设的泰和春诊所从业。30 岁后，张厚生继承父亲的事业，又与兄长张广生在镇上开办了广厚生诊所。张厚生比其父亲和兄长张广生出名，为广昌名医，还有著作《厚生医案纂集》和《厚生临症日记》。

又据黎川的老药师廖炳生回忆，他的祖父廖祥辉就在广昌县的白水镇开中药店，后来在那儿病逝，灵枢还运回了黎川安葬。

明朝万历六年（1578），泸溪县从南城县析出，民国三年（1914）改为资溪县。泸溪县是江西入福建的重要通道，东与福建省光泽县接壤，南与黎川县毗邻，西与南城县交壤，北与金溪县、贵溪市相连。而在清代至民国初年，鹤城镇和嵩市镇开设有许多药店。据不完全统计，清代鹤城镇有：

德少青开设的德大成药店，从业人员 8 人，流动资金（银圆）250 元，为独资药店。清末，傅炳奎开设的长兴合药店，从业人员 6 人，流动资金（银圆）250 元，为合资药店。清末，邓天福开设的德顺生药店，从业人员 3 人，流动资金（银圆）150 元，为合资药店。民国十八年（1929），邱松柏开设的普济堂药店，从业人员 6 人，流动资金（银圆）300 元，为合资药店。民国十九年（1930），傅与东开设的药店，从业人员 1 人，流动资金（银圆）150 元，为独资药店。民国二十二年（1933），李××开设的寿春堂药店，从业人员 2 人，流动资金（银圆）300 元，为独资药店。民国二十七年（1938），王风章开设的生顺祥药店，从业人员 1 人，流动资金（银圆）80 元，为独资药店。民国二十四年（1935），林福生开设的益寿堂药店，从业人员 1 人，流动资金（银圆）50 元，为独资药店。民国三十二年（1943），黄佩秋开设的春和生药店，从业人员 3 人，流动资金（银圆）200 元，为独资药店。民国三十四年（1945），刘永生开设的药店，从业人员 1 人，流动资金（银圆）30 元，为独资药店。民国十二年（1923），刘松岑开设的药店，从业人员 1 人，流动资金（银圆）40 元，为独资药店。民国三十七年（1948），张如麟开设的仁寿堂药店，从业人员3人，流动资金（银圆）250元，为独资药店。据不完全统计，在资溪县嵩市有：黄聘山开设的生和龙药店，从业人员4人，流动资金（银圆）200元，为独资药店；民国初年，余东光开设的乾源泰药店，从业人员1人，流动资金（银圆）60元，为独资药店；民国初年，张金秀开设的药店，从业人员1人，流动资金（银圆）40元，为独资药店；民国初年，黄海水开设的药店，从业人员1人，流动资金（银圆）300元，为独资药店；民国九年（1920），王学聘开设的药店，从业人员1人，流动资金（银圆）250元，为独资药店；民国九年（1920），高祥仁开设的药店，从业人员2人，流动资金（银圆）100元，为独资药店；民国十五年（1926），李二荣开设的聚源泰药店，从业人员1人，流动资金（银圆）200元，为独资药店；民国十五年（1926），黄永兴开设的永盛祥药店，从业人员1人，流动资金（银圆）200元，为独资药店；民国二十三年（1934），黄午眼开设的黄福泰药店，从业人员2人，流动资金（银圆）600元，为独资药店；民国二十三年，龚益仙开设的益寿康药店，从业人员2人，流动资金（银圆）200元，为独资药店；民国二十四年（1935），张如麟开设的仁寿堂药店从业人员1人，流动资金（银圆）100元，为独资药店。

　　资溪县为建昌府的边陲小县，这些药店的资金规模较小，多为独资药店，从业人员较少，经营时间都不长，有的在第二次国内革命战争时期就歇业了，后期开办的药店有的在抗战时期也歇业了，能坚持走到中华人民共和国成立后，并参加了公私合营的药店更少。

　　在南昌，也有南城人开药店经营药材。民国二年（1913），谢佩玉到南昌开业行医，并开了家名为"康斋"的药店，他应诊所用药都是由自己药店售出。孙书伟在《回忆解放前南昌市中医药情况》（《南昌文史资料选辑》第1辑，1983年版）一文里回忆说："南城人开设的鹤龄出售的'白术膏'，有温补脾胃的功效，对脾胃虚寒、食少便溏的病人，疗效显著；可惜在抗战期间，店毁药断，人亦不知所终，是我市中成药的一个损失。"民国时期，南昌中药店有近百家，这些药店以樟树人开设的居多，其次则为建昌地区人开设的。20世纪50年代初，南城籍的朱师傅在南昌从事药材炮制工作，尤其擅长加工白芍，当时他炮制的白芍以薄著名，誉满南昌城。

在金溪县，尤其以浒湾谢氏家族著名。浒湾是当时旴江河上的重要码头，水运十分发达，此地以刻书著名，书业经营人众地广。谢氏从南城县来到这里开药店并行医，至谢星焕时，他子承父业，开办了赞育堂和泰山堂，药店规模极大，在浒湾有"谢半街"之称。他们每年自端午到重阳都要自制时令成药金不换正气丸免费送人，受益者不计其数。

在上饶县（今上饶市广信区），明末清初，城内有药店6家，至1949年中华人民共和国成立前夕，增至30余家，而这些药店就有南城县人开办的。这些药店经销药材、药品，还自己炮制加工饮片和配制一些膏、丹、丸、散待销售。泰山堂药店由南城县人邓福生、易勉修在咸丰初年创办。该店制作的膏、丹、丸、散颇有特色。民国期间该店员工最多时达30多人，是上饶城内规模最大的药店。天福堂药店也是由南城县人杨庭辉于咸丰年间创办，至民国期间，已是城内规模较大的药店。民国期间，上饶县城广平镇有私营中药店31家，大的有4家，而南城的药店就占了2家，即泰山堂和天福堂。

广丰县（今上饶市广丰区）也有建昌药帮人在那开办的药店。《广丰县志》(1988年版）里记载："清光绪开始，建昌府南城县的药商陆续来广丰开药店。有些人既是药店老板，又是中医师，病患者到店看了病，接着就取药。到民国末，全县大小药店共有91家，其中县城17家；经营中药品种有450多种，西药100多种。比较有名的乾丰堂、太元仁、生生堂、本立堂、太和生药店均开在县城。"乾丰堂药店为南城人单氏所开，民国十年（1921）生人单维国已是第三代继承人。据说，这几家大药店的店主是南城县人。

在与广昌相连的石城县，也有南城人在此经营药店，名气大的有长春荣。据《石城县志》载："民国三十年（1941），全县有纳税商号80户，资本 83331 元。其中……医药业 19 户，资本 34550 元……药业有吴义丰、保和堂、游三茂等。"《石城县志》又载："三十五年起……药业有长春荣。"长春荣药店为南城人所开设。在《石城政协志》里对长春荣药店有载，为张贻生家所开。《石城政协志》载："张贻生（1917—1968）政协石城县第一至四届委员会委员、常委、副主席。男，汉族，江西省南城县人，1932 年南城 12 中学初中肄业……1943 年在南城开设义兴药号，任经理。1944 年至 1947 年底兼任南城县中西药业工会副理事长，1948 年在南城与人合办义兴牲聚记药号，任副经理。中华人民共和国成立后，任南城县工商联筹备委员会委员，1954 年到石城县接替其父任石城县'长春荣'药号经理。1955 年当选为石城县人民代表大会代表。1956 年长春荣药号转为公私合营并改名为石城县中西药公司，任副经理。"

宁都县也有很多南城县人在那儿经营药店。宁都县在元时升为州，下辖石城县，明洪武年间又改为宁都县。乾隆十九年（1754）又升为直隶州，下辖瑞金和石城二县。民国初复改为县。它与建昌府辖的广昌县和南丰县接壤，与建昌府地缘相近，人缘相亲，南城人在那儿从事医药活动频繁。明清两朝，宁都城建有三纵六横九条主要街道，步蟾街是其一条横街（今胜利中路）。据有关介绍，原步蟾街中段建有三皇宫，由南城药业同人集资兴建，并作为南城人在宁都的同乡会馆。三皇宫为砖木结构，风火山墙双坡顶，正面三开门，中门门额上直书"三皇宫"三字，门楣横批"盱江会馆"，左门门楣横批"天地同流"，右门门楣横批"阴阳合德"。进入中门，隔一通道为戏台后部，戏台前天棚上有藻井装饰，天棚左右有楼台，可供宴饮、观戏。通过天棚，登上阶墀，便是庙堂。庙堂神龛分上、下两列安置神像，上列正中为伏羲，左为燧人，右为神农，三神均无衣履冠戴，以树叶蔽体。下列则为轩辕黄帝。宁都人称三皇宫诸神中以药王菩萨最为崇敬，会在药王生日那天，为祭祀药王而举行庙会，演 7 天戏。《宁都县志》中的《医药卫生》里介绍说："清末民初，全县有中药店 135 家（其中县城 30 家）。多为南城、宜黄、樟树等地人开设，俗称'南城帮'、'樟树帮'，一般大药店兼行医（请有坐堂医生），前店后场（药材加工场）自制膏丹丸散，附设'药行'、'仓库'，收购、推销并举。县城规模较大的药店有北门兆丰号、南门亿盛生，东门万安堂，均有坐堂医生。"这种经营模式和门店摆设与南城县药商医生的做法并无二致。

除了在宁都、石城等地外，在其他地方也有建昌药帮人的生活。南城文联办的《麻姑泉》发表了危晓音的《建昌帮后人之二——"万兴堂"鼻祖》。她在文章里回忆，她的太公就在赣南开了家万兴堂药店。因为诚实做人，诚信经商，生意越做越大，医和药兼而有之，药店便成了药行。药行除了家人参与经营，还雇了几个郎中坐诊、好些个伙计抓药，受到了当地百姓的欢迎与敬重。由于种种原因，他们一家后来回到了原籍南城生活工作，但仍有人从医——她姐姐仍在从医，已经是第四代。

铅山县的河口镇在信江边上，是古代江西重要的贸易集镇。这里不乏南城籍商人，这其中就有不少的药商。据宁氏后人宁教道回忆，宁衍宾在

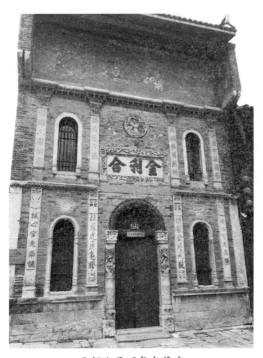

◎铅山县百年老药店

来河口前，为谋生计，曾在上饶德昌怡药店担任过账房先生。清宣统二年（1910）年举家从原籍南城县老家迁来铅山县河口镇新弄里居住，开始艰难的创业，开设厚德堂药店。他不仅自己经营药店，还曾悬壶济世，也聘请过名中医董云阁先生坐堂。随着营业的扩展，原德堂药店于民国二十二年（1933）迁至当时河口镇黄金地段二堡大街继续营业，民国二十六年（1937）宁衍宾病逝。宁衍宾的儿子宁石卿一生热爱教育事业，可以说到了执着的程度，对于经营药店兴趣不大，即使其父病故后，他也没有放弃教育事业，而是将药店委托店员经营，自己仍一心一意去办学育人。民国三十七年（1948）他也曾在自家的店门口挂出过"宁石卿医寓"的招牌，但仍然是以教书为主。1949年以后，他才不得不安心下来专职从事行医和经理药店。1954年初响应合作化的号召，走合作化道路，利用家中停歇的店面，邀集了徐宗岐、黄感民、关匋侯、余筱园、简老四等几名老中医和中医外科医生胡仕翘等同人组建了河口镇第一中医联合诊所，之后发展成中药门市部。河口有很多建昌人在那经商，清代有陕西、徽商等八帮，建昌帮为其中一帮，"富商巨贾共仰八帮"。今天的铅山县城河口镇还有很多南城商人后裔，当中不乏经营药业者，如宁衍宾的哥哥宁煌宾在清宣统三年（1911）也来到河口开了家寿康堂药店。笔者的二伯父年轻时在河口镇卖药，中华人民共和国成立前病逝于此。这些药商的后人很多定居在铅山县，并没有返回南城，至今还保持着与南城较为亲密的联系。

由于河口镇的南城经商人员多，他们早在清乾隆十四年（1749）就建起了建昌会馆（旴江会馆），其规模是河口镇数一数二的。会馆还办了学校。据熊江帆在《忆河口镇的针馆办学》中介绍，会馆所办学校，叫河口镇私立建武小学堂，创办于清宣统三年，校长先生为李兰轩、王吉士、宁衍宾、宁石卿。至民国二十八年（1939），有4个教学班，100多名学生，6名教师，学生以南城籍为主。

（二）对福建省的辐射

福建是南城建昌药帮药商活动的重要地区。明代有位叫元世懋的学者，他发现福建的建阳、邵武、长汀等地居民口音很像赣东方言，在《闽部疏》里说："建、邵之间，人带豫章音；长汀以南，杂虔、岭之声；自福至泉，躈舌弥甚。"据民国林传甲《大中华江西地理志》载："建昌商人赴福建延邵一带经营者最众，赴汉口者亦不少，最多者资金百万。"而福建这些地方都生活着很多南城人，考其迁徙缘由，大多都是经商而来，经营药材是其中重要缘由。建昌药帮的名声与业务范围不断地沿着江西入闽的大通道与闽江流域一直向前扩大。在福建广袤的土地上，有着建昌人的声音，有着建昌人经营的药业。当然，这些建昌人中以南城县人为主体。今天，在八闽大地上还生活着建昌药师、医师们的后代。他们中也有人在传承先辈的祖业，并将其发扬光大。他们是建昌药帮在当地的一个缩影。

宁化县地处福建省西部，与广昌县相邻。据相关资料得知，宁化县最早的药店是清光绪二年（1876）由南城人黄敦仁、吴大毛等开办的，名字叫协和药店，店设在县城的水门口。药店开业之初也很是艰难，当地有一些地痞流氓看病不给钱、拿药不给钱。为了在宁化立下足，开好业，药店得向当地的权贵送年节礼，或者宴请他们，而宴请以农历四月二十五日药王菩萨生日最为隆重。药店得宴请当地权贵，还有医师、药商等，如此才得以发展繁荣。到了民国初年，药店已有医师官法生，药工吴春生、吴长生、王桂林、曾久里等人，他们都是南城人。民国以后，中药店逐渐增多，有仁春堂、元春堂、同春堂、天一堂、太和堂、生生堂、万顺春等10余家，这当中绝大多数是南城人开的店，当地人开的只2家。这些药店的药材大多由广昌县白水镇运到宁化县。他们往往把运来的药材就地进行炮制，然后出售给当地百姓。他们炮制出来的药物质量高、药效好，得到当地百姓的肯定，为他们赢得了声誉，带动更多的南城县人来此开店，经营药材。他们不仅在县城开店，还把一些药店开到人口较为密集的集镇，甚至还送医送药到乡村。

据《宁化县志》记载："宁化中医历史悠久，据记载清光绪二年（1822），江西南城人黄敦仁等来宁化开设协和中药店，店址在城关水门口附近。其后百余年间，南城药商屡有迁入且世代师承。"雷风迅、刘振邦在《宁化医药业发展简史》里也说："此后（协和号中药店开业后）百余年，建昌药商屡有迁入，并且世代师承至1949年10月宁化和平解放前，先后在县城关及各乡（镇）市场开设中药店有127家（见附表一）。在城药店通常保持十余家，各圩市药店也照原增减无几，店主十有八九是建昌人，本地人居少数。"当然，在城乡的127家药店中究竟哪些是南城人开的，还欠查考。

沙县位于福建省中部偏北，闽江支流沙溪下游。从一些药师的回忆文章中可知，众多南城人在此开店售药，广受好评。严仕英，小名银生，南城县人，童年时父母早亡，被寄养在伯父家。14岁时，他入县城的长春中药店当学徒。两年后，药店倒闭了。18岁时，他随叔父来到沙县，经同乡介绍，在县城怡元隆药店当学徒；由于先前在老家当过两年的学徒，对于药店的经营比较了解，一年后转为店员。他很用心，虽然干的是售药，但用心体会药方中的用药和药材的炮制，渐渐地掌握了药材的经营与炮制方式，也熟悉了大量药材的性能、性味与药效。民国三十三年（1944），在同乡好友、药工余绍适的帮助下，严仕英筹资几十元，买进了一些常用药材，自己炮制成药，拿到洋澳摆地摊，有时也背起药箱走村串巷售卖。渐渐地，他有了一些积蓄，于是在洋澳租了一家店面，开起了药店。他看到一些采药人从山上采下的药材无人收购，于是他筹资收购，并运销到省城福州等地。在收购中，他发现其中有大量的土黄连，于是他将这些土黄连运到了更远的汉口、天津，并给予采药人更高的收购价格。他还钻研医学，医术也不断进步。20世纪50年代，当地政府将他送去专门进修学习。他后来从事中医临床工作，成为一名优秀的医师。

沙县怡元堂药店也是南城人开设的，店址在沙县县城中山路南侧。店主危福生，又名危萝松、危芝贤。他的爷爷危街国从南城县迁来沙县。当时在镇头以行医为主，兼销中药、开药店（自己加工炮制药材）。他自幼就跟随父亲学医和学习中药加工泡制技术，可称是承祖遗传。

怡元堂开业之初，仅是夫妻店，以销售自己炮制加工过的药物为主，兼及行医。店面顾客少，业务小，后面有加工小作坊，典型的南城县"前店后坊"药店模式。顾客购置贵重药品需要加工的，店主或店员要先了解顾客购药的用途，根据药的用途临时为顾客加工。同时详细传授服用方法及其禁忌，如参炖鸡，不能将参直接放入鸡肚内炖（鸡、参要分别炖）。先把鸡杀好洗干净，不要放水，干炖取露汤。参用小细瓷具盖蒸的参汤与鸡露倒入一起同饮，最后吃鸡肉和参渣。由于服务热忱及炮制出来的药质量好，他的名声逐渐外扬，业务日益发展，逐渐开始聘请店员、招收学徒，药店员工一度达20余人。前后在该店当店员的有饶邦杰、朱洋仔、徐眉俚、陈豹俚、饶邦俊、垄水俚、余占春等；学徒有陈土洋、崔细国、江锦春、邱荣儿、周裕民、饶仲山、万有才、万世祯、吴炳福等。他们成为沙县中药行业的佼佼者。饶邦杰在高砂开设福裕兴中药店，余占春在县城开设余元昌中药店，城区的万世祯、三元镇的周裕民、萃口镇的吴炳福等都到怡元堂药店从业，崔细国、江锦春、邱荣儿等也都在永安开设中药店。危福生的徒弟饶仲山专门写了《沙县怡元堂中药店的经营道艺》一文，对药店进行回忆、介绍。

建昌药帮的炮制技术在沙县也得到很好的传承，饶仲山曾撰文《略谈中药炮制的目的与方法》，刊发于《沙县文史资料》第11辑。他在文中指出："我是退休干部，解放前在本县怡元堂中药店当学徒、店员。我师父危福生，对中药加工炮制技术精通，严于责己的精神非常可贵，他自立四个大字'依古炮制'的金匾，作为继承中药炮制的座右铭。对学徒加工炮制技术传授，一丝不苟，认真负责。因而赢得沙县城乡对中药有考究的社会人士的信任，特别是城区有名望的中医，如原叶泰记的叶蕴山先生、林永泰先生、马济颐先生、伊文熙先生等，他们所开的处方比较慎重，一般都交代患者要到怡元堂药店购置。即使是中药同行对怡元堂炮制技术无不刮目相看。该店学徒到解放初期已有9位，是沙县一带学徒最多的药店。加工炮制技术用现在的评语，无疑是药行中最佳的加工炮制信得过药店。"

饶仲山在该店负责中药加工炮制的时间较长，他在文中阐述了中药炮制的目的，介绍了当归、黄芪、川芎、白术、杜仲、附子、半夏、天南星、马前子、川乌、何首乌、五味子、百合、麻黄、百部、白芍、甘草、柴胡、香附、山楂、苍术、吴茱萸等22种药材的炮制技术。这些技术正是建昌药帮的炮制技术。

万逸仁一家也是从南城县到沙县开药店的。万逸仁于民国四年（1915）在沙县出生。他的父亲万三垣在清光绪年间从南城到沙县开药店，同时为人看病开方，20世纪40年代初在沙县辞世。万逸仁13岁到怡源隆药店当学徒，拜南城人余绍适为师。据他所撰《民国期间沙县国药业史略》一文介绍，民国期间，沙县城国药店很多是江西人开设的。他所说的江西人大多是江西南城县人，即便不是江西人开的，也请南城人当经理。在民国十年（1921）至二十年（1931）前后的"江西人"药店，他列举了如下一些：

文昌门：广太隆药店，江西人所开，是一间专门卖药的夫妻店。

庙门：益森复药店，店主孔听思，江西黎川人，有帮工陈嘉福。

南门：生太春药店，张朝礼、万三垣等3人合伙开设。该店拆股后，万三垣独自开设万永记药店。

市心街（今府南路）：太山堂药店，涌溪人投资开设，江西人当经理，店址在福茂盛原址。隆吉复药店，在太山堂药店对面，由江西人俞筱初、王利勋（王少珊的祖父）合伙开设，黄珊宝当经理；拆股后改组为隆吉复德记，由江保和、黄观滋和万逸仁合股。黄珊宝则和李魁沐（出资金）合开荣记福药店。豫元昌药店则是南城人余绍适之父所开，民国十四年（1925）停业。

府西路：存德堂药店，杨姓江西人所开。福裕药店，南城人饶太寿（饶仲山的曾祖父）所开。黄荣顺药店，黄发荣的父亲所开，规模较大，兼看病，店员也有 10 人左右。人寿堂药店是王少珊的父亲所开，也兼看病，店员 10 人，店址在今城区医院。胡吉利药店，江西人彭海水的父亲所开。华康药店，江西人所开。怡沅药店原由危福生、黄珊宝合伙，后由王利生接盘，改名为怡沅隆。危福生独自开怡元堂药店，兼看病。

西门外：益顺药店，邓姓江西人（陈炳岗的外祖父）所开。

在 20 世纪 40 年代初，由于日本帝国主义的侵略，海运交通中断，货源减少，加上国民党币值贬降，民资受损。这一期间的药店有（括号内是店主姓名）：

正安（刘五峰——王利生的女婿）、吉元春（万赞成）、仁和堂（邱云甫）、隆寿太、崇德堂（崔俊德）、荣记福（黄炳南）、光慎吉生记（陈光怡，范灿久坐堂门诊）、怡元堂（危福生）、万永记（万三垣）、怡生福（孔听思）。

民国三十七年（1948），药店有：余元昌（余占春）、荣成堂（杜向荣）、人寿堂（王少珊）、大成福（喻长发）、益寿春（王学熙）、天成福

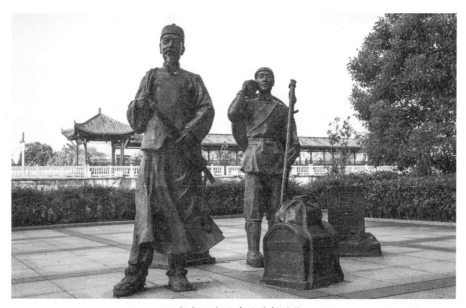

◎南城县城的建昌药帮雕像

149

（钟安生）、怡元堂（危福生）、福元春（王文质）、荣记福（黄炳南）、回春堂（王回春）、广慎吉（陈光怡）。

　　建宁县地处福建省西北部，位于武夷山脉中段，是闽江的发源地。建宁县与建昌府辖地新城、广昌等县接壤。药业繁荣始于清末道光年间，有很多南城人在建宁经营药业，胡元春就是其中一位。他在建宁经营药业有50年整。1986年，他在《建宁文史资料》第5辑发表了《经营中药业五十年》，对于他在建宁经营建昌药材的经历进行了回忆。民国二十四年（1935），胡元春在家乡南城学徒期满后，去了建宁县，先在公和生药店当店员，后在溪口街上开了家小药店，再后来又搬到城内十字街口开设胡德康药店。民国期间，建宁城内有公和生、公泰昌、同春、公成丽、胡德康、刘福裕、泰山堂、碧玉昆等8家药店，河东村有大生盛、大生和、正盛生等3家药店，溪口村有同兴德、同兴仁、余德太、天成吉、恒春生、同太成、荣寿堂等7家药店。这些药店规模小，多为夫妻店或父子店。据胡元春介绍，建宁的药店绝大多数是南城县人开设的，即便个别店不是南城人开设的，也与南城人有关系。这些药店的经营者与南城的药业界非亲即故，他们可从老家南城赊销药材、饮片，即便资金不足也无妨。碧玉昆药店尽管是建宁人开办的，但仍然要请南城籍医师坐堂诊病开方，抓药的师傅也是从南城请来的，因为南城师傅懂药性、辨药色、知药理，能让顾客满意称心。公和生药店由南城人梅锡龄在清光绪十六年（1890）创办。梅锡龄12岁时经亲友介绍在南城人开办的正大生药店当学徒，三年满师后转为账房。而正大生药店不仅卖药，还高薪礼聘广昌县的李医师坐堂诊病开方。李医师教梅锡龄把脉看病。梅锡龄在正大生药店共待了11年，在清光绪十六年筹资在衙前街开办了公和生药店，与正大生药店一样，医药结合，经医促售。他的药物均是向南城的珍瑞生药店和黎川的佑泰源药栈购进，为了满足顾客的需求，还自制各种丸、散、膏、丹等销售，如大力心愿丸、黑锡丸、硫黄丸、理中丸、消平散等，还创制午时茶、痢疾散、生肌散、拔毒散膏药等。其炮制方法按照建昌药帮的炮制法。药店后由其子文彬和文光经营，1956年，转为公私合营。

在永安县，也有很多南城人在那儿经营药业。永安位于闽西，是闽西北与闽南的交通枢纽和重要的物资中转、集散地。永安的中医中药业颇为兴盛，到抗日战争时期，在县城开业的还有10余家中药店，分布于城区几条大街上。其中由南城人开设的有多家，如余钦民开设的公裕永药房、何瑞珍开设的何永康药房、李金泉开设的泉记药房、江锦春开设的德大药店、李福芳开设的李永源药店、胡浪泉开设的胡泉记药店、邱云青等合开的永安堂药房、熊锦鸿开设的裕昌药房。抗战结束后，还保留了一些药店，如江锦春与陶方生合开的创德记药店，邱云青与李子奋、胡志周等6人合开的永安堂药店。而江锦春当年在沙县从学于南城籍药师危福生。

在延平（今属南平市），清乾隆十八年（1753）就有南城人在王台开设万隆药店。清同治、光绪年间，南城人黄大友入延平贩药，先摆摊，后开店。黄大友世代悬壶售药，传至曾孙黄湘甫时，其药店名为黄椿盛。该店主要采办道地药材，生意日益兴隆。此后相继又有南城人刘两仪、刘恒兴等来到延平经营。当时采购的药材涉及福州、厦门、上海、香港，以及江西河口、樟树等地。至民国初期，他们不仅是著名的药商，还是德艺高尚的医师，名闻八闽大地。据《南平市志》载："本地作药习惯深受建昌习惯影响。1950年市区有26家国药店，建昌人18家。"在延平还有江西会馆，是旅居于此的江西人的活动场所。旅居于此的江西人主要是建昌和抚州两府的人，他们在此经营布匹、药材和做木工等，其中建昌府人主要经营药业。南城人罗虬生还主持过会馆的工作。建昌府人员较多，公共资金较雄厚，在工商界中有一定的实力及一定的影响，他们有时还开展义诊活动，扩大自身影响。据《延平府志》记载，明代，南城人陈善道卜居延平府下辖的将乐县。陈善道"幼业儒，世精医，技术养亲，性敦孝义。母死，扶槥归里"。

顺昌县位于福建省的西北部，与建阳、建瓯、南平、沙县、将乐、邵武6县市接壤。南城人早在清道光年间就开始在顺昌开设药店，经营药业。

在顺昌的中药店绝大多数是南城县人经营的，本地人所经营的仅有 4 家。这些南城籍店主多是药师出身，他们懂得药性、药理和炮制技艺，懂得药材保管方法，又懂得经营药材，且在药界有广泛的人脉。他们同时还善医，能诊病开方，大大方便了顾客，得到当地人的青睐。据有关资料介绍，民国十年（1921），顺昌县有药店 5 家，其中县城有天成和益成 2 家，洋口镇有裕发、天成吉和恒春堂 3 家，各乡镇还有行走于乡间的药担^①约 10 家。至民国二十年（1931），经过 10 年的发展，全县药店增加 12 家；民国二十四年（1935）又增加了 6 家，其中县城有寿仁春、天元和天泰 3 家。民国二十九年（1940），曹怀义、张新福离开天成吉，与全荣生合伙开设天成荣药行；民国三十四年（1945），吴炳荣、吴海滨、胡延贵、林文华、陶回春、张秉衡等人又开设了天成义药店。至此，加上原有的恒春堂、生来春、荣生记、大成生等药店，洋口镇已形成了闽北重要的药材批发零售的集散地。而在大干等多个乡镇也出现了药店，它们经营的中药材货源充足，从业人员增多，营业额增大。天成吉、天成荣和恒春堂做起了零售兼营批发药材的生意。但是好景不长，随着抗日战争和国内革命战争相继发生，中药店数量减少，从业人员减少，营业额减少，中药业出现萎缩局面。

位于顺昌县洋口镇的南城人创立的天成吉中药店影响较大，二十世纪三四十年代为其鼎盛时期。据介绍，它的历史长，前身是清道光十一年（1831）南城人胡时春创办的胡恒吉中药店。胡时春生有 4 个儿子，后来由二儿子胡天泰管理药店。民国初年，南城人张胡保在洋口开设了张天成中药行。民国十年以后，张天成中药行光景不太好。胡天泰除继续经营胡恒吉中药店外，又与张胡保合伙经营洋口中药店。民国十七年（1928），把"张天成"改为"天成吉"，年营业额都在三四万元（银圆）。这期间专门请江西人吴冬仿管理账务。民国二十年（1931），16 岁的胡子香来到店里协助二伯父胡天泰打理药店。子香 5 岁丧父，由二伯父扶养成人。三四年后，

① 指代肩挑着药担，行走于乡间的卖药人。

张胡保离开天成吉另谋职业，胡天泰辞掉账房先生。次年胡子香总管药店。从此，胡子香就成了天成吉的老板。天成吉注重中药加工炮制：请工艺精湛的名师，在切、泡、炒、制上下功夫，沿袭建昌药帮的传统方法，依古法制成各种饮片，以保存药材的长久疗效；还注意药材的贮藏保管，如易挥发、受潮、鼠耗、虫蛀的药材则用装箱，罐封，木炭、石灰垫底等不同方法贮藏保管。由于时局的动荡多变，天成吉历经风风雨雨，备受艰辛，一直坚持了数十年，直至公私合营。它见证了南城人在顺昌从事药材经营的风雨历程。

在周春林《建昌帮药业史话》一书里还介绍了清代南城陶氏在顺昌开设药店的事，他引用《陶氏家谱》的记载说："吾家发迹于闽之上洋一药肆耳。大父始之，伯继之，兄以家孙肩任而保持之。时未开海禁，闽汉往来，货舶所必经，亦与有劳资焉。今肆易他族，而其地犹有津津道之者，兄可以不朽也。弟宾谨识。""宾"即陶作宾。陶氏三代在洋口经营药业，后药店盘转给了他人，自己转在广东从事药业。虽然人不在此地，但是此地还有他们的传说，可见其药肆也是盛极一时。

南城人张进元在民国二十一年（1932）担任了顺昌县的商会主席，他是天元药店的老板。自民国二年（1913）至1949年的36年间，商会产生会长（主席、理事长）15人，这当中顺昌以外人士有5人，张进元是其中的1人。

浦城县地处福建省最北端，闽浙赣三省交界处，是福建的"北大门"。在浦城经营药材的全部为南城人。《浦城文史资料》第8期中署名伍常礼的《赣籍商人在浦城》一文中指出："国药业，全部为南城人，计有芝山堂、回春堂、元昌堂、开泰堂等二十余家。其中芝山堂、开泰堂、元昌堂、回春堂四家历史悠久，信誉最高。当时经营地区扩展到松溪、政和、龙泉、庆元、建阳、水吉、崇安等县。"1956年，这4家药店进入公私合营。根据伍先生文章，做以下简要介绍：

芝山堂创于清咸丰七年（1857），创办之初名为"芝双堂"，位于浦城县城后街，为单焕生与天津刘某合资，5年后刘某因年老退股回天津，由单焕生带着儿子单采兰独家经营，于是改名"芝山堂"。单家兢兢业业，经营半个世纪，声誉日隆。民国五年（1916），单采兰病故，其子献廷主持业务。他更加勤勉精进，将"修身虽无人见，诚心自有天知"的对联悬于店堂，向川、粤、杭、京、津等地采购道地药材，用建昌药帮的炮制法炮制药材。芝山堂炮制的各种饮片、膏、丹、丸、散，如杜煎龟鹿二仙膏、驴皮膏、鹿角膏、猴骨膏、黄蓍膏和金银花露等驰名远近。各种饮片，如天雄附子片、天然茯苓、茯神片、半夏、天麻片等，均以极薄均匀著称。几年后，单献廷在县城前街开设了一家分店，并新建一座栈房，药工、学徒、柜员等达20余名。芝山堂不仅出经济效益，也出药界人才，曾在芝山堂工作过的吴家祥、吴家霖、邓贵荣、黄炳亮、梅逢春、单荣标等都是出色的药界从业人员。吴家祥与人在县城开设义生祥药店，成为后起之秀。吴家霖回南城县开业，邓贵荣则长期受聘在药店当技师或主持店务，梅逢春自己开业，声誉颇好。黄炳亮在中华人民共和国成立后曾被建阳地区评为浦城第一位制药师，单荣标在中华人民共和国成立后服务于县医药公司，其炮制加工技术在浦城当属一流。

清咸丰末年，黎忠勤在浦城县创办回春堂，聘药业前辈万义臣主持店务，对经营管理及加工炮制要求十分严格，自制丸散的药料精研细制，药物色香味效均较高。药店生产的川附子、附片及十全大补丸，驰名遐迩，店誉蒸蒸日上。但抗日战争爆发后，药店业务不振，生意惨淡。

民国二年（1913），黄保和于浦城创立开泰堂，他是药界的后起之秀。该店十分重视药品质量，严于加工炮制，严于药物保管。他们还重视药品宣传，配置药物说明书，赠送药具，提升服务质量，门店装饰引人注目，以招徕生意。开泰堂自己炮制的药材中以百补全鹿丸和丹珀拔毒散闻名远近。

元昌堂由南城人单步云创办。单步云原是芝山堂代理采购，经常往返川、广、云、贵等省选购药材，同时自己兼做厚朴生意；积累资金后，开办元昌堂药店，聘技师龚云波主持制药。该店炮制多种成药，其中以杜煎龟鹿二仙膏驰名。单步云除经营门市及做药物批发生意之外，还经常选购浦城乡间产的足油大根厚朴，以"单步记"牌号远销广州、香港等地。抗日战争期间，元昌堂老店由其次子继承，长子另创元大堂；民国三十七年（1948），时局动荡，终致破产。

这些经营药材的南城人还在浦城县城的瑞龙巷里建起了盱江会馆，供奉神农、轩辕、许逊3位，又称药王庙。会馆东向坐，前墙为水磨砖砌，上面书有"盱江会馆"，内建有戏台、酒楼、大殿和厨房等。每年药王寿辰、许逊生日，都要举行宴会。

光泽县位于福建省西北部，闽江上游，武夷山脉北段，虽不与南城县相连，但历史上也曾有过属建昌府所辖的历史，与建昌府辖下的黎川县、资溪县山水相连，各种往来频繁。很早就有建昌府的商人到光泽经商，特别是经营药材。光泽的药材全由建昌地区供应，两地药商关系密切。据潘生兴在《建昌人与光泽中药铺》中介绍，在1949年光泽解放前，全县城乡共有中药店58家，其中本地人开设的8家，黎川人开设的3家，而南城人开设的有47家，约占总数的80%，几乎垄断着光泽的中药行业。这47家药店中，在县城的如彭鸿斌的德记昌中药店、陶麻子的天源堂中药店、钟振译的同太和中药店、钟金声的钟山泰中药店、邱模伟的荣兴隆中药店、雷震伯的雷勇庄中药店、吴文轩的吴至得中药店、罗荣辉的益源剂中药店、傅源昌的德昌源中药店、刘求生的豫太和中药店、曾瑞海的曾广太中药店、余春林的太和春中药店、钱贵生的钱源生中药店、黄仕学的生茂隆中药店、王一鸣的同仁堂中药店、曾祖印的曾德记中药店、饶芝鑫的饶德兴中药店、郑胡恩的隆盛生中药店、陈添才的荣顺隆中药店、毛鹤翔的福顺隆中药店、饶准卿的德记成中药店；在村镇的如许老雪的复兴隆中药店、邓受棠的永顺发中药店、王鉴辉的万丰生中药店、彭寿生的寿仁堂中药店、饶甫得的甫得中药店、邓益岑的邓益岑中药店、高瑞理的儒堂村中药店、黄魁的砂坪中药店、董贞荣的贞荣中药店、曾兆英的邓家边中药店、饶湘辉的吴屯村中药店、吴靖芳的大禾山中药店、邱伙仍的华桥村中药店、封寿仍的止马村中药店、饶金生的止马中药店、黄文甫的管密村中药店、姚光亚的水口中药店、黄宗成的观村中药店、肖建邦的杉关中药店、高有发的儒堂村中药店、张干美的儒堂村中药店、毛鹤岑的池湖村中药店、黄中时的寨里中药店等。也有走村串户的药担，如邱有福、潘湘南等人肩挑药担行走乡间卖药。这些从业人员服务态度好，药品质量好，深得当地人的喜爱。

各家店主，都很重视加工炮制技术，以提高药材质量，炮制生药，出售自制丸、散、膏、丹。很多药店还能看病开方，如德昌源药店的店主傅昌源懂得很多常见病的用药处方，如果群众没有请医看病开方，只要告诉他病人的主要病症，他就能抓上几种比较有效的药物卖给群众，效果不错，所以生意很好。还有一些店主本身就是医师，能看病开方，特别是一些集镇药店，他们往往两者得兼，既方便群众，又卖了药。光泽县属山区县，药材资源丰富，是葛根、钩藤、血风藤、忍冬藤、金银花、百部、巴戟等药材的主产区，产量、质量都高；此外，还出产桔梗、黄栀子、苏叶、薄荷、黄连、山药、百合、五倍子、天南星、半夏、苦参、天冬等50多种药材，既补充外来药材之不足，还能外销。余春林、廖祥麟撰《解放前的光泽中药行业》一文对此进行了专门介绍。

在光泽还建有药王庙，在药王寿诞期间举行庙会，进行药材贸易，祭拜药王。这两天庙内香烛不熄，鞭炮连天；还要举办宴席，宴请各方宾朋，特别是药界、医界从业人员。各药店老板也聚会联络感情，处理本行业的药品质量、价格和行业规矩问题。他们拟订自律条文，如不准卖伪劣药品，如有发现伪劣或高价坑害病人者，发现后自愿罚款若干，以维护行业声誉，其罚金则上交药王庙作为资产。

光泽的建昌药帮传人不忘传承。光绪十年（1884）在光泽县开设德记昌药店的南城人潘鸿斌，是建昌药帮在光泽县知名的传承人。建昌药帮的制药技艺代代相传，使得光泽县的中药材建昌药帮炮制技艺一直走在福建省前列。20世纪60年代，光泽县卫生局依据建昌药帮炮制法组织编写了《中药饮片加工炮制规范》3辑，载中药124味。1981年，该县又组织中医

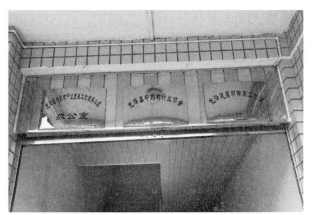
◎光泽建昌帮传承工作室

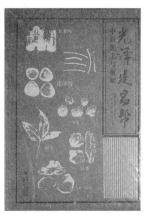
◎《光泽建昌帮中药
加工与炮制》书影

骨干，编写了《中药加工与炮制》一书，载药234种，在全国发行1万余册。1988年编纂的《光泽县医药志》对建昌药帮用了大篇幅、重笔墨进行介绍，记录了建昌药帮曾经的辉煌。光泽县曾多次承办面向全省的"中医加工炮制培训班"，推广建昌药帮炮制技术，先后为省内各地培养中药饮片加工炮制技术人员近200名。县里成立了"光泽建昌帮传承工作室"，做好炮制技艺的研究与传承工作。2019年，《光泽建昌帮中药加工与炮制》一书由福建科学技术出版社出版发行，全书介绍了264种中药炮制加工方法，介绍了每种中药的产地、采集、加工炮制、成品规格、贮藏保管、性味归经、功效主治、用法用量和用药宜忌等，基本呈现了建昌药帮古法加工炮制在光泽的原貌。同时，建昌帮中药炮制传统技艺（光泽）被列入第六批福建省级非物质文化遗产代表性项目名录。

　　笔者与黄凌云、金会林等人在光泽走访建昌药帮后人，发现他们一直以来致力于建昌药帮炮制技艺的传承与光大。余柏生先生给我做了介绍，还给我们展示了一些珍贵的文字和图片资料。在光泽，还有一批建昌药帮二代、三代在致力于炮制工艺，如：金明庭退休前是光泽县医药公司中药加工厂厂长，16岁就在中药加工厂工作。他的父亲也是建昌药帮传人。余柏松退休前在县中医院中药加工厂工作。他的父亲余春霖是享誉省内外的建昌药帮中药加工炮制师。两位老人对建昌药帮充满了感情。药界对他们加工炮制出来的药物评价说："建昌帮炮制技艺工具、辅料独特，讲究形、色、气、味俱佳，毒性低、疗效高，机器很难达到建昌帮的要求。"

光泽县的建昌药帮后人十分珍惜建昌炮制技艺，也以自己作为建昌药帮发祥地的南城县人而自豪。他们对于建昌药帮的历史、炮制工艺等十分熟悉，并努力传承。余柏松的弟弟余柏生及其妻子一辈子都用建昌药帮炮制法炮制中药，虽然年高，但还是不忘传承。他也珍藏了相关资料，保存了父辈从事药业以来的印迹。

建瓯县也是建昌药帮的一个重要拓展地。建瓯地处闽北，历史悠久，有"八闽首府"之称，是福建历史上最早设置的五个县之一。唐武德四年（621）在此设建州，宋绍兴三十二年（1162）改建州为建宁府，是福建历史上最早设置的府。民国二年（1913）撤府，并建安、瓯宁两县为建瓯县。历代为郡、州、府、路、道治所和闽北经济、政治、文化中心。建瓯交通发达，是福建、江西与浙江的陆路交通要道，建溪流入闽江，为闽北水运交通枢纽，远可进入福州。南城人于是到此地投资开店，经营药材。江光耀撰《新中国成立前的建瓯国药行业概况》对建瓯中药情况进行了回顾：清嘉庆七年（1802），南城人邵巨庭在城里开了家种德堂药店。这是南城人在建瓯的首家药店，经营规模大，药材种类齐全，也是闽北知名的药店。店里的员工都是南城人，他们精于炮制技艺，精于鉴别药材，同时又善于经营。他们为建瓯药业发展开了首功。建瓯药业发展快、药品充裕质优，得到医药界肯定。他们的药工炮制手艺高超，远近闻名，如老药工季利滨师傅切药以片薄而知名。1963年，在邵武地区医药系统评比中，季利滨师傅夺得切制饮片刀工第一名；老药工傅志皋师傅，水洒成能手，艺业不俗。从清嘉庆七年（1802）种德堂药店开业到中华人民共和国成立前夕，历时近150年。研究者认为，较具规模、名气较响的药店，清末有种德堂、毛福春、天禄堂、松龄堂、福庆堂、祥茂堂等，民国初有福盛厚、天寿堂、福生堂、同安堂、天裕堂、天生堂、毛福余、天佑堂、福泰堂等；批发商有黎祥吉、元昌生、章泉荪等。民国后期有长安堂（福州人）、大生堂、天元堂等。而种德堂、毛福春、天禄堂、松龄堂、福庆堂、福盛厚、天寿堂、福生堂等这些规模较大、名声较大的药店都是南城人开的，其中的店员也是南城人。在建瓯县的药店中，毛福春、福盛厚、同安堂这3家是其中的代表，而其中南城县人开设的占了2家。

福盛厚药店于清光绪三十四年（1908）由南城人李海滨、江响岩等创设。传闻福盛厚招牌的提名与书写都出自一位前清老秀才之手，取名福盛厚，其意是：福民盛事，利用厚生。福盛厚始为药栈，民国初增开门市药店，是集门市批发、饮片切制、丸散加工于一体的大型药店，营业发展到闽北各县，以及将乐、沙县、尤溪、古田、屏南等地。药店后为江响岩独立经营。江响岩少年习业于种德堂药店，以其聪颖和工作勤快，深得店中管事、老药工师傅们赏识，满师后继续留在原店为店员。该店多从产地或集散地购进参茸细货和大宗药材，春节前派人员到药材集散地祁州、汉口等地采购参茸及常用药材，西洋参、八佰光、燕窝等进口药材直接从香港、广州等进货，在广州驻有庄客联系。一般药材则在南方药材集中地购入，也有大量药材从南城县运进，购货资金分端午、重阳、农历年关三期偿还。福盛厚除经销外埠中成药外，更侧重研制加工，销售自产丸散。加工品种以自选验方配制盒装、蜡壳包裹药丸为主，同时也制作传统成方修合的散装蜜丸，如十全大补丸、补中益气丸、六味丸、八珍丸等，20世纪20年代前后批发业务跃居全县首位。民国二十八年（1939），第一届建瓯县国药商业同业公会成立，江响岩被推选为首任理事长。两年后，江响岩去世。抗战时期建瓯屡遭日机轰炸，百姓生命、财产受到严重威胁，药店陷于困境；抗战胜利后，才缓慢好转。

毛福春药栈为南城人毛福春创办。毛福春药栈创设于清嘉庆十五年（1810），是规模最大、资本最足、牌子最响的一家批零兼营的老字号药栈，全盛时期员工多达二三十人，有经理、管账、批发划单、营销，以及头柜、头刀、管栈等。店员的职责分工也较明细，经理实为出资方代理人。药店以南城县药店的模式开设，前店后厂（后厂加工切制饮片），账房兼批发营业地，再后就是货栈仓库。店员的挑选、配备，药材炮制，经营方式等都是照南城药店的规矩做。清末民初，城乡中小药店均向该店进货。从清咸丰至光绪年间，毛福春曾长期执批发牛耳，生意做到县外；药材到产区或集散地采购，在汉口、上海设有行庄，派人专驻，抓行情、开货源。为扩大零售营业，毛福春增开以零售为主的毛福余药店，由毛开禧主持。抗战期间惨遭日机轰炸，引起大火，店、货化为灰烬，百年知名药店毁于一旦。毛氏只好返原籍南城，另辟新业。

在建瓯，不仅城里有很多南城人开的药店，乡村同样有很多南城人开办的药店。如东峰的德万厚、东游的彭万一、小松的天乐堂、房村的祥春堂、南雅的天益堂等。民国三十四年（1945）七月，建瓯国药商业同业公会第四届第三次改选理事、监事名单中共有28人，其中南城籍23人。这时的南城籍商人还建起了南城公馆，作为议事和集会的场所。

在建阳，也有很多南城人在那经营药材。建阳位于福建省西部，建溪上游，武夷山南麓，是福建省最古老的五个县邑之一，过邵武、光泽，可入建昌府境内。《建阳文史资料》第12辑载张世明的《江西人在建阳》一文，文中指出："过去曾有一句民谚：'无江西不成码头，无绍兴不成街门'，这是说到处都有江西籍的买卖人。""在建阳的江西人，大部分是江西的南昌、抚州、建昌、广信四个府辖区十余县的人，至三十年代中期在建阳的江西籍人口，以铅山、贵溪两县的船帮人数最多，（有三百多只民船）。次为南城的药帮，城乡一百余家药店清一色是南城人。资金以丰城的绸布业最为雄厚，营业额为全县之冠。""清一色"三字足可见南城人在建阳药界的分量了。

张世明在文章中还对建阳的南城人从事药业的情况进行了介绍。在建阳县，明代已有药局，清代药店及药担较多。南城人来建阳销售中药材或给百姓看病，对症抓药，得到百姓的欢迎。他们运来药材，卖完则买书籍运回，有的就在建阳客居并从事药业。清道光年间，卢兴仁随父肩挑药材到建阳贩卖，道光十九年（1839）春在建阳城开德源堂药店。南城人夏连文在同乡的药店当学徒，道光十七年（1837）学徒期满后在建阳县城开了家天宝堂药店。道光十八年（1838），黎瑞相在水吉街开办祥吉药店。道光二十八年（1848），李海斌在水吉开源盛药店。清光绪十四年（1888），许绵波在麻沙开设天裕药店。光绪二十五年（1899），邱密仍在水吉街开设隆盛药店。光绪二十六年（1900），何益元在童游街开设益元药店。其中德源堂、祥吉药店还兼营药材批发，德源堂药店由于资金雄厚，饮誉乡里。光绪二十二年（1896），福建省药局评定德源堂药店为甲级壹等。民国时期中药店逐年增多，特别是一些乡镇都有了药店，大大方便了群众，如马岚的陶茂春、大梨的危亦象、书坊的钟世财三兄弟、下乾的刘文主、童游的上林春、徐市的黄兴发、回潭的吴水生、界首的吴行堂等。据不完全统计，至中华人民共和国成立前夕全县有中药店 88 家。其中又以童游乡 11 家、麻沙镇 17 家、潭城镇 12 家居多。这些药店还善于培养人才，有的药店还请有专门的医师来讲医学、药学，如光绪三十四年（1908），德源堂请名医南城人游仕祯为药店内科医师兼讲夜学，内容有药性赋、汤头歌括等知识。民国十五年（1926），德和堂请前清举人周怡久讲授四书、医学、本草等，他们培养出来的人，或到药店就业，或自己开业。难能可贵的是，他们还把药材炮制技术传教给当地人，如游仕祯先生力排众议，不顾同乡的反对，教授建阳人朱钟瑞、江炳坤、朱友源等人，他们后来从事中医或药业，或医药兼营。

在建阳县众多的南城籍人开设的药店中，数天宝堂药店开业时间长、名气大。该药店由夏连明在光绪十七年（1891）开业。夏连明 12 岁时即随家人自南城县来到建阳谋生，在建阳县城北门的药店里当学徒，得到师父的器重，在师父的支持下自己在城北开办了这家药店。药店经营逐渐扩大，发展到了批零兼营的药栈。同时药栈注重药材炮制加工，选用上好的药材，精心炮制成饮片或丸、散、膏、丹等，有名的有参茸丸、祛寒末、助脾散等，得到医家和患者的好评。药店不仅经营的药品质好，商德也受人称赞。药店悬挂"合药无人见，存心有天知""童叟无欺"等匾联，在作坊中挂

"品种虽贵，必不敢省财力；炮制虽繁，必不敢省人力"。这些联语都是建昌籍药店店员、药工及老板的职业信条。在制药过程中，老板还会亲临作坊或店内检查验证，因此炮制出来的药享誉建阳县。夏家经四代传承，时间达120年。1956年，天宝堂进行公私合营改造，组建建阳城关国药制药部；1962年改为县医药公司中药饮片厂。四代传人夏炳炎还编写了《建阳中药炮制纪要》，主持建阳中药饮片厂工作，生产的饮片受到好评。1985年，建阳中药饮片厂被国家医药局授予中药饮片质量先进单位。夏炳炎也受到了表彰，国家表彰他为中药事业做出积极贡献。

崇安县地处闽西北山区，今改名为武夷山市。这儿也有南城县人开设药店，经营药材。据《武夷山市志》载："清光绪五年（1879），江西南城人万维猷在崇安县开设'万维猷药店'，自制药丸散膏，兼营小批发。清末，崇安县医药进一步发展，城区先后有黄泰山、存仁堂、杰生泰、立顺生等药店开张。星村的吴裕泰、大浑的芦慧春、曹墩的郑中和等中药铺在乡间颇有名。"《武夷山市志》又载："民国时期，崇安县城关药店有开元堂、志仁堂、源昌、张济康、黎开泰、福源茂、黄泰康、源生辉、江和仁等10家。乡镇有吴裕泰等5家。这些店主以素称'药城'的江西南城的从业人员居多。他们俭朴勤劳，深钻炮制技艺，精于核算，习守行规，注重药店信誉。"该市志记载，这些药店多从南城的福源大、福昌源、公益永、源吉昌、三元信等药行采购药材。除了万维猷药店外，在这些南城人的药店中开元堂和立顺生也是颇有名气的。开元堂开业于民国十一年（1922），南城人徐梅生邀集黄嘉瑜、刘少平、邱幼柏、黄少化等南城老乡，每人出资1000元银圆合伙开中药店，徐梅生为董事长。不久，由于经营不善，出现亏损，股东协议后全部由徐梅生接盘。接手后，徐梅生把店面转移他处，自己也更名开元，店名随之改为开元堂。徐开元苦心经营，坚持"如法炮制，以古取胜"的原则。对于加工炮制丸、散、膏、丹的技艺，他十分精通，每每亲临现场检点调药制药，也得到同人的肯定，经营的药店发展到店员达40多人的规模；民国十七年（1928），被推选为崇安县商会会长；

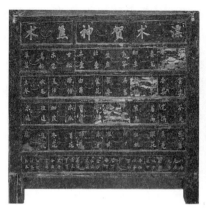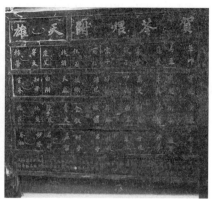

◎老药柜

后因人告密他有"私通红军"和"勾结共党"之嫌，被国民党拘留审查，查无实证后被释放。之后他回到南城老家，药店交伙计何振斌等打理，但经营不善。民国二十三年（1934），他再度回崇安挽救残局。20世纪50年代，公私合营时，他将店铺、药具全部交给崇安县国药总店。此外，南城籍林子良的父亲林少轩，在崇安兴田开设天德堂药店兼坐堂医生。林子良幼读私塾，其父又教他学习《神农本草经》《金匮》《伤寒论》《医学三字经》等医著，成年后随父行医，后迁至县城开设立顺生药店。

连城位于福建省西部。连城最早的中药店是南城人邓蔼玉开设的。吴鸿猷在《连城文史资料》第16期上发表的《连城医药史简介》一文中指出："连城自宋绍兴三年（即公历1133年）置县，民间已有医药业悬牌问世，但史册上却少记载这类资料。医药业历史无从查考。参照中西药开业年代测算，连城城关开业最早的中药店——达生堂，创于清同治四年（即公元1865年）。店主系江西省南城邓蔼玉。"

将乐位于福建西北部。在将乐也有建昌药帮人的药店，南城人开办的有黄锡龄的黄大成药店、李子宝的永盛发药店、黄麟如的吉大生药店、吴玉衡的益寿昌药店、卢新民的利贞元药店、余子明的余人和药店、姜应远的福余堂药店、刘泽洪的刘泽洪药店、张福人的春生堂药店、吴复兴的吴荣记药店、周假俚的万利生药店、葛富维的义永牲药店等，南丰人开办的有胡春联的胡泰和药店。开办较早、影响较大的是黄锡龄在清光绪年间创办的黄大成药店，看病兼卖药，民国三十三年（1944）由孙子黄煊接手经营。黄煊，一名秋桂，字延馥，民国二年（1913）出生于南城县。他严把药材质量关。饮片加工由专人负责，并由过硬的切片师傅切片；粉制要精碾细筛，按方炮制；加工制成的丸散参茸、十全大补丸和蜜制党参受到广大顾客的欢迎。同时，药店做到信誉至上，童叟无欺，对于有困难的病人购药允许赊账，甚至对于有困难的农民可以农副产品抵还；经营灵活多样，批零兼营。

邵武位于福建省西北部，与黎川县毗邻。在清代邵武县，药材加工炮制多利用南城工艺制法炮制，凡须制炒的药材则用麦炒，筛、洗、漂、浸工艺精细，切、炒、灸、炮、煅技艺精湛，颇负盛誉。据《邵武市志》载：抗战时期有国药35户，多由江西（南城）人经营；而在邵武的和平古镇，中华人民共和国成立前就有建昌人黄世初的天蓝堂药店。

松溪县，古属建宁府，位于闽浙交界处，武夷山麓东南侧。早在清同治年间，彭福森就在松溪开设了天一堂药店；清光绪元年（1875），万椿灿在县城开设了存仁堂药店；李老四又在民国初期开了福茂堂药店；黄桂生开设了益仁堂药店。这些药店都是南城人开设的，他们还成立了江西药业同乡会。这些药店对于加工炮制非常严密，徒弟只限南城人。在抗战时期，因为姻亲关系带了几个当地人当学徒，这才慢慢地把技艺在松溪传开了。存仁堂药店是松溪一家名声大的药店，在光绪中期较为鼎盛，月销售额可达2400～3000银圆，店员有10余人，承担全县各乡镇和邻县批发业务。药店对于药材管理很严，生药不准上柜，劣级药杜绝进门，严格把好采购、储藏、炮制和质检关，同时代理客户炮制丸散和粉剂。万椿灿去世后，传长子万松柏，万松柏交由妻子邱氏打理。邱氏去世后由长子万朝栋继承，几年后万朝栋去世，由其弟万朝信接管。后万朝信与嫂嫂罗氏分家，嫂嫂另开崇仁堂药店。公私合营时，存仁堂等过渡到医药公司，完成了公私合营改造。

（三）对河南等外省的辐射

建昌药帮不仅在江西、福建等地有影响，在其他省也有影响，如在北京、河南、浙江、重庆等省市都有影响。也有作家把南城药商的故事写进文学作品，传之后世。

《新元史·列传》之《忠义》里记载了一个建昌医家在京城大都（今北京）的忠义之举，虽然没有描写医家在医药方面的业绩，但这也从侧面反映了建昌医药在京城的影响。其中说："又有吴德新者，字止善，建昌人。工医，留京师久之。尝往宁夏，会盗至，德新见执，胁使降，德新厉声曰：'我生为皇元人，死作皇元鬼，誓不从尔贼！'贼乃缚其两手，加白刃颈上，德新骂不已，曳之井边，阳欲挤之。德新偶得宽，即自投井中，仰骂贼。贼下射，矢贯其项，骂益力。贼怒，以长枪刺之，然壮其志曰：'此真丈夫也。'以土埋井而去。"

在河南省的安阳，其著名的安阳狗皮膏药就是由明末清初南城人姚本仁所创制的。姚本仁字恒中，父亲叫姚钦三。姚本仁自小就喜爱医术，刻苦钻研，医术日精。但南城名医济济，于是他想到南城之外的地方去行医。相传，有一天，他途经河南省的安阳县时碰见一家人在路上送葬。队伍很长，哭哭啼啼的。从送葬的队伍看，他猜想死者年纪可能不是很大，当时他也没多想。但走着走着，他看到一行人走过后，有鲜血滴在路上。他转身追上送葬的队伍，并走到灵柩边，叫住他们，要求让他看看再走。他定睛一看，果然有血从棺中滴出。他问清棺中何人，得知是一难产妇女。他叫扛夫把灵柩放下，并说棺中之人没有死。伤心的送葬人一听，气不打一处来，本来就是霉气事，年轻媳妇死了，又遇上这疯子般的人，真是霉上加霉了。送葬人忙喝道："哪来的疯子，都死了数日，才今天安葬，你成心搅我们的事。"姚本仁看到这架势，知道他们不会轻易放下。他说："她没有死，这流出的是鲜血，死人的血哪会是鲜红的。让我救救看，如果救不活，我身上的盘缠归你们，我披麻戴孝给她送葬。"见他说得这么认真，送葬的队伍停下了脚步，打开棺材。姚本仁切了切"死者"的脉，然后施之以药。不一会儿，少妇的脸色有好转，又过了一会儿，手指动了动。姚本仁果断地说，此妇活了，赶快抬回家，继续诊治。经过姚本仁的数日精心诊治、用病，少妇活了过来。她的家人高兴得不得了，视姚医生为再生父母，说他是华佗再世，是神仙。一传十，十传百，十里八乡的人都知道了姚医生从棺材里把人救活了的事，人们都称他"姚神仙"。他看病常只开一味药，不多开，于是人们又称他"姚一味"。这事也传到分封于安阳的赵王耳朵里。此时的赵王是朱常澳，封号为赵恪王。明崇祯七年（1634），赵恪王闻其医术高明，招他为王府良医所医正。后来，姚本仁辞别了王府，致力于研制主治跌打损伤的膏药。他研制成的膏药主要原料有麝香、乳香、没药、血竭、当归、木瓜等20多种珍贵药材。他采用在老家南城学会的炮制方法对药材进行加工，再研制成末，调制成膏，取名"万应膏"，后来又被人们俗称为姚家狗皮膏药。姚本仁在北方一带将万应膏广泛应用于患者身上，一用辄验，颇有声誉。清顺治元年（1644），姚本仁被清廷招入太医院，赐为御前大夫。顺治五年（1648），姚本仁告老离别太医院，但他并没有回南城，而是定居于安阳。他在安阳开了家膏药店，铺名叫"宗黄堂"，铺前高悬"太医正传"巨匾。"宗黄"意即以岐黄为宗，岐黄是医家始祖岐伯与黄帝的合称。

姚本仁享年88岁，而他的儿子们继承了父业。他有四个儿子，即长子舜夒、次子舜臣、三子舜朝、四子舜庭，他们得其传。姚本仁立下规矩，家业传男不传女，传子不传婿。于是在姚家，只有儿孙承其业，女儿、外孙等没有人承其业。据清代《安阳县志》载："本仁精制万应膏，名布海内，子孙守其方，至今弗绝。四方行旅，过邺下，无远近争市之，谓敷贴辄有奇验云。"老二舜臣膏药店字号以老门金牛为记，老四舜庭开膏药店字号以长门宗黄堂大槐树为记。老四舜庭开始不卖膏药，全部施舍。舜庭生三子，长子大谋、次子大士、三子大千，兄弟三人长大后，分设长门、二门、三门三家膏药店。长门仍在原址，字号不变；二门以"金狮"为名；

三门以"金鹿"为名。从此安阳姚家狗皮膏药有老门"金牛"、长门"大槐树"、二门"金狮"、三门"金鹿"4家，其中长门"大槐树"声誉最高。膏药的配制方法沿袭300多年。1949年后，姚家公开了膏药配方与制作方法。1956年，姚家各门都加入了公私合营的安阳姚家长门宗黄堂膏药厂。1967年，姚家长门宗黄堂膏药厂改为国营膏药厂。姚家狗皮膏药配方精良，质地细腻，色泽黑亮，软硬适度，疗效显著，远销东南亚、欧洲的多个国家和地区。1984年，国营膏药厂更名为河南省安阳商都制药厂，1996年被国家授予"中华老字号"企业称号。

建昌药帮还传入浙江，现浙江省武义县国家非物质文化遗产寿仙谷中药炮制技艺代表性传承人李明焱就是建昌府南丰县走出去的药师传人。

据李明焱、徐子贵编著的《武义寿仙谷中药炮制技艺》一书介绍，李宾生（1720—1775，南丰李氏131世）自南丰移居武义。"宾生公，清康熙庚子年生于江西南丰县，生四子，子有万、贵万、百万迁武义，开创武义李氏一族。"武义寿仙谷中药炮制技艺第一代传承人李志尚（1838—1893）是南丰李氏135世，也是武义李氏的第4代。他们祖上一路逃荒，途中靠采药为人治病才得以糊口，最后在武义县的杨思岭立下了脚。武义县今属浙江省金华市所辖，位于浙江省中部，金华市南部，东与永康市、缙云县接壤，南与丽水市相依，西与遂昌县为邻，北与金东区相接。李志尚开始在武义采药行医为生。尚志生金祖，金祖生海洪，海洪生明焱，他们代代传承药业，至李明焱已是第4代。金祖（1869—1945）时，李家行医售药名声已开始远播，求医问药者络绎不绝。清宣统元年（1909），李金祖在武义开了家药店，名叫"寿仙谷"，取"天地人"合一之意（寿是人，仙是天，谷是地）；并立下"重德觅上药，诚善济世人"之训，要求代代遵守。药店以售药为主，兼为人看病开方，所使用的药多是自己加工炮制的，后由李明焱父亲李海洪（1924—2013）接手。据说，当年有"江南药王"之称的杭州胡雪岩创建的胡庆余堂药店、方清怡创办于清顺治六年（1649）的方回春堂药店经常派人到寿仙谷进货，此举沿袭至抗战时期药店停业。

民国三十年（1941）五月，日军飞机轰炸武义县城，屋舍毁坏严重。次年五月，日军占领了武义县城，再次给武义百业以重创，给人民带来了深重灾难。药店无法再开下去，只好关门停业。抗战胜利后，寿仙谷重新开业，后于20世纪50年代停业。如今，李明焱继续将中药事业做大做强，他创立了浙江寿仙谷医药股份有限公司。

在重庆的巫溪县也有建昌药帮活动。据《巫溪县志》记载，在清嘉庆年间，江西人至大宁 [民国三年（1914）改名巫溪县] 收贩药材。到清末，江西帮开设药号5家，掌控着大宁的药材市场。这当中就有建昌人。在《巫溪县文史资料》第5辑刊登的孙小冬的《桃源子药材市场》里就说："晚清光绪年间，桃源子药商云集，街道有一里多长，当时主要的药商是江西五府（南昌、临江、抚州、建昌、瑞州）。"桃源子为巫溪县所辖，是川陕鄂边区重要的药材交易市场，依山临水，交通方便，陆路通湖北、陕西，水路有船运，顺大宁河直入长江。2017年9月，南城县周春林曾到巫溪县寻访，见到清咸丰年间自南城新丰街迁居于此的周开贵后人。周氏在巫溪县城和桃源子做药材生意，生意做得很大，于是迁居过去。为此周先生写下了《重庆巫溪寻找咸丰药商周开贵》一文。在重庆的酉阳也有建昌商人，清代江西人在那建有万寿宫，由南昌、吉安、瑞州、建昌、临江和抚州六府合建，宫内各府立碑一块，记捐建之事。酉阳药材资源丰富，有的在全国乃至全世界都是著名药材，如青蒿、玄参、白术、杜仲、厚朴等，其中前三种药材的质与量居全国前三名。

在云南，明代江右商人已经活动频繁。明末王士性在他的《广志绎》中说："滇云地广人稀，非江右商贾侨居之，则不成其地。"这其中当然不乏建昌人。据周春林考察，在云南的宁洱县有盱江会馆，已毁；还有江西会馆，会馆里有《建昌灯油碑记》两方，一方是清乾隆四十一年（1776）年立，捐款者152人；一方是乾隆五十八年（1793）立，捐款者186人。捐灯油款的有建昌、南昌、吉安府人，达600余人，其中建昌人达330余人，占一半以上。捐献银两总数近1000两。碑记里说："我盱江捐资毫微，使用不敷，我等牵头人重整灯油，厚望仁人善士，各捐余资，解囊相赠，使福有悠归，名标不朽云尔。"宁洱原属普洱府，盛产药材，多达 170 余种，主要有半夏、木香、厚朴、龙胆草、何首乌、滇紫草、天南星等。《宁洱县志》说："据《普洱府志》载，宁洱县有地产主要药材 39 种。1985 年普洱县第三次中草药材资料普查，境内有药物资源 11 类，664 种。"

据周春林《建昌帮药业史话》里记载：梅开丰回忆，他的外公随五太外公在湖南常德开药店，后去了贵州铜仁县（今铜仁市）开设了同善堂药行，做中药材批发。2017 年，周春林走访了云贵川，拜访了许多从南城迁过去的危氏后裔，有普洱危氏、北川危氏等，从他们口中得知他们皆为经商而过去的，慢慢地在那儿把商业做大做强了，于是举家迁居。而这些地区都是道地药材的产地，有丰富的药材资源，自然为需要大量药材的建昌提供了充足的药源。他们在那儿参与江西会馆建设，建学校，招收当地建昌籍弟子入学。如清末民初，四川江油县（今江油市）的江西会馆办有建武小学、昭武小学、豫章女子小学，建武小学即由建昌人所办，建昌的前身即建武，学校名使用了建昌古地名。由此可知此地建昌人多，也可知他们的"根"意识重。

清代文学大家李渔所撰《连城璧》（又名《无声戏》）卷八《妻妾败纲常　梅香完节操》里专门讲了一个建昌府名医在扬州的故事。扬州十分繁华，商贸发达，文化繁荣，是一个大都市。文学创作来源于生活，是现实生活的真实反映。这则故事也从一个侧面反映了当时建昌医药是极有名气的，不然不会拿建昌医家说事。故事大致这么说的：明朝靖历年间，江西建昌府有个秀士，姓马字麟如。麟如自垂髫之年，就入了学，人都以神童目之，道是两榜中人物。怎奈他自恃聪明，不肯专心举业，但诗词歌赋件件俱能，而且琴棋书画的技艺和星相医卜的术数，也没有一件不会的。别的还博而不精，只有岐黄一道，极肯专业致志。凡是邻里乡党之中有疑难的病症，医生医不好的，请他诊一诊脉，定一个方，不消一两帖药，就医好了。只因他精于医理，弄得自己应接不暇。那些求方问病的，不是朋友，就是亲戚，病医好了，又没有谢仪。他终日赔工夫看病，赔纸笔写方，把自家的举业荒疏了。一日宗师岁试，不考《难经》《脉诀》，出的题目依旧是四书五经。麟如写惯了药方，笔下带些黄连、苦参之气，宗师看了，不觉瞑眩起来，竟把他放在末等。麟如前程考坏，不好见人，心上思量道："我一向在家被人缠扰不过，不如乘此失意之时，离开家乡，竟往别处行道。古人云：'得志则为良相，不得志则为良医。'有我这双国手，何愁不以青囊致富？"算计定了，他吩咐罗氏、莫氏（马妻）说："我要往远处行医，你们在家苦守。我立定脚跟，就来接你们同去。"罗氏、莫氏道："这也是个算计。"她们就给他收拾行李。麟如只留一个老仆在家中，自己约一个朋友同行。那朋友姓万，字子渊，与麟如自小结契，年事相仿，面貌也大同小异，一向从麟如学医道。二人离了建昌，搭江船顺流而下，到了扬州。此处是冠盖往来之地，客商聚集之所，借一传百，易于出名。他们就在琼花观前租间店面，挂了"儒医马麟如"的招牌。不多几时，就有知府请他看病。知府患的内伤，满城的人都认作外感，换一个医生，发表一次，把知府的元气消磨殆尽，竟有旦夕之危。麟如只用一帖清理的药，以后就补元气，不上数帖，知府病势退完，依旧升堂理事。知府道他有活命之功，十分优待，逢人便说扬州城里只有一个医生，其余都是刽子手。麟如之名，由此大著。未及三月，知府升了陕西副使，定要麟如同去。麟如受他知遇之恩，不好推却，只是扬州生意正好，舍不得丢，就与子渊商议道："我便随他去，你还在此守着窠巢，做个退步。"

　　在广东，也有南城人在那儿经营药材，他们更多的是从那儿采进药材，运回南城，在顺昌经营药业的陶氏即是一例。陶家把在福建顺昌的药店转卖给了别人，然后自己转至广东经营，时间已是20世纪初了。陶秉鍠自幼习医药，先从事木材生意，后应老乡药业大户吴荣生之邀从事药业，在福建闽垣帮助打理药行，后又去了广东司担任粤东采办药材之职。他的下一代陶拱辰又专门在"粤东、直隶采办药材"。可见南城人在广东经商者不少，这其中不乏经营药材的。

（四）对海外的辐射

建昌地区入闽十分方便，而福建又有海上便捷的交通，特别是泉州港、福州港，通过福建可以很方便地到达东南亚地区。这样建昌产地的药材或经建昌药师炮制的药物在交通上是可以到达海外，但具体情况如何，值得研究。

明代郑和下西洋推动了中药走出去。在永乐和宣德年间，郑和先后7次奉命下西洋，乘巨舶百余艘出海，其目的是"宣德化而柔远人"，"由占城国、爪哇国、三佛齐国、暹罗国，直逾南天竺、锡兰山国、古里国、柯枝国，抵于西域忽鲁谟斯国、阿丹国、木骨都束国，大小凡三十余国，涉沧溟十万余里"。经南海越印度洋到达今天的红海与东非一带，前后历时约29年。

为保障船上众人的安全，船上配有技术高超的医官、医士等，医者有时多达180人之众。《嘉兴府志》记载："陈以诚，号处梦，枫泾人，善诗画，尤精于医。永乐间，应选隶太医院，累从中使郑和往西洋诸国……"《松江府志》也载："陈常字用恒，上海人，世业儒，（陈）常传外氏邵文庵医即有名。永乐十五年（1417），遣使下西洋，常以医士从。历洪熙、宣德间，恭勤厚宪，上官皆器重之。"太平府名医彭正、太仓名医郁震、常熟名医匡愚等都多次随郑和出航。郑和一行沿途还向一些国家赠送中医药书籍，介绍中国的医学与医药。明代严从简《殊域周咨录》卷六记载郑和一行过安南赠送礼物时就说："若其天文、地理……医学诸书……并有之。"传药施医，马欢《瀛涯胜览》中"锡兰国"条就说，锡兰国的人对中国的麝香、樟脑等很喜欢。陈伦炯在《南洋记》里也说："番病，每向三宝求药。"

明代郑和船队从国外购进药材，如《瀛涯胜览》里记载中国船只到了祖法儿国，人们"皆将乳香、血竭、芦荟、没药、安息香、苏合油、木鳖子之类，来换易纻丝、瓷器等物"。他们拿出的都是药材。《西洋番国志》的"溜山国"条明确记载了中国船队买了龙涎香等药材，说："中国宝船一二只亦到彼处，收买龙涎香、椰子等物。"这些国家向中国朝贡的贡品中也有药物，如明代黄省曾《西洋朝贡典录》里记载暹罗国的贡物中有象牙、犀角、龟筒、珊瑚、片脑、檀香、降真香、乳香、木香、丁香、阿魏、藤竭、藤黄、乌木、大风子、沉香、白豆蔻、木香、龟板、燕窝、苏合香、珍珠、琥珀、羚羊角、玳瑁等。郑和一行从这些国家采集的药物多达 300 余种。

郑和航海的事迹感动着中国人，他们带出的物品，包括药品，也让沿线国家的民众感到新鲜。郑和的船队还带回大量药材，如在苏门答腊内陆及其他印度尼西亚岛屿的森林中，带回了樟脑、乳香等许多珍贵的树脂；在苏门答腊活火山周围则带回了质量上好的硫黄，还有犀牛角、大风子油、胡椒、丁香、豆蔻、木香、苏合香、安息香、沉香、燕窝等。他们采集到药草后，当即在船上进行炮制，以保持药材功效，也便于在船上使用，同时还有利于保存和运输。对于带回国的这些异国药材有的还进行了试种。当年郑和命人在南京狮子山麓静海寺、牛首山等地栽种和培育过一些从海外带回的药材，并取得成功。后来李时珍研究这些药材，并记录到《本草纲目》中，也使当时的中药材品种得到补充。

很多人根据郑和航海的事迹，写成各种文学作品。其中有明万历年间罗懋登的《三宝太监西洋记通俗演义》，颇为有名。作者罗懋登，字登之，号二南里人。但后世对于作者的身世有不同看法，而其中有一说则认为罗懋登为江西南城县人。这一说为上海大学、上海郑和研究中心教授郑闰提出。他通过文献研究与到赣州、南城等实地考察后得出这一结论。他专门写了《〈西洋记〉作者罗懋登考》一文，该文收录《上海与郑和研究》论文集中。郑闰说："从《豫章堂罗氏宗谱》和《豫章罗氏大成谱》可以知道《西洋记》作者罗懋登祖籍江西南城南源，字子立，又字登之，自署'二南里人'，生于明正德丁丑（1517 年）正月十四午时，卒于 1597 年之后。"[①] 罗懋登出生在建昌药帮的发祥地南城，描写这些药材与炮制之法也算是得心应手。季羡林评价该部小说说："既有现实的成分，也有浪漫的成分。他以

————————
① 时平、朱鉴秋，《上海与郑和研究》，北京：海洋出版社，2016，第 342 页。

《瀛涯胜览》等为根据，写了很多历史事实。记录的碑文，甚至能够订正史实。"

如果说，罗懋登笔下的是文学作品中的故事，那下面这一则却是真人真事。南城县商人肖明举经商至满剌加国（今马来西亚马六甲），于明正德年间作为满剌加国的通事（使者）来到北京办理公务，仍然公私兼顾，采购了一船船的货物运回满剌加国。虽无法确定他采购了什么，但这当中也许就有药材。

《建昌帮中药传统炮制法》之《概论》里提及在抗日战争爆发后，南城一些药商的外迁情况，"部分药业同人通过福建、广东，漂洋过海到台湾、东南亚各地以医药谋生，我省中药学专家熊梦生前认定'台湾（中药业）是建昌帮'"。而早在明朝灭亡后，多支明藩王及后裔就被郑成功迎去了台湾，这其中就有益藩王支下。《台湾通史·列传》卷二十九载："初，成功克台，优礼宗室，鲁王世子朱桓、泸溪王朱慈旷（笔者按：爌）、巴东王朱江、乐安王朱俊（笔者按：浚）、舒城王朱著（笔者按：煃）、奉南王朱熺、益王朱镐等，皆先后入台，待之如制。"在明代亲王府里都专门设有良医所，专门研究药物，炮制药物。仅在上述提到名字的人中，益藩王府里就有泸溪王朱慈爌、舒城王朱煃、益王朱镐等人，而益藩王们把建昌药帮的炮制技术带到台湾自然也就是情理之中的事。

南城人把建昌药经营到了海外，抚州市党史办编纂的《抚州人物》一书中记录了南城人郑文卿于民国十九年（1930）已在马来西亚开办了郑源、茂中、卫安3家药店。郑文卿去世后，郑光良三兄弟继承父业，使中药行业在马来西亚得到继续发展。1998年，郑光良回乡探亲时，还特地考察了建昌药帮中药饮片技术。

至今，建昌药帮之药在海外还有深远影响。据相关报道：2015年9月8日，柬埔寨国王诺罗敦·西哈莫尼访问江西中医药大学和江中集团时，获得了江西中医药大学名誉教授称号，并在太湖世界文化论坛岐黄国医外国政要江中体验中心体验中医。江西中医药大学的药物炮制专家向西哈莫尼讲解了建昌药帮炮制流派的炮制特色与工具。对于博大精深的建昌药帮等中医药文化，西哈莫尼大加赞赏，表示要继续促进柬中两国人民的友好交往，推动中医药文化在柬继续蓬勃发展，更好地造福柬埔寨人民。

五、医药相长有名医

"医药"就是"医"和"药"的有机组合，是一对"孪生兄弟"，是保障人类健康不可或缺的方法和手段。医家运用精湛的医术，并合理有效地使用优良的药品，从而达到治病救人、保障人类健康的境界。医药相长，两者相互促进，相互推动向前发展。因此在建昌地区，既有发达的药业，也有兴旺的医学，诞生了盱江医学流派，名医辈出，烂若星河，光艳照人。

（一）建昌的名医名著

根据何晓辉、陈明人、简辉在《盱江医学研究》一书的统计，建昌地区各个时期的医家、医著情况是：西汉医家3人，均在南城县；东汉医家1人、医著3种，均在南城县；三国至晋代医家2人、医著10种，均在南城县；隋唐医家2人，均在南城县；宋代医家2人、医著6种，均在南城县；元代医家12人、医著5种，其中南丰县医家5人、医著1种，南城县医家6人、医著4种，黎川县医家1人；明代医家33人、医著19种，其中广昌县医家2人、医著1种，南丰县医家5人、医著5种，南城县医家10人、医著8种，黎川县医家15人、医著5种，资溪县医家1人；清代医家112人、医著69种，其中广昌县医家16人、医著2种，南丰县医家44人、医著25种，南城县医家30人、医著21种，黎川县医家18人、医著16种，资溪县医家4人、医著5种；民国时期医家29人、医著19种，广昌县医家7人、医著2种，南丰县医家5人、医著5种，南城县医家13人、医著11种，黎川县医家3人、医著1种，资溪县医家1人。总数达到医家196人、医著131种。而盱江医家有1006人，医著有695种，建昌地区医家和医者数量占其比例分别为 19.5%、18.8%。江西古代十大名医中有 8 人出自盱江流域，影响深远，名传海内外，在中国医学史上占有重要地位。其中建昌府有元代危亦林、明代李梴。盱江医学的覆盖区域除了建昌地区，还包括金溪、乐安、宜黄、崇仁、临川、东乡、丰城、清江、进贤、南昌和新建等地，即整个抚河（盱江出南城县境称抚河）的中下游流域地区。

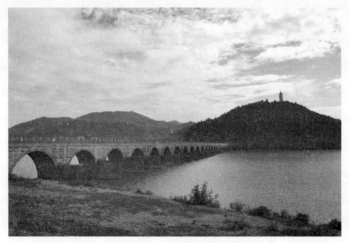

◎盱江之上的明代万年桥

1. 宋元名医

黎民寿，字景仁，南城县人。他小时候跟着父亲学习儒家经典，希望由此参加考试，博取功名，但是没有如愿，后来感叹说："虽然没有能够在科场上得志，以光宗耀祖，但是业医同样可救助别人，这与入仕去救助别人是一样的。"于是开始学习医学，日益精进，很快就掌握了深奥的医理。他视患者之病犹如自己的病，虽然求治的病人很多，应接不暇，但他不懈怠不厌倦，收取的报酬也很少。他生活清淡寡欲，不饮酒，不食荤，只要一碗白饭，一杯白水，或一碗白面。他自己觉得这样能使身心清洁，可与神明相通，也不影响救治病人。他一生救人无数，却不以此居功，这就是他的医德。《中国医籍考》中《方论》记载："今有盱江黎民寿字景仁，资沈敏而思精密。学有师传。意兼自得。悟法之精。蓄方之富。试之辄效。

信者弥众。争造其门。或就。或请。日夜不得休。其全活迂续之滋多。而影响神应之可验。几有姚僧坦之遗风矣。"姚僧坦是南北朝时期梁、周朝太医。据史载，他医术高妙，为当世所推；前后效验，不可胜记；声誉既盛，远闻边服；至于诸蕃外域，咸请托之。人们把黎民寿与姚僧坦相提并论，足以见他医术之高妙。

黎民寿一生著述丰富，撰有《简易方论》《决脉精要》《断病提纲》《注广成先生玉函经解》《辑方》等。《简易方论》又名《黎居士简易方论》，是南宋医方名著，其所选多是南宋以前的方书，皆注明了出处。该书常被元、明医方引用，国内自清代失传。《注广成先生玉函经解》1卷由唐末五代间医家杜光庭撰著，后黎民寿注，而成为重要的脉学专著，被人们视为稀世医学古籍。所撰《辑方》《决脉精要》《注广成先生玉函经解》等流传日本。元代吴澄为严寿逸《医说》出版作序时，开篇即说："盱江名医黎民寿，著论《辑方》，至今盛行于世。"足可见此书久负盛名，长传不衰。

危亦林，字达斋，南丰县人，生于南宋景炎二年（1277）。他家到亦林时已是五世业医。五世祖危云仙是当地名医，他在东京（今河南开封）遇见董医生。董医生是三国时名医董奉的第25代孙，精于内科，于是云仙向他学习内科医术，之后医术精进。伯祖危子美师从临江（今江西樟树市）刘三点和新城（今黎川县）陈医生学习妇科，再到杭州学习骨伤科。危子美擅长妇科、骨科等。祖父危碧崖早年习医，师事黎川周伯熙，学习小儿科。伯父危熙载在福建汀州学习眼科，又到南城周后游那儿学习治疗瘵疾，对于医理有较深的研究。危亦林自幼聪颖好学，博览群书，向长辈们学习医德医术，特别是阅读了许多家传的医书。危亦林在《医世得效方》的序言里说："由鼻祖自抚而迁于南丰，高祖云仙游学于东京，遇董奉二十五世孙京，授以大方脉脉家，而医道日行。伯祖子美，复传妇人、正骨、金镞等科。其父碧崖得小方脉于周氏伯熙载，进学眼科及疗瘵疾。至仆再参究疮肿、咽喉、口齿等科，及诸积古方，及近代名医诸方。由高祖至仆，凡五世矣，随试随效。"从自序中可知，他得家传，"仆幼而好学，弱冠而业医"。20岁时，危亦林开始从医，对祖传医书及验方认真阅览、深入研究，并在行医过程中进行验证和修改，其医道日益精进。他通晓内、妇、产、儿、眼、骨、喉、口齿等科，尤擅长骨科，成为一代名医。元天历元年（1328），危亦林任南丰州医学学录，后改任官医副提领，协助提领掌管医事政令，官至南丰州医学教授。在行医和任州医官时，他不仅继承前代医学，还继承和发展危氏祖传医学经验，根据祖传历代医方，结合自己的实践经验，将医学分为13科，并花了10年时间，在元至元三年（1337）著成《世医得效方》20卷，共50余万字，经江西官医提举司报送太医院。太医院行文江西等五行省官医提举司重校，再经太医院核定，于元至正五年（1345）刊刻发行，成为各行省使用的医疗用书。全书编次有法，科目无遗，论治精详，是上承唐宋，下启明清的一部重要方书。

危亦林不仅医术高明，有很高的声誉，而且还研制多种医用药品，在药学上做出了突出贡献。如他研制了木香匀气散。该药主要用丁香、檀香、木香、砂仕、白豆蔻、藿香、甘草等多种药材制成，可以消肿止痛。再如他研制的治疗内伤的大紫金皮散，运用了白芷、川当归、赤芍、白芍、生地、川芎、牛膝、乳香、没药、羌活、独活、半夏等25种药材制成，是当时活血化瘀的常用药。他还研制了麻药草乌散，药物由猪牙皂角、木鳖子、

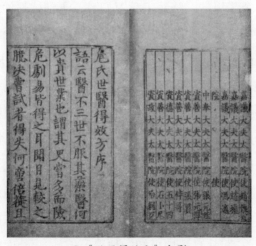

◎《世医得效方》书影

紫荆皮、白芷、半夏、乌药、川芎、杜当归、川乌、茴香、草乌、木香等组成。危亦林主张在骨折脱臼整复之前，实行麻醉，然后施术。这与现代骨科临床施术方法相同，是一项世界领先技术。傅维康主编的《中国医学史》中说："在欧洲于十九世纪中叶发明乙醚、哥罗仿等麻醉药之前，日本著名外科医生华冈青州曾于1805年使用曼陀罗作为手术麻醉药，被誉为世界麻醉史上的佳话和先例。其实此法不仅比《世医得效方》晚了四百六十余年。"尤为值得一提的是，该药仅为危亦林所用药物之一种。

《世医得效方》为危亦林最重要的著作。全书涉及内、外、妇、儿、骨伤和五官等多科疾病，共设子目280多项。书中论病源证候，继而分病症列出药方，每个药方之下又设主治，药物组成、用法及药量加减变化。危亦林在书中公开了自己创制的药方，还将自己家族祖传下来的秘方也进行了公开，如治疗水肿的8个秘方，即芫花丸、牵牛汤、苁蓉散、乌鲤鱼汤、郁李仁散、川活散、红豆散、紫金丸；治疗痈疽的10个秘方，即前锋正将、引兵先锋、四面楚歌、水师晶明、替针丁香丸、固垒元帅、护壁都尉、生肉神异膏、止痛拔毒膏、敛疮口黄丹散；治气壅耳聋的秘方降气汤，此汤主料为香附、沉香、砂仁、甘草等，外加石菖蒲末及少许盐；治疗痢疾的养脏汤，该汤主料为陈皮、枳壳、黄连、南木香、乌梅、罂粟壳、厚朴、杏仁和甘草等；治疗鱼脐疔疮的秘方，用丝瓜叶、连须葱、韭菜捣烂榨汁用酒和服，渣贴在腋下。书中还采集了不少民间验方，这些验方往往简便有效，如治疗小便难、小腹胀，用葱白三斤，切细，炒熟后用帕子裹，分作两份，轮流熨脐下；又如治疗鼻衄不止，用萝卜汁、藕汁滴入鼻中。

严寿逸字仁安，南城县人。其曾祖父为南城县学教谕。严寿逸幼时颖敏，始入学时即能对10字对联，长者称奇。时朝廷设立医学，严寿逸先读儒学，后入选其中学习。学官曾昭先向他讲授《内经》，而他的同辈没有人能懂，只有严寿逸能融会贯通，领悟其中要旨。他长大以后即以善医称名于乡，被选为丰州医学正，北游至京城。当时同乡程钜夫为朝中重臣，他便前去拜访。学者吴澄也对他多有勉励。在京城，他更加专注于医业，注重学习。彼时，刘宽素、张从政以医鸣于人，江南一带却没有人听说过。于是严寿逸便去购买他们的书来学习、领悟，并参照实践，后撰成《医说》一书。吴澄为之作序，多有称赞。他在序里说：

> 医学教授严寿逸亦盱江人，用药去疾，随试辄效，何盱江多独工巧之医与？观原脉、原证、原病、原治四篇，亦可见其技之大概矣。周官疾医之职有云：参之以九脏之动，益言察脉之巧也。又云：两之以九窍之变，盖言辨证之工也。邪气有所侵犯之谓病，正气有所亏偏之谓病。外攘以克其邪之谓治，内修以复其正之谓治。精于察脉，精于辨证，以究其病，而或短于治者有焉。脉证病俱善而又善于治，此医岂易遇哉！寿逸字仁安，予试其所治，知其于医也，非但既其文而已，盱江之医有严氏，黎氏恶得专美于前乎。

有一次，吴澄得了怪病，他朝能进食，至晚则不能，请了很多医家诊断，都不知他所得何病。严寿逸知道后，前往视病，认为吴澄得的是"血枯病"，为他开了七剂药，服后他的病果然痊愈。吴澄很高兴，逢人便称赞说："果不负吾言。"从此，京城里的人不论贵贱贫富都知道他，凡得了病都要请他来诊治，并且服药之后效果显著。不久，严寿逸调任吉安路医学教授。在他去世后，危素撰《故天临路医学教授严君墓铭》说："道术既裂非一科，内经相传起札瘥。史迁笔削称扁和，刘张逝矣师说伪。尊宗列派相诋诃，纷纷谬学徒嫜阿，夭亡颠覆何其多，仁安积学精研摩。著经誓欲苏沉疴，屹若砥柱当风波。浩然直气死不磨，我述道行铭嵯峨。"

余明可，名登孙，以字行，南城县人，为建昌路学正，精于《易》学，遍通医理，"为一时医中之最"。他家住县城西南麓泉边，并建有药室。程钜夫为他药室题额"麓泉"。吴澄为他写《麓泉记》，称赞说："明可初工小儿医，其后偏通诸科。""明可之医无不精。"之后程文海又写了《跋麓泉记后》，同样称赞他的医术。他说："诚以医者，人命死生之所系，要非可以

180

虚誉求也……吾家孙子三岁而病，谒诸医，或曰惊，或曰风。明可一见，曰：'此伤暑也。'饮以一剂而愈。吾弟女子昉一岁而病疬，既苦河鱼三日，诸医却立。明可饮以三剂，精神如常时，他小儿赖明可而活者复多计。计明可出入城市，其所疗所全当不可偻数，惜未有记之者。"

谢廷高，字东楼，南丰县人。明崇祯十一年（1638），有寇作乱，官兵受伤者达数百人。谢廷高对官府说，他愿提供医药服务。他医治患者 10 余天，跛者、骨折者皆能起立，数百人没有一个变成残废。平寇之后，县令向上递报他的功绩。益王命巡抚解学龙赠银 50 两及衣帽，旌表他为"善人"。他的孙子谢德选继承了他的医业。

除上列很多医家外，在宋代，有南城人傅常，撰有《产乳备要》。在元代，有南丰人江东山，擅疮肿科；南城人周后游，擅治肺痨；南城人汤尧，精于医；南城人姚宜仲，几世业医，精脉理，撰《脉诊指要》，增补《断病提纲》；黎川人周伯熙，擅儿科。

2. 明代名医

李梴，字健斋，建昌府南丰人，具体生卒年不详，约生于明嘉靖年间，是一代知名的儒医，为江西省历史上十大名医之一。

李梴从小学习儒家经典，为邑庠生。青年时期，他自己常生病，为了给自己治病，从而钻研医学。他博览医书，并且将从书本中所学知识用于临床。由于他先习儒后学医，从而打通了儒学与医学，以儒家思想诠释医理。他曾经说："学者不深入《易》，则于死生之故不达，利济人物，终无把握。"他不慕荣利，行医于江西、福建两省各地，医德与医术赢得了患者及家属的一片好评，声名远扬赣闽两省。晚年，为了解决初习医者无从入门的苦衷，他将数十年积累的学术心得撰成《医学入门》一书。

《医学入门》是李梴留下的宝贵医药财富，普惠于后世。《医学入门》内容包括历代医家传略、保养、运气、经络、脏腑、诊断、针灸、本草、方剂，以及外感内伤病机、内外妇儿各科疾病证治等。书中还搜集名医 200

余人，并作简要介绍。全书共8卷，其中正文7卷、卷首1卷。明万历三年（1575）刊行于世。全书还配有图例，并把医药理论与知识寓于诗词歌赋之中。如对于药物南星，他写道："南星苦辛利风痰，破伤惊搐紧牙函，麻痹疮肿寒咳嗽，消瘀破积蛇虫含。"同时以大量注文做补充说明，对全书做通俗化处理，让文化水平不高的习医、习药者都能读懂读通，且汇集了各家学说，又阐明了作者自己独特的见解。全书通俗易懂，便学便记，大大方便初学者，所以后世称赞它是一部很好的学医入门指导书，为读者所推崇。该书流传较广，还一度流传到日本、越南等地。现有多种版本行世。《医学入门》将多种古人著作整理分类，提取其精华部分汇编成册；对于每一种药材，作者都用歌赋形式写作，便于记忆，特别是他不仅分析病理，还针对各种病况如何使用本草和方剂有专门的阐述，从这一角度看，《医学入门》还是一本很好的药书。

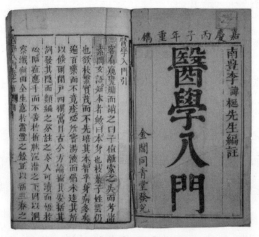

◎《医学入门》书影

《医学入门》一书远不止阐述用药之法，还对药物的炮制技艺做了精简的介绍，便于习医、习药者学习、记忆。他还对药性进行了解说，告诉人们为什么要如此炮制。如果遵照他诗中所赋歌诀进行炮制加工，其药性、药效必能很好地发挥。他赋诗说：

炮炙制度毋逞巧，诗曰：芫花本利水，无醋不能通；绿豆本解毒，带壳不见功。草果消膨效，连壳反胀胸；黑丑生利水，远志苗毒逢。蒲黄生通血，熟补血运通；地榆医血药，连梢不住红。陈皮专理气，连白补胃中；附子救阴药，生用走皮风。草乌解风痹，生用使人蒙；人言烧过用，诸石火煅红。入醋能为末，制度必须工；川芎炒去油，生用气痹痛。凡药入肺蜜制，入脾姜制，入肾用盐，入肝用醋，入心用童便。凡药用火炮汤泡煨炒者，制其毒也；醋浸姜制酥炙者，行经活血也。且如知母、桑白皮、天麦门冬、生熟地黄、何首乌忌铁器，用竹刀铜刀切之，犯铁必患三消；远志、巴戟、门冬、莲子、乌药之类，如不去心，令人烦躁。猪苓、茯苓、厚朴、桑白皮之类，如不去皮，耗人元气；柏子、火麻、益智、草果之类，如不去皮，令人心痞。当归、地黄、苁蓉酒洗去土，生精活血，无令满闷；桃仁、杏仁，双仁有毒伤人，用去皮尖，不生疔疖；苍术、半夏、陈皮用汤泡洗，去其燥性；麻黄泡去头汁，庶不烦心；人参、桔梗、常山去苗芦，庶不呕。当知水飞、火煅、醋淬、酒浸、另研等项，必遵古法，毋逞新奇。

叶云龙，字以潜，南城县人，少习举子业，兼精医学，治病有奇效，著《士林余业医学全书》（简称《士林医业》）6卷行世。张伟娜等点校了该书，并由学苑出版社在2015年出版发行。

赵瑄，字文英，南城县人，官太医院御医。他医术高明，得到了内阁首辅李东阳等人的称赞。李东阳曾称赞他："察脉断证，皆应手发药，无少疑滞，而多奇中有名效，意非专门名家不能及。"杨一清在他的《邃庵集》里也称赞说："余始来京师，即闻御医赵君名，负疴求疗者无虚日，不问富贵贫贱，皆竭力应之，报不报不计也。"

樊胡，字鹤龄，南城县人，官益王府良医正。他少时聪敏，对于古代《内经》等传统经典医家著作，都进行了广泛的阅读、学习。对于脉理也有深入的掌握，号脉精准，来求诊者络绎不绝。对那些路途远而不能亲自来就医的，不论寒暑他都要给他们开出药方。他曾对人说："病者望医甚于望岁，不必病愈医至而疾已轻矣。吾敢少缓须臾耶？"可见他不仅有高超的医术，还有崇高的医德。

程式，字心源，南城县人，精于医术，特别是吸纳了张仲景、刘完素、李东垣、朱震亨等著名医家的精髓，诊病断症自如；给患者治病开方，药到病除，如有神助。他把自己从医的经验撰著成书，取名为《程氏医彀》，以帮助初习医者弄懂经络血脉，弄通疾病发生、发展、变化及其结局的机理。"若登轩岐之堂，入卢王之室，踵张、刘、李、朱之门，而相质证焉"，今传于世。

王文谟，字继周，南城县人；医药名门出身，其祖父王杏林、其父王云泉都是当时的名医。他著有《济世碎金方》，但在国内已失传。日本国立公文书馆内阁文库藏有原日本红叶山文库所收藏明万历二十二年（1594）刻本及多纪元简据原刊所抄本。王文谟还编有《医学钩玄》《幽谷回春》《禽遁玄书》。这些著作是以其祖父所藏的秘方、父亲的经验方和他本人用过的有效方剂，以及民间验方汇集而成。

吴文炳，字邵轩，号光甫，南城县人。他自少年开始即酷爱医学，长大后进入仕途仍不废医业，对于医学名家往往亲自登门拜访，并广泛收集医家们的资料、医论、医方等。他著有《食物本草》《神医秘诀尊经奥旨针灸大成》。万历年间，他编辑刊行《医家赤帜益辨全书》。该书内容丰富，分类清晰合理，涵盖脉理、运气、经络、针灸、本草、伤寒、温暑、杂病、女科、小儿、外科等。其论多选辑张仲景、刘完素、李东垣、朱震亨等历代名家之言，是方、论相结合的综合性医书。2015年，学苑出版社出版了该书，由李敬华点校。

张三锡，字叔承，南城县人；系名医王肯堂弟子，后居南京；世医出身，行医30年；博采群书，著成《医学六要》，共19卷，其中包括《四诊法》《经络考》《病机部》《治法汇》《本草选》《运气略》。该书编成于明万历十三年（1585）。该书"博采群书，各汇其要，然杂录旧文，无所折衷"。论者以为："先阐明己见，后列历代医家之见。全书资料丰富，条理井然，有博而不杂、详而有要的特点。"他的影响甚大，名医王肯堂称赞不已，并称他为"医圣"。后世认为王肯堂的赞誉并不为过。清代魏之琇所撰《续名医类案》记录数十则张三锡治病的医案故事。2005年，上海科学技术出版社出版了该著作。

余绍宁，字义周，南城县人，后移居新城；少时读书兼习医，20岁时，即遍访名医，得到高人的指教。其用药不循旧方，但都是对症开出药方，同邑绅士感服他小心精笃。他曾研制万应丸，施救患者，救活了很多人。他还著书立说，著有《元宗司命》，共20卷，其中讨论伤寒针灸的处方无不精备；还著有《道书全集》《金丹秘旨》《天时运气》等，并授徒20余人。他的儿子景汤、景立都承其业，以医名世。

朱祐槟，明宪宗朱见深第六子，为益端王，封地建昌府。他通医术，辨医方。明代徐彦纯著、刘纯续增的《玉机微义》载，朝廷设医学（校），建良医所，聘良医正和医学教授，征收药材，精制丸散。

樊孔行，南城县人，以市药为业，誓不欺人。其子郎以医显于世，为益府良医。

张荣，字继川，黎川县人。其先祖张复兴也是一位明代著名的医家，以精通儿科医术受荐辟，官至奉议大夫、太医院院使。张荣秉承祖传医业，通晓医术，尤精于孩童痘疹类疾病，登门求医者，不拒远近，救活治愈儿童不计其数。张医师医德高尚，虔心治病，不计医资，对于家境贫寒患者，可不收医资；晚年虽患足疾，但仍坐着轿子出诊。

上官榜，字念川，黎川县人，明末清初间名医。他从小出游远方，学习医术，得到名医传授治病秘方，医道大进，归家后开业行医，悬壶济世。每年遇疹痘大肆流行之时，他奔波各处，夜以继日，所治愈救活者不胜数；与同乡名医张荣一样，声名远播，年70余而卒。其子上官顺，亦承袭父业，成为当地名医。

除上列很多医家外，还有南丰县医家，如刘廷点撰有《脉症约解》；谭浚以儒通医，撰《医宗》；李熙业医，撰有《瘕瘕集》。黎川县医家，如张福兴精儿科，为太医院使；曲伸工医术；曲彦贞世业医；方模世代业医，精通医术；刘嘉谟精于医术；毕荿臣为太医院吏目；鲁论撰有《医约》。广昌县医家，如刘大肇以儒通医，兼工医脉；李荫槐、陈学礼、郑元箸、骆仁山、毕恒兴、吴贻谦、何运珍精于医术；李汝逊擅儿科；魏国仪精医术，撰有《医统》《式唐集验良方》等；张云会精于内、外科；谢表以儒通医，精于医术；谢用仪、谢世觉以儒通医；泸溪孙奎以儒通医。南城县医家，如陈善道世代精医；等等。

3. 清代名医

清代，在南城县有一个医药世家，他们在金溪县浒湾镇开药肆并行医，人称"谢半街"，他们在南昌还开办"康斋"药肆。这就是江西古代十大名医之一的谢星焕的家族。

谢星焕的祖父谢士骏精于医术，著有《医学数学说》，其子谢职夫承其业，从医，著有《医卜同源论》。职夫子谢星焕承父业，从医；子谢启明亦习医，英年早逝。谢星焕子侄谢甘霖、谢甘棠、谢甘澍承其业，从医。谢启明子谢甘棠、谢甘棠子谢佩玉从叔父谢甘澍习医。谢佩贤以儒通医。谢佩玉生九子二女，五子谢慵耕为抚州十大名医之一，六子谢六韬为金溪名中医，幼子庄泉为南城名中医。下文对其家族中几位做简要介绍。

谢星焕，字斗文，号映庐，南城县人，清代著名医家，自幼聪颖，幼读儒家经典，但后因家道中落，被迫放弃读儒家求仕进之路，改攻医学，继承祖业，而终成一代名医。

谢星焕博览医家著作，上自《黄帝内经》《伤寒杂病论》，下至刘完素、李杲、薛己、喻嘉言等医家著述，多达300余种，尤其推崇南宋李杲和明末清初的喻嘉言等医家之学。他从医40余年，颇富经验，精通医术，善治疑难奇险、误治失治之症；临诊处治，善探求病理，推勘精细，立方治理，善用成方，慎用自方，应手即愈。诸医束手之病，他能立辨病源。他以"下笔虽完宜复想，用心已到莫多疑"为座右铭，对危重病不惧，对疑难病不惑，当机立断。

谢星焕崇尚医德，出门应诊，不论远近、雨雪风霜、白天黑夜，从不推辞；对无钱看病和买药的贫苦患者，不计酬金。清道光十一年（1831），南城饥荒致时疫大作，经他救治，活人无数。他家世代兼营药店，前店后坊，加工与销售并举。每年从端午至重阳都要自制时令成品药金不换正气丸，布施于人，受益者不计其数。

谢星焕主张先议病，后议药，精审病证，深究病源，详推病机，而后对症出方。其处方用药，多优先选用古方成法。在他看来，古方都是前人经过无数次临床试用而总结出来，并记载在医书中，又经无数医家袭用验证，因而具有很高的临床疗效。如果是疑难杂症，也可根据病症，更拟新方。由于他熟读古代医书，对于古方了然于胸，于是运用自如。如用张仲景半夏泻心汤治身寒而呕。该方所用药主要有半夏、黄芩、黄连、甘草、人参、干姜、大枣。他还善于根据病症修订药方，如该方除了人参，再加甘草，名甘草泻心汤；该方加生姜，名生姜泻心汤。

他遇复杂病症时，能创制一些新方。如自制霹雳劫巢汤，治寒痰闭塞、中脏脱绝之证；自制扶阳丹，治小儿夏月吐泻致成慢惊、脾肾阳衰之证，兼治男女中寒、呕吐腹痛、一切火衰等证，并皆冲验。

谢星焕善于博采众长，结合自己 40 余年积累的临床经验，编纂成《得心集医案》6 卷。该书分门别类，收录医案 261 则，分为伤寒、中风等 21门，另有答问、书信等 15 篇，四阳图说 1 篇，并附《一得集》18 篇。原著曾有所散失，后经其幼子谢甘澍于清咸丰十一年（1861）整理成书，刊行于世。民国二十五年（1936），该书被收录《珍本医书集成》中，更名为《谢映庐医案》。2012 年，中国医药出版社出版了孙乃雄、赵红军合著的《谢映庐医案评析》一书。

谢星焕的弟弟谢拱宸虽不以医名，但擅长炮制技艺，在金溪浒湾开设

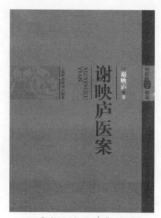

◎《谢映庐医案》书影

药店。赵承恩在《诰封中宪大夫谢君拱宸寿序》里说:"予惟拱宸先生少习尊人业,精雷公炮制法,列肆湾市。遇贫乏人力不能贷药者,悉与之,不求值,咸称为盛德长者,而先生略无德色。"

谢甘澍,字杏园,谢星焕的小儿子。他子续父业,精于医,整理父亲医药著作,定名为《得心集医案》。书中附有他自己的见解。清光绪三年(1877),谢甘澍注释《寓意草注释》,初为谢映庐公祠藏版,后由上海三民图书公司于民国二十三年(1934)铅印出版发行。

谢佩玉,字清舫,号石禅居士,又号右叟,为谢甘澍的儿子。谢佩玉自小耳濡目染家庭所传医学,但谢氏家族还是把读儒家书、参加科举考试视为要业。他在清光绪十九年(1893)中秀才,光绪二十九年(1903)任职江苏,清宣统元年(1909)因清廷腐败弃官归里,随叔父谢甘澍习医。由于世代从医,有着浓厚的家族从医之氛围,他的医学水平日进。

民国二年(1913),谢佩玉到南昌开业行医,并开了家名为"康斋"的药店,他应诊所用药都是由自己药店售出。他一边行医一边著述,将自己行医的心得与经验记录下来。民国十八年(1929),发生了震惊全国医药界的"废止中医案",遭到了医药界的坚决反对。谢佩玉在此环境里,一方面行医著述,一方面培养医药人才。民国二十一年(1932),他在江西国医专修院任教,编有《素问节要集注》。该学校后来发展成为江西中医学院。为传播中医的精髓，谢佩玉一改祖宗传承的只传本族不传外的规矩，广纳学徒，把祖宗的中医学真正发扬光大，被誉为江西中医界"四大金刚一尊佛"中的"一尊佛"。"四大金刚"即姚国美、谢双湖、姚稚山、张佩宜。他精于内科和妇科，将一生所得撰写成医学专著，如《方论集腋》《素问节要集注》《医论》《药性分类》《内经省览》《伤寒摘要》《谢公佩玉医案》《医学摘要》《少阴病脉证治摘要》《儿科选用方》《厥阴病脉证治摘要》《杂证述治》《方脉述治》《疮毒门》《看痘辑要》。

谢慵耕，谢佩玉的儿子。谢慵耕一生勤于医业，对《黄帝内经》《伤寒论》《金匮要略》等典籍深入研读，精于内、妇、儿科。他有50多年临床经验，推崇元代著名医学家朱丹溪的学说，认为六气多从火化。"气有余便是火"，气不足郁而成火，要针对不用类型的火，采用不同的降火药。谢慵耕十分重视脾胃对人体的重要作用，如果要调养身体、要进补，则补脾胃即可。他认为脾阴与胃阴应当有所不同，可分但不可强分。在1983年江西省卫生厅主编的《杏林医选——江西名老中医经验选编》一书中就记录了他的脾胃不可强分学说。

王应试，字夺标，广昌县人。他家五代业医。他识见高明，察脉辨症，精通张仲景方书《伤寒杂病论》，人们称他有"杏林橘井"之遗风。

毕恒兴，字旺昌，广昌县人。他精于医术，尤工外科，救人之急不避风雨，并不计报酬。县令白澹铣送匾给他，匾上写着"触手成春"。

黄明生，南丰县人，精于喉科，撰《喉风三十六种》，传医于安徽歙县新安。郑于丰及其叔父郑于蕃从学于他；郑于丰之子郑梅涧为喉科名家，撰《重楼玉钥》。

吴廷景，字秀贤，号蒙斋太学生，南丰县人，从谢子实、李只操学习医学。学成之后，他离家到淮上一带为人看病卖药，甚至不收费用，名声大振。数年之后，他回到家乡，每日上门求医者无数。他分清贫富缓急，先治贫者再治富者，对于贫者赠药或请到家中食宿，待病愈再让他们回家。汤廷竹为其撰《吴蒙斋传》。

丁化，字两涛，广昌县人。母亲早年守寡，带着他艰难度日，把他养大成人。不幸的是，丁化得了失血症，几乎没有办法可治，于是他向徐怡谷学习医术，以治自己的病。后来他以医名世，且以助人为乐，不计较利益得失，使一些贫困的患者得以续命。

罗俊彦，字光美，广昌县人，精于医术。清康熙三十四年（1695）春，建昌知府于翔汉请他为其母看病，他到了于府听说其母已"死"。罗俊彦说，虽然去世了，但也可以去探探病。他来到于母榻前视诊后，说可以救活，请其家人将她头顶头发剪去一部分，并用陈艾灸其头部，令其苏醒，再用药调治，不久康复。当于知府问其母病因，罗俊彦告诉他说：观夫人神色未变，是风痰贯顶，所以用陈艾灸治。或是因为老夫人梳头时，仆人摇扇时间长了，受到风寒。知府感其医术之神奇，赠"国手佛心"匾给他。同年夏天，罗俊彦又应召为两江总督于成龙的儿子治病，很快就把他的病治好了。于成龙赠其"仁心仁术"匾。他的孙子罗圣珍得其传，精于医。

徐亮，号怡谷，广昌县人；幼时丧父，习举子业而失意科场，转而习医；每治一病都反复琢磨，不循古方，往往施药有奇效；遇到孤、穷者，不仅常常赠药，还亲自提供饮食，甚至护理他们，犹如亲人；晚年更加勤于治病救人，积劳成疾而逝。谢文济为他立传，以传其德。

曾鼎，字亦峦，号香田，南城县人；小时候，他为了应考，读儒家书，后来因为家贫，跟着父亲一起旅居南昌白马庙行医。白马庙为著名医家喻嘉言的禅栖所，于是曾鼎专门钻研他的诊脉理论。有人来庙里，他就给人把脉治病。这样过去了8年，曾鼎医术日进，声誉日隆。他到京城里为人看病，名震京城。他医德高尚，对于贫困患者，不收取报酬。如果患者要酬谢他，他反而加倍帮助人家；而对于权贵患者，则要求厚礼，不然不应诊。晚年他寓居南昌，撰有《医宗备要》《痘疹会能》《医学入门》《妇科宗旨》《幼科宗旨》《妇科指归》《幼科指归》《外科宗旨》等。

吴霖，号时雨，南城县人；精医学，讲求《素问》《内经》，善辨疑难症，应手立愈，尤擅儿科；撰《小儿秘要》。

邹岳，号东山，南城县人，为诸生；精内、外科，宗张仲景，善辨虚实证，行医于河南苏门（今属河南辉县）一带；撰《外科真诠》《医医说》，尤其以《医医说》为人所称赞。

张尘生，以字行，南城县人；以医名世，工于外科，精针灸、外、喉、眼科，擅按、抚、毒、熨、针、割等外治法；饮酒成癖，不吃荤，给人治病，只要留他喝酒，就可抵医资；晚年尤精于医理，所著有《论喉科三十六种》《眼科》《杂科》，因为家贫不能刊刻行世。其子张如鳌继承父业，医术精湛，尤精针灸、喉、眼、外科，得到人们的称赞。

孔毓礼，字以立，黎川县人；少时攻举子业，补博士弟子员，后来因父母生病而学习医术，并得精进；治病时常凝思多时，考虑周全，再下笔写方。他常说治病找不到病因，不敢开出药方。如果因此病者家属另请他人治病施药，病愈，他认了。遇到年轻人，他往往告诫说："慎起居饮食，毋生病，吾药不足恃也。"他撰有《医门普渡》等。

杨居耀，字穆如，号虚中，黎川县人；青壮年时期由儒转医，矢志研习医学，后精通医术，每次为人看病下药都能见奇效。他将自己多年临床经验、病例药方，编写成书，名曰《杨氏家藏》。对于没钱的患者，他便免费诊治，并赠送药物。

杨居义，字和仲，黎川县人；从小钻研医书，后游历江湖，得遇一位奇异的僧人。僧人传授给他一部医药验方书籍。经过反复攻读琢磨，胆大心细地临床验证，杨居义医术渐臻神妙。他接诊病人，总能摸准脉象，对症下药，疗效显著。他生性喜欢花木，凡是患者愈后要答谢他，只要送他一束鲜花他便很高兴。他还善治疑难杂症、奇怪病症。相传，他救活了一位正要入棺的产妇，并让她顺利产下婴儿，母子平安。

张名弼，字良臣，黎川县人。其家为书香世家，至张名弼时改攻医术。张名弼潜心研读，谨慎临床，终至博识精通，尤其擅长儿科诊治，经其治愈者，数以万人计。他的医德医术远近闻名，周边城乡求医问诊者纷至沓来。他设医所于县城南津街，有的远道而来的，或带着小孩来不及立刻治愈回家的，他便让他们留宿在自己家里，免费供给伙食，待患者治好了才允其离去。他往往将别的求医者交纳的医药、伙食费用，全部施赠给贫困患者。

黄文炳，字淮川，号凝斋，黎川人；以儒通医，与孔毓礼齐名；能制药，曾制丸散发给一些贫困患者，不计较医药费用。他所得收入都用来买医书或儒家书籍，去世后，只留下了书籍，校勘有医书《醒斋六书》。

杨希闵，字铁佣，号卧云，黎川县人。太平军攻克新城，他曾张榜招募乡勇，并率部抗击；失败后，潜心考证经书典籍，写出了大量著作。同时，他钻研医学，撰著医学书籍，著有《伤寒论百十三方解答》《金匮百七十五方解答》《盱客医谈》等。

除上列很多医家外，在南丰县，刘执持精脉理，撰有《苏医备要》；朱佩芬精医学，著《携囊集》；李铎精医术，擅治杂病及咽喉、口齿等病，撰《医案偶存》；周芳筠精于医术，撰有《脉证通治》《医书辑要》；刘式宋精通喉、妇、儿科，撰著《白喉治法要言》《妇科生化新编》《儿科急慢辨症》《痘疹会通》《内外症治医案》；姜璜精于妇科，撰有《本草经注》；黄其荣以儒通医，撰有《内经微言》。留下医学著作的医家还有：刘锴，撰有《脉论》；曾秉豫，撰有《伤寒辑要》；邓观，撰有《济生易简》；吴鼎，撰有《医学辑要》；张效京，撰有《百病勿药抄》《良方备览》；黄一匡，撰有《医案》；包钧台，撰有《医理大全》《新编时病指南》《红白喉症要诀录》；曾用甫精于妇、儿科，撰有《应验良方》。再如徐怡谷、邓达五、朱云凤、谢子实、李子操、赵黎村、章松云、周联辉、李祥麟、周杜之、邓兆汉、赵宜桂、彭应连、饶嘉湖、黄千祥、邓逢宸、彭德龄、刘赋芝、黄淦、谭寅生、周世倬、谢琼芝、赵稻村。南城县精于医者如张如鳌、潘秉道、周应驹、邓生、邓生世、章远孙、王廷寅、张水芹、傅君绍；罗火生精骨伤科；王幼峰擅儿科；徐全安擅妇、儿科；张育才通医术，擅中药炮制；刘祝三，开药栈，精中药炮制；张应生业医药，擅中药炮制，俞昌时客居南丰，以行医为业。有的医者精于医，撰著医书，如傅天锦撰有《内经微言》

《医家捷录》，邓学礼撰有《目科正宗》，黄六峰撰有《仙授秘传瘰疬全书》《幼科解难》，王岐山撰有《伤寒表格》，封九余（数代专攻喉科）撰有《喉科临证手札》，萧熙撰有《脉诊在临床运用上之经验》等，严怡茂撰《临证笔记》，萧焦山（在黎川行医）撰有《医案》。清代黎川县，以医闻名的还有鲁学舆、郭慎初、张惠农、黄虎臣、邓平生、孔繁煜、江约民、涂益三等人；吴省庵精于医，撰有《医阐》。清代资溪县，李梦月以儒通医，辑有《经验良方》；邓天阶撰有《保幼汇纂》《顺德堂医案》《从心录》；于琬擅于眼科；黄石安擅长内、妇科，撰有《妇科临证心得》。广昌县以医闻名的再如陈慎初、陈学初、胡憬怀、陈为民等人；汪澍棠、赵以诚客居南丰，以行医为业。清代广昌县精医术者还有很多，如刘大肇以儒通医，李荫槐、李汝逊擅儿科，陈学礼、魏国仪撰《医统》《式唐集验良方》，张云会精内外科，郑元箸、骆仁山、谢表、吴贻谦、何运珍、谢用仪、谢世觉也精于医。

4. 近现代名医

刘文江（1860—1941），名景韩，南丰县人，清副贡生；在广东番禺等地教馆16年，教学之余兼研习医学，历数年颇有心得，朋友们力劝他弃教从医。他于是在46岁时择居南昌，以医为业。刘文江精于妇、内、喉科，治病深受《内经》影响，又能博采众家之长，尤其对《傅青主女科》领会很深，而以妇科著称于世，曾被授予国家二级嘉禾勋章。民国二十二年（1933）二月，刘文江与姚国美、杨庚笙等19人成立校董，创办江西国医专修院。刘文江任院长兼妇科学教授。民国二十五年（1936），学校改名为江西中医专门学校。刘文江的主要医学著作有《妇科学讲义》。

杨寿康（1878—1959），字炽昌，黎川县人，在县城开设诊所，行医60余载，名扬闽赣边区。杨寿康精脉理，重视经络。他认为病有经络之辨，药亦有经络之分，要依经络而用药，方能取得显效。他注重搜集民间单方，如治疗疔疮用苍耳虫外敷，野菊花内服，其效甚好；撰《单验方七十首》《详审病因细察病情论》等书。

郭梅峰（1879—1970），原名郭芬，黎川县人，撰《郭梅峰医案选》《梅峰医学》《论产后发热》。其家世代业医。

张厚生（1890—1965），字启业，号从周，又号文郁，南城县人；生于医家，从小喜爱医学，长大后在父亲开设的大和春诊所从业，后与哥哥广生在甘竹镇共开诊所"广厚生诊所"。同时，他还擅针灸，医病针药兼施，疗效甚佳。晚年积40余年经验，撰著成《厚生医案纂集》《厚生临症日记》。

王法良（1902—1981），字邦鑫，南城县人。父亲王廷寓精于岐黄之术。王法良自幼随父学习中医，博览群书，刻苦勤奋，研究医籍。王法良悬壶济世60余载，医德高尚，声誉卓著。他开设了大成生药店，也得到人们好评。进入20世纪50年代以后，他不再打理药店，而专门从事医疗工作，擅长中医内、妇、儿科，尤对疑难杂症更有独到之处，忙于看病出诊，无暇整理自己的医案。在他去世之后，他儿子将他的一些医案整理成册，主要有《医案》《验方单方》等。

包博如（1913—1984），南丰县人，21岁改业跟随老中医尧嘉瑚学习中

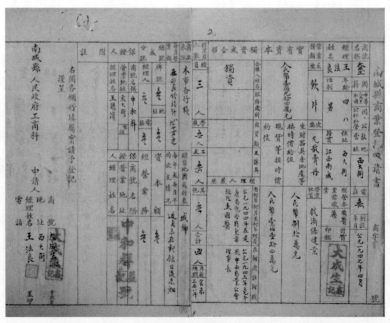

◎大成生药店登记表

医。民国二十三年（1934）七月他考入江西中医专门学校；民国二十六年（1937）六月，因战乱频仍，学校被迫解散，离开学校。次年，校长刘文江也回到老家南丰县，并开办了诊所，于是他来到刘文江诊所实习。民国二十九年（1940），包博如自行开业行医，医名在乡里日隆。中华人民共和国成立后，他一直从事中医工作，长达50余年，著有《包博如医案》。

肖艾（1913—1960），南城人，曾业医南昌，撰有《黎庇留医案》《脉诊在临床上的经验》《中国结核病史》《中国姜片虫的文献溯源》。

严振生（1916—1975），南城县人，出身于医学世家，随父学习医学，苦心攻读，尽得父亲之传。父亲严式祖医学造诣颇深，在南丰县行医兼营药店，都负盛名。在父亲的言传身教下，他掌握了医药理论与实践，并掌握了中药炮制技术。青年时，他在南丰医药界崭露头角。他经营了一家药店，后成为全县大药店之一。20世纪40年代后期，他将药店交由他的叔父严绳祖打理，自己坐堂看病开方。1957年参与公私合营，加入中医联合诊所，发展为中医院。严振生尤其在中医内、儿、喉科卓有创见。他集南丰喉科李祥麟、周联辉之经验于一身，创制了红口药、白喉药、黑牙药等方，颇具特色，效验优良。其行医40年，将自己行医、研药的经验撰写成《喉科验案验方》《儿科急症经验选萃》《乙脑诊疗工作笔记》等，为中医学的发展做出了贡献。

章景辉（1917—1981），南城人。他的父亲章远孙是一位老中医，早年从南城迁居金溪县浒湾镇。章景辉与父亲在浒湾共同开办了章存济诊所行医。他在临床上辨症准确，寻求病因，守方施治，不轻易更药，但又别具心裁。他精于内、儿、妇科，在金溪一带有较高的声誉，撰有《中医内科临床治验》《章景辉妇科治疗经验》《章景辉儿科治疗经验》《河间医案选集》等。

张坤文（1930—1987），南城县人。他的祖父育才以药为业，善中药炮制技艺，且收徒授业，培养了诸多弟子。二祖父水芹善医，精于内、儿科。父亲张应生从事中药。张坤文从二祖父习医，尽得其传，又从父亲学习药物炮制；在黎川县人民医院等单位从事中医诊病，长达40余年。他综合各家学说，又根据实际情况进行诊治，效果优良。他不论疑难、危重等疾病，每张处方上仅有六味药物，君臣佐使，配方严谨合理，效果良好，人称他"六味医师"。

（二）迁居府外的名医

建昌地区还有许多医师迁居福建等地，而他们往往既行医又开设药店，成一代名医，以下仅举数例。

潘鸿斌，清代南城县人。他自幼喜好诗书，清光绪七年（1881）中举，后改学医术；光绪十年（1884）居福建光泽县，开设德记昌中药店并坐店行医。当时光泽城内有一女患麻疹，出现身热、昏沉、口噤、气促等症，属少见疑难之症状。他因据"舍证从脉，舍脉从证"之疗法，即施针抢救，针刺女患的百会、人中、涌泉、地仓等穴；紧接着让女患急服药回生消毒散加犀角，其病症渐消，于是改用复元散去桔梗，加葶苈子、玄参等平喘止咳，清肺润肾。女患连服四剂后康复。他撰有《麻疹辨证》《妇科心得》《中医诊断》等。

吴任（1881-1937），号伯莘。父亲吴志贤于清光绪年间由南丰县举家迁居福鼎县（今福鼎市）。吴任曾任福鼎县民政科科长、福建省法政学院舍监、福建省建设长等职。与他同游者都是学界名流，如福州吴增祺、福安陈西园及本县曾菇、朱腾芬、施肖萼、梁鉴洲等。因其母亲多病，故常涉猎医籍，遂精通医理。为人治病，其主方遣药，每能切中病机，药到病除。

林子良（1902—1953），南城县人。父亲林少轩在崇安兴田开设天德堂药店兼坐堂医生。林子良幼读私塾，其父教他学习《医学三字经》《神农本草经》《金匮》《伤寒论》等医著；成年后随父见习行医，后迁县城开设立顺生药店。林子良为人忠厚老实，医德高尚，在医术上也有一定成就，治病多中其窍，屡奏奇效。

游仕桢（1865—1944），南城县人，清秀才，民国初迁居建阳，开设人和堂药店并行医，是民国时期建阳县著名的中医师。蔡古初在1988年《建阳文史资料》第8辑撰文《中医游仕桢》，根据他的介绍：游仕桢到建阳后，开设了人和堂药店。他店里出售的药材纯净，量足味纯，从无差误。店中除出售中药材外，还有丸、散、丹、膏等成药。他店自制的成药均由游仕桢亲自照古法炮制，他自制的中药丸质优价实，尤以参茸丸和桂附丸为最。有人编成顺口溜："参茸桂附好，人和堂夏天宝。"（夏天宝是当时另一药店牌号）。"游仕桢为人诊脉治病时细心谨慎，每诊必是望、闻、问、切，四诊俱全，切脉尤其仔细，诊完开方，还要吩咐煎服方法，加什么药引，吩咐完毕，不待病家付诊金就起身辞行。病家有付诊金的，他从不计较多少，总是道谢而别。有的贫困人家，未交诊金，之后再次请他出诊，他依然前去为人诊治。他治病开处方，当用什么药，必用什么药，毫不将就。纵使他的人和堂缺少这味药，亦不肯改用其他药代替，而是谆谆嘱咐病家到某一药店去买。因为习惯上，他开的处方自然是去他的人和堂买药，如果另到其他店去买，对他本人药店经营是不利的。可游先生以治病救人为重，毫不计较个人得失。由于游仕桢诊脉细心，煎药、服药方法都能细心指导，所以疗效高、名声大，得到所有城乡民众的爱戴。他还根据自己临床经验，搜集民间单方，编成《家庭快览》，主要内容有保产、分娩、天花、麻疹、儿科、喉科、杂症等，为乡村医疗提供了帮助。

萧如龙（1874—1943），字洪云，南城县人。父亲以中医为业，附设塾教学以助生计。萧如龙自幼聪颖，随父学儒，兼读《中医药性赋》《汤头歌》《医学三字经》等中医启蒙诸书；丧父后，迫于生计，其母托人将他带往福建建瓯饶裕生药店学徒，深得师父教诲，亦医亦药，学有所成；临证推崇张元素、张景岳、李杲诸法，并综合薛己、越献可等诸家之说，用于临床实践，得心应手有验；民国二十一年（1932）取得福建省民政厅颁发的中医执业证书。他将医术传其子萧鸣、萧占元、萧熙。

叶锦文（1908—1993），陕西安康县中医主任医师，南城县人。他出生于中医世家，民国十年（1921）随父学医，3年后其父病逝，于是他在别人药店当帮工、店员；民国十九年（1930）即自行开业行医，其间再次拜平利县刘继武门下研习中医数年；1953年后，先后在安康县医院、安康地区中医医院工作，曾任地区中医医院副院长、名誉院长；擅长中医内、儿科；接诊病人，细心周到，一丝不苟，辨证严谨，立法精当，拟方灵活，用药独特；善于总结经验，撰有《医案医话》并出版，整理出版《叶锦文临床经验集》。其学术特点：辨证论治重在祛邪；选方用药偏于养阴；调理肝脾宜辛开苦降；论治之要重护胃气。叶氏临床善用经方，尤其是对《伤寒论》小柴胡汤一方的应用有独家风格，他的"小柴胡汤"，被称为"叶氏疗法"。1985年，他撰著了《小柴胡汤的临床应用》一书，由陕西科学技术出版社出版。

危北海（1931—　　），首都医科大学附属北京中医医院主任医师、副院长，教授，博士生导师，被授予国家"有突出贡献专家"称号，享受国务院特殊津贴，第二、三、四批国家级中医药专家学术经验继承工作指导老师，从事中西医结合医疗及中医脾胃学说理论研究50多年，擅长治疗肝胆病、脾胃病和慢性胃肠病。他认为，本病属于中医噎证、吞酸、胃脘痛、嘈杂等病症的范畴。其发病有多种原因，或劳逸失度，七情伤感；或脾胃虚弱，饮食不节；或脾胃内蕴湿热，外因寒温失宣；或病久，中焦虚寒。本病可分为胃失和降、肝气犯胃、胃阴不足、脾胃虚寒等四大证型。危北海是脾胃学说和脾胃疾病研究的开创者之一，获得国家卫生部和北京市科委等颁发的科技进步成果奖20余项；发表学术论文120多篇；出版学术著作多部，其中《危北海：现代百名老中医》是一部初学中医的参考读物，分为理、法、方、药4个部分，依次叙述中医的基本理论、生理、病因、诊法、治疗法则，以及方剂和药物的组成运用等。

（三）医风药德与制药

医德医风、药德药风和制药有着密切的关系，直接影响制药的方式方法与药效。建昌地区的医家药师对于医风药德都很重视。从医药史看，医药大家们除了医技高明外，无不医德高尚。医乃仁术，医者仁心，医者仁人。之所以如此，是因为医者以人为贵，认为生命至上。《素问》里说："天覆地载，万物悉备，莫贵于人。"《孝经》也说："天地之性，人为贵。"医家药师正是践行此道此理，将其奉为职业。药德就是药事道德，也是从事药业的人在思想、情操和言行方面应有的首要道德操行。三国时张仲景反对医家追逐名利，对此持批评意见。他在《伤寒论》里说"竞逐荣势，企踵权豪"，"唯名利是务"。而建昌地区的医家对此也阐述，危亦林在《医世得效方》里说："夫病者悬命医师，方必对脉，药必疗病，譬之抽关启钥，应手而决，斯善之有善矣。"李梴在《医学入门》里专设《习医规格》一文，对习医者的素质、品德、知识与技能等方面提出要求。他说："医司人命，非质实而无伪，性静而有恒，真知阴功之趣者，未可轻易以习医。"又在《阴骘》里说："盖自古得医道之传者，皆以好生为心，不务声名，不计货利，不忌人识能，不论人恭慢，惟知救人之命，愈人之病而已。有此心胸，然后医可明可行。"医关涉人命，对于习医者的性格品性有很高的要求，要求他们质实、性静、恒心，还有一条很重要的是"真知阴功之趣"，要不事张扬。接着，他在文中就相关方面一一提出自己的主张。"志既立矣，却可商量用工。"他还重视患者的性别区分，强调给女患者治病要更加小心。他说："如诊妇女，须托其至亲，先问证色与舌及所饮食，然后随其所便，或证重而就床隔帐诊之，或证轻而就门隔帷诊之，亦必以薄纱罩手。（贫家不便，医者自袖薄纱）寡妇室女，愈加敬谨，此非小节。"

不仅医家崇尚医者仁术，建昌地区的学者也崇尚医者仁心，由此对于医者也充满崇敬之心。陈宗礼在为黎民寿《简易方论序》里说："儒之真者，能以道济天下；医之良者，能以术活人，均之为仁也。"这里把儒与医并论，强调医以活人，为仁。这一思想，后人都有相类似的表述。如元代著名思想家吴澄曾在《赠医家吴教授序》也论及此问题，他说："儒之道，仁而已。爱者，仁之用。而爱之所先，爱亲、爱身最大。亲者，身之本也，不知爱亲，则忘其本。身者，亲之枝也，不知爱身，则伤其枝。爱亲、爱身而使之寿且康，非医，其孰能？故儒者不可以不知医也。医之道颐矣。"明代南城籍思想家罗汝芳写有《医说》一文，他说："医，仁术也。仁莫大于爱亲。出亲之爱而通于医焉，则其术之仁也，自将根乎其中而达乎其外，推爱亲之心以爱乎人人，疲癃者起之，痿痹者作之，则生意充盛，莫可御也已。黎川念楼张生鏞有得于是，因为说以致最云。"罗汝芳在这里阐述了为什么医是仁术，在他看来仁就是从爱亲推广到爱人人，于是医治病患，使疲癃者起之，使痿痹者作之，并指出黎川张生鏞就是这么一位有仁心仁术的医者。而医者何尚不是"术之仁"？

医家、药师要求读书，特别是医家，把读书作为首要任务。李梴认为："盖医出于儒，非读书明理，终是庸俗昏昧，不能疏通变化。"他要求先读儒家书，每早对着邵雍的《先天图》静坐，晚读《孝经》《论语》，再是读《易经》《书经》《洪范》《无逸》《尧典》等，当然只要读懂意思就可以，不必强记；然后是读他的《医学入门》，对这本书则是要从头至尾，逐段诵读，必一字不遗。"熟读后，潜思默想，究竟其间意义。稍有疑难，检阅古今名家方书，以广闻见；或就有德高明之士，委曲请问。"读书是获取间接经验的极有效的快速的途径，建昌地区的医家一直重视读书。他们读儒家书，读医家书，其中很多人由儒转医。这些医家门或因发现救人性命、脱人痛苦的重要而转入医，或因科场失意而转入医，也有人从小立志于医。不管是什么原因入医，他们都刻苦读书，钻研典籍，以提升医学理论，学习经典医案，然后运用于临床。还有一个可喜的现象就是，他们把书本理论运用于实践，指导实践，又从实践中总结提升，再撰著立言，于是建昌地区的医家有大量的医学著作传世，为中医的传承与发展做出了积极的贡献。

医家要求本古推新。建昌地区的医家注重对传统医学的学习与传承，但又不拘泥于古，而是先议病再议药，根据新病情，对症下药，达到治病救人的最佳效果，提出"本于古而不泥于古"，而"用药之际，尤宜仔细"。李梴说："丸剂料本当出自医家，庶乎新陈炮炙，一一合则。况紧急丸散，岂病家所能卒办？但有病家必欲自制者，听其意向，须根据《本草》注下古法修合，不可逞巧以伤药力。"对于治病所用药炮炙要一一合则，患者欲自制药，要依古法，不能逞巧。而对患者之病用药没有达到预期目标的，则应"待五鼓静坐,潜心推究其源,再为诊察改方,必无不愈"。也正是这样,建昌地区医家理论有创新。李梴在《医学入门》里提出了"脏腑别通"的新理论,心与胆、肝与大肠、脾与小肠、肺与膀胱、肾与三焦相通。这一理论运用于临床,对疹病有了明显的指导作用。危亦林运用悬吊复位法治疗脊柱骨折,此法早于国外600年;在《医世得效方》里记录了运用草乌散作为全身麻醉法进行金疮和正骨手术,此是世界麻醉史上最早的记载。他们在医方上不断创新,也往往将这些医方整理成书。因此,建昌地区医家的著作以方书居多,也最为著名,如萨谦斋的《瑞竹堂经验方》、危亦林的《医世得效方》、王文谟的《济世碎金方》等。《医世得效方》收录了3300多首方,既收集了许多濒于失传的古代验方,也收录了危氏五世所积累的验方。有些是危氏首次公开的自制方剂,如治水肿秘方、治痈疽秘方。前者八方,即芫花丸、牵牛汤、苁蓉散、乌鲤鱼汤、郁李仁散、川活散、红豆散、紫金丸;后者十方,即前锋正将、引兵先锋、固垒元帅、护壁都尉、四面楚歌、水师晶明、替针丁香丸、生肉神异膏、止痛拔毒膏、黄丹散。

医家要见仁见廉,对于治病报酬,不能唯利是图,应有仁者济世之风。李梴说:"治病既愈,亦医家分内事也。纵守清素,藉此治生,亦不可过取重索,但当听其所酬。如病家亦贫,一毫不取,尤见其仁且廉也。"他列举了7种"欺"的现象,提出"不欺而已"的道德要求。他说:"读《入门》书,而不从头至尾灵精熟得一方一论,而便谓能医者,欺也;熟读而不思悟融会贯通者,欺也;悟后而不早起静坐调息,以为诊视之地者,欺也;诊脉而不以实告者,欺也;论方用药,潦草而不精详者,欺也;病愈后而希望贪求,不脱市井风味者,欺也;屡用屡验,而心有所得,不纂集以补报天地,公于人人者,亦欺也。"如果做了这"七欺",就是失去了医道医德;只有不做这"七欺",才是医德、药德应有之道。最后,李梴说:"欺则良知日以蔽塞,而医道终失;不欺则良知日益发扬,而医道愈昌。"李梴在《习医规格》中所论,既是总结了历代之经验,也结合了自己从医之心得。他所言也代表着建昌地区其他医家药师的心声，他们长期以来也是这么做的。翻开建昌地区的县府志，可以清楚地看到这地区众多的医家药师有着高尚的医德药德。他们的事迹载入了史册，感动了当代，也感动着后世。许廷桂在为谢甘澍的《寓意草注释》所作的序文里说："且其尊人先生（指甘澍父谢星焕——引注）久居湾地，不妄与人交，而于贫不自给之士有乐就其医者，不索其资，且资以药。以医名世，实则以医济世，厚谊高风，不一时而遂见信重于远近交游间。"又据《广昌县志》载：清代刘大肇"每忘寝食寒暑，以救人之厄，费逾千金。虽家世显贵，而自处俭约，不别寒素。殁之日，受其德者皆为流涕"。郑元箸"精于医术，为人治病，昼夜奔驰，至忘寝食，常以药施济贫病"。这样的例子，在本书前文中也屡屡提及。

建昌地区的医家在治病救人过程中，用准药，用真药，用足分量，不取巧，不短斤少两，不以次充好，不以假乱真，从而活人无数。而建昌的药师，采好药，制好药，卖好药，唯求其真，不牟其利。这样的事迹，前文也有很多的介绍。他们为了采得好药，可以不辞辛苦地到道地药材的产地采购，远可到新疆等边远地区，也可长年累月地驻扎在产药地，看着药材成长、成熟，然后采购运回建昌。建昌的药来自南北川广。药师们精于炮制，对于炮制的各个环节，从不马虎，择药、清洗、切刨、炮炙、包装，精准到位，不失其度，特别是炮炙依古法，毋逞其巧。"艺精药灵"，建昌地区炮制的药品，药效高，毒性低，受到患者、医家的青睐，有"药不过建昌不行"的赞誉。在售药过程中，他们以诚待人，不辞辛劳，药真价实，对于贫困患者，可以让其利，甚至不求分文。"药以医而灵，医以药而显"，也正是他们坚守医者仁心、药者活人之材的理念，把药送到患者手中，使广大患者得到及时救治，活得更健康，更寿长，更幸福。

六、药食同源益养生

健康长寿是人类永恒的追求目标。而现实生活中，人们无法做到长生不老，但可以活得健康些，活得长寿些。除了有病治病，有伤疗伤，以求得健康外，还可以通过日常养生而求得健康长寿。药食同源，许多食物也是药物，能够防治疾病；许多药物也是食物，可以用来充饥。人类在长期的生活实践中，了解到了哪些食物具有药效，哪些食物相配具有药效，对于人体有哪些作用，如何加工制作更能充分发挥其效用，因而制作出了带有药效的食品与药膳。

（一）建昌医家养生观

一方水土，产一方物，养一方人。麻姑及麻姑山对南城产生了重要的影响。麻姑山为东南道教名山，也是东南道教的中心之一。"长生不老"是人类永恒的追求目标。麻姑就是人们在此追求途中的偶像，她三见沧海变桑田，800岁的彭祖在她面前只是个小孩。葛洪在《神仙传·麻姑》中说："麻姑自说云：'接侍以来，已见东海三为桑田。向到蓬莱，水又浅于往者会时略半也。岂将复还为陵陆乎？'"麻姑不仅寿长，且貌如少女，她与王方平一别就是500年再见，可还是貌美如初。葛洪在《神仙传·麻姑》中说："麻姑至，蔡经亦举家见之。是好女子，年十八九许，于顶中作髻，余发垂至腰，其衣有文章，而非锦绮，光彩耀目，不可名状。"麻姑由此成了人们心目中的寿仙，长寿的偶像。在古时祝寿场所，为男性祝寿悬挂寿星图，为女性祝寿悬挂麻姑献寿图，已是惯例。从理论上看，人们的自然寿命最长也只有百余岁，这也就是人的"天命之年"。但现实生活中，由于疾病等因素，人们无法做到"无疾而终"，都是因为疾病而逝。绝大多数人寿不过百，于是人们苦苦寻求长生不老之术，由此出现了方士炼丹，以服食丹药求长生不死。但事与愿违，因服丹药中毒而亡者比比皆是。随着时代的发展，人们开始讲究养生，通过养生而求得健康长寿。道教的贵生思想对建昌地区的医药的发展产生了重要影响，自葛洪及以下诸多医家的养生观可见一斑。

在葛洪看来，"若夫仙人，以药物养身，以术数延命，使内疾不生，外患不入，虽久视不死，而旧身不改，苟有其道，无以为难也"。意思是，仙人都是用药物来养身的，使身体内不生病，使外部的病毒不侵入。如果能按仙人延长寿命之术来做，那就可以容颜不改，延命有术。但是"人生之为体，易伤难养"。于是他在《抱朴子·内篇》中提出来了："养生以不伤为本。"即养生的前提是以不损伤自己的身体，从预防为主的思想出发，良好的饮食习惯有利于长寿。葛洪在麻姑山上留存了炼丹的痕迹，也留下了养生的思想，对后世产生了不小的影响。而到了明代，李梴在《医学入门》里专设《保养》一篇。李梴认为作为医家，要为他人治病，也要告知人们如何自养。他说："医家既知修德，又当爱惜自己精神，医之难者难于此也。倘精神昏耗，察识必不能精，方药必不能尝，虽有济人之心，而势不能及也。"同时他认同古人的观念，保养在未病之前，即以预防为主，他说："与其病后善服药，莫若病前善自防。"而保养主要是节食与节色，他说："保养不过节食与色而已。""黜邪崇正，法颐之贞也。"

李梴认为体育锻炼也是养生的重要手段，立坐等都要讲究度，不能久立、久坐、久行及久卧。他说："盖终日屹屹端坐，最是生病，人徒知久立、久行之伤人，而不知久卧、久坐之尤伤人也。"其次是养心，而养心最好的办法是"寡欲"。他说："血由气生，气由神全，神乎心乎！养心，莫善于寡欲，吾闻是语矣。窃有志而未能，敢述之以告我疲癃残疾，而不知学者，相与共守乎禁戒，以重此身为万物之本。"养心还要不贪、不躁、不妄，循理自然。他说："若识透天年百岁之有分限节度，则事事循理，自然不贪、不躁、不妄，斯可以却未病而尽天年矣。"当然，他也提出有必要时也可以药饵补，主张用平和、中和、温和类药补虚，并且要根据身体状况选用药物与药量。但他认为最重要还是要饮食不能过量，也不能失量，要有节制，这是养生最重要的一条。他说："《素问》曰：饮食有节，起居有常，不妄作劳，精神内守，病安从来；故能尽其天年，度百岁乃去。此保养之正宗也。"

建昌地区许多医家主张养脾胃，明代李梴在《医学入门》里说："保全脾胃可长生。"可以这么说，养生与养脾胃息息相关，因而保养脾胃也就成了建昌医家、药家的应有之义。建昌地区医家重视脾胃的作用，药师在炮制药材时重视对于脾胃药性的保护。

《素问》里说："人以水谷为本，故人绝水谷者死。"医家认为脾为生化之源，胃为水谷之海。宋代南城黎民寿在《黎居士简明方论》里说："夫脾胃为水谷海，胃主受纳，而脾主克消。脾胃气平则食饮化，食饮化则气脉充，气脉充则脏腑和，而肢体荣健矣。"这里说得很清楚了，食物通过脾胃的消化，而脉充脏和，进而达到肢体荣健的效果。李梴在《医学入门》里也说："胃为水谷之海，脾为消化之器。"脾胃内伤，百病由此而生。《医学入门》里又说："内伤为脾胃虚败为甚，酒色次之。凡虚损，脾胃盛者易复，脾胃弱者只可半愈。"由此可知协调脾胃尤为重要了，于是他又说："脾性湿，主乎血，阴也；胃化火，主乎气，阳也。太湿则气滞，太干则血燥，湿热调停则能食能化，而气血生旺。"李梴说得很明确，调脾胃就是调阴阳，也是调血气，更是调湿热，调好湿热，则脾胃健，能食能化，自然身体状态良好。因此保养好脾胃则可延年益寿，健康生活。保养脾胃的办法就是"节其饮食而已"，古代经典医书里也反复强调保养脾胃的重要性。《难经》里说："损其脾者，调其饮食，适其寒热。"《灵枢》里说："寒热不适，饮食不节，而病生于胃肠。"于是要节食。《素问》里说："饮食自倍，胃肠乃伤。"《医世得效方》："夜勿过醉饱，食勿精。""饱食即卧，乃生百病。"民国名医谢慵耕十分重视脾胃对人体的重要作用，强调要调养身体，则先调补脾胃。当代南城人危北海也强调脾胃的作用。

建昌药帮在炮制药材时也注重药材对脾胃的保护作用，比如在炮制过程运用糠作辅材，就是为了能使药性入脾胃经，起到健脾祛湿的作用。再如健脾胃药多用炒焦的办法，也是为更好发挥药材的健脾胃的作用。

危亦林在《世医得效方》里也专列《服食法》，对于食疗食养提出自己的观点与服食之法。他说："服饵大体皆有次第，不知其术者，非止交有所损，卒亦不得其力。故服饵大法，必先去三虫。三虫既去，次服草药，好得药力；次服木药，好得力讫；次服石药。依此次第，乃得遂其药性，庶事安稳，可以延龄矣。"在他看来，吃药也要讲究次序，先要通过吃药把体内的寄生虫消灭了，其次服用木本药，再次食用矿石类药物，只有这样才能使人平静安稳，才能延年益寿。他还就此开出药方，教人如何炮制部分药。比如服用地黄，他说："生地五十斤，捣之绞取汁，澄去滓，微火上煎，减过半，纳白蜜五升，枣脂一升，搅之令相得，可丸乃止。服如鸡子一枚，日三。令人肥白。又方：地黄十斤，细切，以醇酒二斗，渍三宿。出曝干，反复纳之，取酒尽止，加甘草、巴戟……强力，无病延年。"再如服用黄精膏，他说："黄精膏方：黄精一石，去须毛，洗令净洁，打碎蒸，令好熟押得汁，复煎去上游水，得一斗。纳干姜末三两，桂心末一两，微火煎之，看色郁郁然欲黄，便去火待冷，盛不津器中，酒五合和，服二合，常未食前，日二服。旧皮脱，颜色变光，花色有异，鬓发更改。欲长服者，不须和酒，纳生大豆黄，绝谷食之，不饥渴，长生不老。"还如服乌麻："取黑皮真檀色者乌麻，随多少，水拌令润，勿过湿，蒸令气遍，即出下曝之使干，如此九蒸九捣，去上皮，未食前和水若酒服二方寸匕，日三。渐渐不饥，绝谷，久服百病不生，常服延年不老。"在古代，很多医药书籍中有很多关于养生的记录。

（二）可口健体的膳食

"药食同源"，中医强调："药以治病，食以养人。"《内经》："天食人以五气，地食人以五味。"食物的性味比较平和，对人体无毒、无副作用，主要功效是为人体提供必要的营养，以化气血生津液，充养脏腑经络、四肢百骸，保证正常的生理功能。而药物的性味则比较偏颇，或多或少会有一定的毒性、副作用，主要功效是以偏纠偏，治疗疾病。所以寓医于食。早在周朝时，人们就发现了这一情况。他们将饮食交由专门的人来管理，对食物进行搭配。《周礼·天官》中，就明确指出："医师掌医之政令，聚毒药以供医事。"《周礼》一书专列《食医》，食医是宫中管理饮食滋味温凉及分量调配的医官，相当于营养师。其职责是："掌和王之六食、六饮、六膳、百羞、百酱、八珍之齐"。不同的季节产生不同的食物，甚至同一食物在不同季节里的药性也是不一样的。人们根据季节配以不同的食物，以求食物的营养及对人体的有益作用。人们也进行了一些总结，如"春多酸、夏多苦、秋多辛、冬多咸，调以甘滑"，在他们看来，吃饭就是吃药。"以酸养骨，以辛养筋，以咸养脉，以苦养气，以甘养肉，以滑养窍。"以"五味五谷五药养其病"，以"五谷为养，五果为助，五畜为益，五菜为充，气味合而服之，以补精益气"。

在民间，百姓更是常说"是药三分毒"，其意即言凡是药物都是带有毒性的。中医经典《黄帝内经·素问》中，更是强调用药治病要根据毒性的大小适可而止，避免过用伤正，而食养较为妥当。"大毒治病，十去其六；常毒治病，十去其七；小毒治病，十去其八；无毒治病，十去其九；谷肉果菜，食养尽之，无使过之，伤其正也。"可见药食虽然同源，但功效截然不同。

合理膳食，养生防病，延年益寿。中医虽说食物的主要功效是养人，但并不否定其在某些情况下也具有一定的治疗或辅助治疗作用。如患夜盲症时多吃点猪肝、羊肝、鸡肝、胡萝卜等；患地方性甲状腺肿时，多吃点海带；风寒感冒时，喝点姜糖水、葱姜饮；肉食积滞时，焦山楂煎水喝；大便燥结时，喝点蜂蜜水；脾虚腹泻时，炒薏仁、炒山药、炒扁豆煎水服；暑伤津气时，吃些西瓜或喝些绿豆汤等，都有一定的治疗或辅助治疗作用。

因此，中医有时也把这些食物当药物使用，现在更是将这些食物作为药食两用之物，用以治疗或辅助治疗某些疾病。另外，中医在用药治疗中，为照顾脾胃功能或调和药性等，有时也会在方中添加一些食材，如在治疗风寒表证的桂枝汤中用生姜、大枣，在治疗阳明胃热的白虎汤中用粳米等，即是如此。

即使药食两用之物，也因药用和食用的用法和用量不同而功效各异。如薏仁、山药、扁豆等，作为祛湿止泻药用时，主要是炒后煎汤服用，仅取其性味以疗疾，并不食其质以充饥。若食其质则恐怕不仅不能祛湿止泻，反而会加重脾胃消化负担，使病危更重。一些药食之物作为食用时，则主要是生用，或煮粥，或做菜，均是食其质以充饥益气，并不是仅服其汤。食用充饥时，用量较大。

鉴于此，自古人们就开始制作药膳，改善食物结构，以平衡营养，滋养身体。早在远古，随着医学的进步，人们越来越重视通过日常进食来进行食物治疗，以至于后世用专门的著作或医学著作中的专篇来论述食疗、药膳等。唐代孙思邈《千金要方》中有"食治篇"、《千金翼方》中有"养老食疗"篇，唐代昝殷《食医金鉴》、宋代陈直《养老奉亲书》、元代李杲《食物本草》、明代卢和《食物本草》等著作都重视食养食疗，列举出具有药用价值的食物。李梴参考《食疗本草》等前食养医书，针对风、寒、暑、湿、燥、火、内伤脾胃、气郁、阴虚、阳虚、诸虚、血、痰、热等情况，配制养生食治方，多采取糕、粥、羹、糊、汤、膏、面、茶等。如茱萸粥、薄荷茶、茯苓面、藕蜜膏、羊肉羹、糯米糕、甘豆汤、玄胰散、平鲫丸、糯米糊等。"食能排邪而安脏腑，悦神爽志，以资血气。"任何事物都有两个方面，同样，食可以治病，也可致病。当然食疗不能替代药治，特别是一些病已入身者。所以古人云："食疗不愈，然后命药。"

在药膳中，讲究食材与药材的配伍，于是有了一些食用禁忌，在日常生活中要注意服药食忌、食物药忌和药食相反等情况。古人总结出了一些相反、相畏的配伍禁忌。相反、相畏就是指某些药物合用会产生强烈的副作用或降低、失去药效，应该避免合用。于是在药膳中也应重视这些配伍禁忌，避免合用。南宋时期张子和在《儒门事亲》列出18种相反配伍："本草明言十八反，半蒌贝蔹及攻乌，藻戟遂芫俱战草，诸参辛芍叛藜芦。"意思是：半（半夏）、蒌（瓜蒌）、贝（贝母）、蔹（白蔹）及（白及）与乌（乌头）相对，藻（海藻）、戟（大戟）、遂（甘遂）、芫（芫花）都与草（甘草）不和，诸参（人参、沙参、玄参、苦参、丹参）、辛（细辛）、芍（赤芍白芍）与藜芦相背。明代刘纯在《医经小学》中列出19种相畏配伍："硫黄原是火中精，朴硝一见便相争，水银莫与砒霜见，狼毒最怕密陀僧，巴豆性烈最为上，偏与牵牛不顺情，丁香莫与郁金见，牙硝难合京三棱，川乌草乌不顺犀，人参最怕五灵脂，官桂善能调冷气，若逢石脂使相欺，大凡修合看顺逆，炮服炙煿莫相依。"意思是：硫黄畏朴硝，水银畏砒霜，狼毒畏密陀僧，巴豆畏牵牛，丁香畏郁金，牙硝畏三棱，川乌、草乌畏犀角，人参畏五灵脂，肉桂畏赤石脂。根据食材、药材的性味，人们也配制出了一些药膳，对人体进行滋补，如人参乌鸡汤、天麻炖鸡汤、花生枣米粥、淮山玉竹沙参白鳝汤、杜仲枸杞煮鹌鹑、虫草枸杞淮山羊肉汤、枸杞肉丝、姜桂猪肚汤、百合炖肉、参茸鸡肉汤膀等。

人们也习惯于把人参、黄芪、枸杞等加入食物中或煮或蒸或炒成新的食物，以补身体。《曾国藩日记》记载了清咸丰八年（1858）十月十九日，曾国藩在南城县制作鹿茸丸的事。此时的曾国藩正在南城指挥剿灭太平军的战斗。日记是这么写的：

> 咸丰八年十月十九日
> 早，料理文件。已刻，张凯章来久谈。又见客三次。午正请药匠伙计来作鹿茸丸。吴子序自南丰来会，老病龙钟之状，令人恻然，陪久谈。中饭后，子序入城拜客，戌刻归来。夜与共谈至二更尽。

曾国藩认为食补优于药治。在咸丰八年五月初五在南城写给沅甫九弟的信末说："弟素体弱，比来天热，尚耐劳否？至念至念！羞饵滋补较善于药，良方甚多，胜于专服水药也。"在信中曾国藩明确地告诉弟弟，食物滋补比服用药物好，这方面的好方子很多，胜过专门服用水药。

南城人还就地取材，即便大米也能熬制成营养丰富的营养粥。《中国药粥谱》专列《麻姑米粥》，其方如下：

【组成】麻姑米100克，空心白莲子25克，红枣25克，糖桂花10克，白冰糖适量。

【功用】健脾益胃，养心安神。

【主治】脾胃虚弱，食欲不振，心烦口渴，遗精带下，五更泄泻，血尿等症。

【制法】先把红枣去核切成小丁。然后把麻姑米与白莲分别淘洗干净，放入开水锅内同煮，待米与莲子煮透后，加入红枣、冰糖一同煮成粥，撒上糖桂花即可食用。

【宜忌】可作早、晚餐食用。中满痞胀及大便燥结者，不宜服用。

【附记】麻姑米又名冷水白，古称银米。产于江西南城县麻姑山，已有1000多年的栽培历史。据《麻姑山志》记载："银珠米，本山所出，四月始嫁，八月方收，宋时取以作贡。"麻姑米色如银白，粒似珍珠，是健脾益胃之佳品。用其煮粥，清甜粘糯，香气浓郁。具有独特地方风味。莲子可养心安神、益肾固精、健脾止泻、止带，所含莲碱，有平静性欲之效。《玉楸药解》曰："莲子甘平，甚益脾胃，而因涩之性，最宜滑泄之家，遗精便溏，极有良效。"大枣健脾和胃，调和诸品。本粥服后既感到可口香甜，又有补益身体的作用。

山药（薯蓣）是南城县重要特产，在南城一般俗称淮山。山药，味甘，性平，入脾、肺、肾经，具有益气养阴，补脾、肺、肾，固精止带的作用。雷敩的《雷公炮炙论》里对山药的炮制有介绍："凡使山药，勿用平田生二三纪内者，要经十纪者，山中生，皮赤，四面有须者为妙。采得以铜刀刮去赤皮，洗去涎，蒸过，暴干用。"山药早已被建昌药帮列入治病、养生药材。危亦林在《世医得效方》的药方中多次用到山药，如青盐丸："[主治]补虚，益肾气，明目。腰，及治。精滑溦多，四体困乏，久服有效。[处方]黑牵牛（炒，别研取头末）二两、山药（去皮）、杜仲（炒断丝）、川乌（炮，去皮脐）、川楝子（去核）、茴香（炒）、红椒皮（炒）、青盐（别入）、破故纸（炒）、陈皮（去白）、苍术（切，炒黄色）、附子（炮，去皮脐）。[用法]上等分为末，入青盐同酒煮面糊为丸，梧桐子大，每服三十丸，空腹，盐汤下。"建昌地区百姓在日常生活中，常用淮山来做菜，如淮山炒木耳、淮山煮木耳、清炒淮山、淮山丸子、淮山饼等。

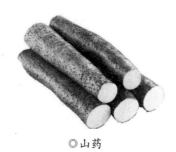

◎山药

　　白莲是广昌的重要特产，始种于唐，广昌有"莲乡"之美誉。白莲性甘、涩、平，入脾、肾、心经，具有养心安神、益肾固涩、健脾止泻的功效。明代龚廷贤《药性歌括四百味》说："莲子味甘，健脾理胃，止泻涩

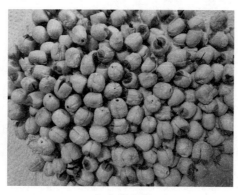

◎广昌白莲

精，清心养气。"而李时珍在《本草纲目》里说得更详细了，他说："交心肾，厚肠胃，固精气，强筋骨，补虚损，利耳目，除寒湿，止脾泄久痢。"可见白莲药用价值高，运用广泛，既可入药，又可供食用。白莲可以食用的部位非常多，莲子、荷叶、花、嫩茎、藕等都可入菜，做出系列相关佳肴，如：葵花莲子、莲子扣鸡、莲子烧猪肚、莲子冬菇、藕粉丸子、蜜汁藕、藕粉羹、莲子烧鹅、荷叶粉蒸肉、荷叶鸡、清炸荷花、绿茶莲子汤、莲子红枣桂圆汤、冬瓜荷叶汤、冰糖莲子、银耳莲子羹、莲子八宝粥、莲子粥、莲藕粥、莲叶粥、清炒藕鞭、荷叶炒蛋，藕还可炒、煮等。

蜜橘是南丰县重要特产。说到南丰蜜橘，自然会想到屈原的《橘颂》："后皇嘉树，橘徕服兮。受命不迁，生南国兮。深固难徙，更壹志兮。绿叶素荣，纷其可喜兮。曾枝剡棘，圆实抟兮。青黄杂糅，文章烂兮……"不论那时有没有南丰蜜橘，也不管他赞美的是不是南丰蜜橘，同为橘，就有其相同之处。后世也有人写到南丰蜜橘，晚清著名诗人陈三立写有《鸡笼山舟上寄谢熊六文叔惠南丰橘》诗说："南丰号壮县，产橘世罕觏。别种自流遗，落实美气候。脆瓣缘素络，薄肤隐黄皱……"千百年来受到人们的广泛喜爱。橘全身都是宝。《本草求真》里称橘"专入肺、胃"。《日华子本草》说："止消渴，开胃，除胸中膈气。"《日用本草》也说："止渴，

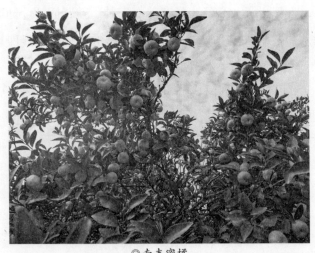

◎南丰蜜橘

润燥，生津。"《本草求真》："橘穰与皮共属一物，而性悬殊，橘皮味辛而苦，而橘穰则变味甘而酸也；皮有散痰、开痰理气之功，而穰则更助痰作饮，及有滞气之害也。"除了鲜果可食用外，还可加工成橘饼、饮料等，还可入菜。如橘皮也可做出美味菜肴，又可滋补身体，甚至做出全橘宴，主要包括的菜肴有香酥蜜橘、橘皮鸡、陈皮凤翅、橘香肉排、橘汁牛柳、橘味粉蒸肉等。

在建昌地区，节日的膳食也很受重视，建昌人既重视节日的气氛，也注重节日的营养与健康。重要节日如春节、元宵、端午、中秋、重阳等，分布在不同的季节，而时令不同，食材不同，食材的药性也不同。在节日里，人们要做丰盛的菜肴，备制果品，家家户户还要酿酒。在这些食品中就会用到很多与药相关的食材。如王安石为春节写了一首诗《元日》："爆竹声中一岁除，春风送暖入屠苏。千门万户曈曈日，总把新桃换旧符。"诗记录的是春节里要饮屠苏酒。传说春节饮了此酒，可保来年不生病。唐代孙思邈在《备急千金要方》里说："辟疫气，令人不染温病及伤寒。岁旦屠苏酒方：大黄十五铢、白术十八铢，桔梗、蜀椒各十五铢，桂心十八铢、乌头六铢、菝葜十二铢。"这些药材各有功效，放在一起酿酒，对人体是有益的。春节活动从腊月下旬开始。家家户户炒花生、豆子，做米糖等，备好、备足过年的果品。腊月三十（月小为腊月二十九日）为除夕，又称大年，这天晚上全家人要吃团圆饭。团圆饭应是一年中最为丰盛的，有荤有素，有肉有鱼，有着各种搭配，也讲究营养。而在接下来的正月初一，早上，全家吃年糕。此后的数日里，膳食较为丰富，人们较为注重食材的搭配，也注重烹饪，较好地发挥食物营养作用。正月十五日为元宵节，这一天，全家人要吃汤圆，还要备一桌较平日里丰盛的中午宴或晚宴，供一家享用。

而到端午节这一天，则不单单是吃一餐丰盛宴席了。这一天的活动多与药材有关。家家用艾叶（草）、菖蒲悬于门楣，称能避邪。艾草全草入药，有温经、去湿、散寒、止血、消炎、平喘、止咳、安胎、抗过敏等作用。而菖蒲为多年生草木，根状茎粗壮，叶基生，剑形，根茎可制香味料，全株有毒，根茎毒性较大。以酒调雄黄，画"王"字符于门壁之上，儿童也用雄黄酒书"王"字于额头上，据说有驱虫避害的功效。雄黄为块状或粒状集合体，呈不规则块状；微有特异的臭气，味淡；质松脆，手捏即成粉；橙黄色，无光泽；其作用可以解毒杀虫，燥湿祛痰，截疟。清代《南城县志》载："五月五日，以葛、艾、菖蒲悬门楣，或以系小儿背。啖角黍、鸡子、蒜头，饮菖蒲、雄黄酒。小儿以雄黄涂其面，以五采丝系其腰，谓之'长命缕'。平贴门符。小儿挂香囊，佩朱符。缚艾为虎。洗百草汤，云不生疥。"建昌下辖县的端午活动与南城极相似，清代《黎川县志》所载与南城大致相同："五月五日，以葛、艾、菖蒲悬门楣，亦以系小儿，啖角黍、鸡子、蒜头，饮菖蒲雄黄酒，云辟百邪……以五采丝系其腰，谓之长命缕，午，贴门符，小儿挂香囊，佩朱符，缚艾为虎，洗百草汤，云不生疥。亲邻以角黍、鸡子、雄黄、蒲扇、朱符、香囊相馈遗。午宴毕，观竞渡。"《抱朴子》中《仙药》篇就有记载，雄黄用来炼丹，也用于避除鬼魅妖邪，道士用雄黄酒来为人治病。这一天要吃粽子，这是大多数地方共同的习俗，还要吃茶叶蛋、大蒜等。再就是正餐要喝酒、吃肉。有的地方在这一天还要到山上去采草药，如采茵陈、鱼腥草等，以备日常用。粽子的主要食材是糯米，糯米是非常好的食品。《习医入门》里说："温中益气，实肠止泄，定霍乱，养下元，缩小便。"如果粽子里加红豆或红枣，那就既是好食材又是好药材。红豆具有利水除湿、和血排脓、消肿解毒等功效。红豆还能与绿豆相辅相成，是消夏良药。红枣能补益脾胃和补中益气。大蒜是一种中药，味辛甘，能杀毒灭菌，熟食能清肠胃毒素，可保护肝脏、调节血糖，保护心血管，抗高血脂和动脉硬化，抗血小板凝集。

重阳节也有与药相关的习俗。重阳节在农历的九月初九，又被人称为九节。据《南城县志》载："重阳节，士庶登凤凰山岭眺望。蒸菊花糕，饮茱萸酒。宴会之盛胜于中秋。"凤凰山又名登高山，在南城县城南，今登高公园内。《南丰县志》也记载："九日，用果米为糕，茱萸浸酒，老幼登南山，谓之登高。"此习俗也与很多地方相同。唐代王维的《九月九日忆山东兄弟》可谓是耳熟能详了："独在异乡为异客，每逢佳节倍思亲。遥知兄弟登高处，遍插茱萸少一人。"茱萸茎、叶皆可入药，有多种功效，为人们所喜欢。重阳节同样会聚餐喝酒等，其次则是赏菊。此后的立夏那天要吃米粉蒸肉，名为撑夏。中秋节是团圆节，要聚餐。《南城县志》载："中秋，午宴肴馔，杀于诸节。夜具果饼赏月，以月饼相馈遗。"除了月饼还有莲（连）子、枣（早）子、芋（易）子、柚（又）子等水果。这些食材都有一定的药用价值，对人体有益。

建昌人们在日常生活中，还善于充分利用食材，巧于搭配，做出有益养生的家常菜，仅豆腐就有魔芋豆腐、苦槠豆腐、仙草豆腐等多种，再如野芹菜炒腊肉、茶叶炒蛋、木槿花炖蛋、黄花菜余肉、墨鱼炆芋等。

养生之法又重膳食的调剂，因为药食同源，"药补不如食补"。许多食物也是药物，同样能够防治疾病，甚至许多药物也可食用。人的生存与繁衍依赖摄取食物，维持人体的新陈代谢，因而饮食的出现比医药要早得多。而人类在长期的生活实践中，认识到自然界中哪些是有益的，可以食用；哪些是有害的，不宜食用，也在实践中掌握了对食物加工烹饪的本领，制作出了带有药效的食品与药膳，充分发挥食物的益用。

（三）延年益寿的麻姑酒

酒也是一味药，有"酒为百药之长"的说法。如果酒里加入了药材，其药效就更不可低估。自古以来，酒就有兴奋剂的作用，是较高级的药物，适当饮用可舒通血脉，温脾胃、养颜等，既可养生，还可治病，早在汉代就有用药酒治内科、妇科病的记载。《黄帝内经》里对于酒是这么说的："邪气时至，服之万全。"明代名医龚廷贤在《万春回春·药性歌》里说："酒通血脉，消愁遣兴，少饮壮神，过多损命。"明代李时珍认为："（酒）少饮则和血行气，壮神御寒，消愁遣兴；痛饮则伤神耗血，损胃亡精，生痰动火。"在《本草纲目》里专列《酒》一章，对于麻姑酒，他说："江西麻姑酒，以泉得名，而曲有群药。"酒本是一味药，而麻姑酒中加入了中药材，其药效就更为明显，于人体颇有益处。

麻姑酒产于南城县，是南城人引以为豪的佳酿，是一味药酒。麻姑酒是千年名酒，千年长盛不衰，有辉煌的历史，积淀了厚重的文化底蕴。麻姑酒这个名字充满着优美的传说。酒因麻姑仙女传说、采麻姑山泉及药酿制而得名。相传，麻姑成仙后用麻姑山产的麻姑米与麻姑山的神功泉配以灵芝等药精心酿制成酒，在王母娘娘的蟠桃庆寿会上敬献给王母娘娘，寿会上众神仙饮后手不释杯。由此就有了"麻姑献寿"这美丽的传说，这酒也被取名为"麻姑酒"。这个故事至今仍在流传。

麻姑酒被人喜爱还有一个极重要的原因，就是这酒又是一种药酒。

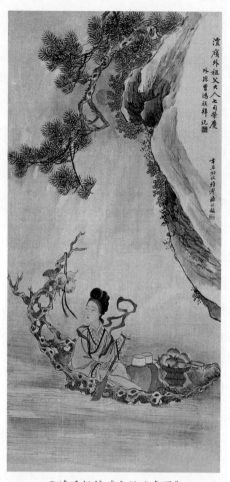

◎清潘振镛《麻姑献寿图》

麻姑酒在元代已是名闻天下的酒。元人柳贯《待制集》卷六《洪州歌》有这样的吟咏："旧闻双井团茶美，近爱麻姑乳酒香。不到洪都领佳绝，吟诗真负九回肠。"再如元代李昱在他的《送柯子素往天台省亲》有一句："也应分得麻姑酒，往驻西池阿母颜。"

元代田锡的《曲本草》这样记载："江西麻姑酒，以泉得名，今其泉亦少，其曲乃群药所造。"明末姚可成《食物丰草》卷一五与李时珍《本草纲目》一样说："江西麻姑酒，以泉得名，而曲有群药。"至清代《江西通志》卷二十七亦载："麻姑酒：神功泉在南城县麻姑山，清而甘美，宜于酿酒，故盱江有麻姑酒。"据老酿酒师说：麻姑酒采用麻姑山银珠糯米，汲取麻姑山泉，按传统工艺精心酿制，并采集麻姑山特产何首乌、灵芝等 20 余味中药材入酒，封缸 3 年以上而成。麻姑酒香气浓郁、味美甘甜、酒性柔和、醇度适中。酒液呈棕红色，晶莹光亮，具有性温滋补、舒筋活血、清脑提神、祛风壮骨、祛病延年之功效，被历代朝廷列为进贡的寿酒，有"寿酒"之称。

宋代李昉等编著的《太平广记》根据葛洪的《神仙传》等书中关于麻姑的记载，撰有《麻姑》一文，开篇即说："汉孝桓帝时，神仙王远，方平，降于蔡经家，方平语经家人曰：'吾欲赐汝辈酒。此酒乃出天厨，其味醇浓，非世人所宜饮，饮之或能烂肠。今当以水和之，汝辈勿怪也。'乃以一升酒，合水一斗搅之，赐经家饮一升许。良久酒尽。"这是麻姑酒的雏形。在李肇《唐国史补》里也说："李相泌以虚诞自任。尝对客曰：'令家人速酒扫，今夜洪崖先生来宿。'有人遗美酒一榼。会有客至，乃曰：'麻姑送酒来，与君同倾。'倾之未，阍者云：'某侍郎取榼子。'泌命倒还之……"早在唐代，颜真卿在《麻姑山仙坛记》里讲述了麻姑在南城麻姑山升天的故事。此后，许许多多的作家、诗人写出大量歌咏麻姑、歌咏麻姑酒的作品。如宋代宰相张商英喝了麻姑酒洋洋洒洒地写了一首《望仙曲》："麻姑王蔡迹已往，望仙亭在孤峰上。朝见五云飞，暮见五云归……玉池且酌太和酒，一醉寿同天地久……"

明清时期，麻姑酒是全国著名的酒。如果有一个酒的排行榜，麻姑酒排名应在前 10 名。明中期的顾清《傍秋亭杂记》卷下说："天下之酒，自内发外。如山东之秋露白，淮安之绿豆，括苍之金盘露，婺州之金华，建昌之麻姑……皆有名。"自明及以后，人们对麻姑酒久咏不厌。明代著名文学家李梦阳曾作《麻姑山》诗一首："何泉下山城下流，溪上十家九酒楼。老夫纵醒欲何往，此物名高十二州。"《客座赘语》《明一统志》《五杂组》等明代史籍，在论及酒类名品时，都不约而同地提到麻姑酒，都认为麻姑酒为群药之酒。王世贞《弇州山人四部稿》卷四九《酒品前后二十绝》就明确指出："麻姑酒，出建章，味多甘，以浓郁为主。"此处的"建章"即指建昌。沈德符在《万历野获编》中曾用"麻姑双料酒"来对"玫瑰灌香糖"。诗文则更多，如钱继登《忆饶郡旧游二首》当中就有"建昌远饷麻姑酒，快试浮梁御样杯"的叹咏，他还在诗注中指出："建昌酒名，麻姑佳甚。"明人庄昶咏诗："酿熟麻姑酒，携来就树阴。"又如秦夔诗："俸钱酿得麻姑酝，忆自江西远带来。紫府仙人传秘诀，碧山洞客共深杯。也知名重真尤物，莫道家贫只旧醅。更籍余糟留汁渟，一樽珍重待君开。"田艺蘅《谢洪五惠麻姑泉酒》有这样的吟咏："洗我千年尘土思，麻姑亲覆九霞觞。"杜庠《麻姑酒歌》中说："麻姑酌我三百杯，玉山颓然醉方罢。麒麟之脯擘荐酒，世间此味何曾有。醒来欲再访麻姑，万迭千重云有无。君家留我亦不减此味，酒泉如海何须沽。"明人边贡《华泉集》卷七《寿菊泉》："麻姑春酒报初成，寿宴新开夜雨晴。红杏园林花正好，绿杨池馆地偏清。"王恭《与道人期不至》："想因醉倒麻姑酒，辜负名香手自焚。"胡俨《送陈宗显致仕还乡》："致仕归来白发明，麻姑酒熟日频倾。"吴与弼《承临川县侯李降临弊庐，赐以高邮米、麻姑酒。喜与邻里乡党共分其惠，因成此句》："泥尊满贮盱江绿，玉粒遥传淮甸香。"程敏政《谢惠麻姑酒》："分惠霜罂手自开，便惊春色逼人来。笺题重有麻姑字，添作高堂献寿杯。"胡奎送别友人时说："朝看玄都花，暮折洪都柳。笑拍洪崖肩，辞酌麻姑酒。"小说《金瓶梅》中也多次出现麻姑酒的饮用场景，第63、67、73、78回都写到了麻姑酒。如书中第63回："西门庆又令小厮提四坛麻姑酒放在面前，说：'列位，只了此四坛酒，我也不留了。'"67回云："西门庆另打开一坛双料麻姑，教春鸿用布甑筛上来。"73回云："与众人陪三个师父吃了。然后又拿荤下饭来，打开一坛麻姑酒，众人围炉吃酒。"78回云："迎春又拿上半坛麻姑酒来，也都吃了。"

清代大诗人施闰章也曾作《游麻姑山》一首，其中对麻姑酒也有描写："味比蔗浆色菊黄，佳者冷冷如白玉。我来桥上呼一杯，惊涛转壑山花开。"又如他的《以麻姑酒遗伯衡》："水涨桃花江路纡，游山虽好兴愁孤。人间何处寻仙洞，分取麻姑酒一壶。"

清朝末年，麻姑酒已漂洋过海去了南洋多国。民国二年（1913），麻姑酒参加南洋国际赛酒会，荣获银质奖。中华人民共和国成立后，麻姑酒多次被评为国优名酒。在庐山会议期间，麻姑酒被作为珍品敬献党中央领导，得到了周恩来、李先念、李富春等的赞许。1986年，时任国家副主席的王震对江西酒厂的领导说麻姑酒他不但喝过，而且还知道它的历史。1987年著名营养学家于若木题词说："麻姑酒继承光荣传统，再放新异彩。"曾经，在穿越大江南北的火车上摆的

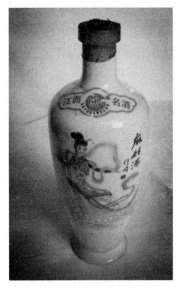

◎麻姑酒

是麻姑酒，在北京、上海、南昌等大都市里，人们喝的也有麻姑酒。

除了麻姑酒，建昌地区还有药酒、果酒等。药酒就是用中药材炮制的酒。中药材不仅有植物药材，还有动物药材，经过炮制后，再浸入酒中。常见的药酒有蛇酒、鹿茸酒、枸杞酒、人参酒等。果酒最常见的如杨梅酒、葡萄酒、猕猴桃酒、枇杷酒、桑葚酒、红豆杉果酒等。每到果子成熟季节上山摘果，或到集市上购买，然后加以炮制，再浸入酒中。这些酒浸好后都要封存较长时间，才能饮用。

参考文献

一、著作类

范崔生全国名老中医药专家传承工作室,《樟树药帮——中药传统炮制法经验集成及饮片图鉴》,上海科学技术出版社,2016。

龚鹏、丁根莲、龚明轩,《樟树中药文化研究》,江西人民出版社,2015。

胡志方、黄文贤,《旴江医学纵横》,人民卫生出版社,2012。

肖林榕、林端宜,《闽台历代中医医家志》,中国医药科技出版社,2007。

黄有霖,《福建省政协文史资料选编:医家类》,厦门大学出版社,2015。

蔡鸿新,《闽台中医药文献选编:政协文史资料篇》,厦门大学出版社,2014。

孙国如、黄文鸿,《樟树中医药发展简史》,江西科学技术出版社,2011。

郑克强,《赣文化通典》,江西人民出版社,2013。

政协江西省黎川县委员会,《黎川历代名人》,江西人民出版社,2014。

江西省卫生厅,《杏林医选——江西名老中医经验选编》,江西科学技术出版社,1987。

龚廷贤,《寿世保元》,人民卫生出版社,2020。

谢星焕,《谢映庐医案》,上海科学技术出版社,2010。

张觉人,《中国炼丹术与丹药》,学苑出版社,2009。

高宣亮，《药物史话》，化学工业出版社，2009。

抚州市志编纂委员会，《抚州市志》，方志出版社，2014。

萨谦斋，《重订瑞竹堂经验方》，人民卫生出版社，1982。

黄有霖，《闽台中医药文化丛论》，厦门大学出版社，2016。

江西省交通厅公路管理局，《江西公路史第一册：古代道路、近代公路》，人民交通出版社，1989。

江西省交通厅公路运输管理局编史办，《江西公路运输史第一册：古代道路运输、近代道路运输》，人民交通出版社，1989。

沈兴敬，《江西内河航运史（古、近代部分）》，人民交通出版社，1991。

郭宏伟、徐江雁，《中国医学史》，中国中医药出版社，2021。

徐国钧等，《中国药材学》（上、下册），中国医药科技出版社，1996。

吴鸿洲，《中医方药学史》，上海中医药大学出版社，2007。

薛愚等，《中国药学史料》，人民卫生出版社，1984。

余慎初，《中国药学史纲》，云南科学技术出版社，1987。

唐廷猷，《中国药业史》，中国医药科技出版社，2001。

中医研究院中药研究所，《历代中药炮制资料辑要》，1973。

叶定江、原思通，《中药炮制学辞典》，上海科学技术出版社，2005。

丁安伟，《中国传统工艺全集·中药炮制》，大象出版社，2004。

王孝涛，《历代中药炮制法汇典（现代部分）》，江西科学技术出版社，1998。

叶定江等，《中药炮制学》，人民卫生出版社，2011。

江西省卫生厅药政管理局，《江西省中药炮制规范》，上海科学技术出版社，1991。

王焕华，《中国药话》，中国中医药出版社，1996。

黄兆胜，《中华养生药膳大全》，广东旅游出版社，2005。

蔡武承等，《中国药膳大观》，华艺出版社，1991。

卢祥之，《中国药粥大全》，中国建材工业出版社，2005。

林余霖等,《中华药材养生全书》(上、下卷),中医古籍出版社,2009。

时平、朱鉴秋,《上海与郑和研究》,海洋出版社,2016。

毛祖棠、谢忠宝,《江右商人》,光明日报出版社,2013。

贺三宝,《江右商帮兴衰对区域经济社会影响研究》,广东世界图书出版有限公司,2017。

饶平如,《平如美棠——我俩的故事》,广西师范大学出版社,2014。

罗伽禄、金会林,《明代南城益藩王》,江西人民出版社,2016。

兰陵笑笑生,《金瓶梅》,人民文学出版社,2000。

中国人民政治协商会议广昌县委员会文史资料研究委员会,《广昌文史资料》第三期,1991。

中国人民政治协商会议福建省宁化县委员会文史组,《宁化文史资料》第三辑,1985。

中国人民政治协商会议福建省沙县委员会文史资料研究委员会,《沙县文史资料》第五辑,1986。

中国人民政治协商会议福建省沙县委员会文史资料委员会,《沙县文史资料》第十一辑,1992。

中国人民政治协商会议建宁县文史资料研究委员会,《建宁文史资料》第五辑,1986。

政协福建省建宁县委员会,《建宁文史资料》第十二辑,1993。

福建省南平市政协文史组,《南平文史资料》第四期,1983。

南平市政协文史资料研究委员会,《南平文史资料》第六期,1985。

顺昌县政协文史资料工作委员会、洋口镇文史资料征集小组,《顺昌文史资料》第七辑,1989。

中国人民政治协商会议福建省浦城县委员会文史工作组,《浦城文史资料》第四辑,1984。

中国人民政治协商会议福建省浦城县委员会文史资料工作委员会,《浦城文史资料》第八辑,1988。

中国人民政治协商会议福建省光泽县委员会、光泽县文史资料研究委员会，《光泽文史资料》第二辑，1984。

中国人民政治协商会议福建省光泽县委员会、光泽县委员会文史资料研究委员会，《光泽文史资料》第十三辑，1993。

中国人民政治协商会议福建省光泽县委员会、光泽县委员会文史资料研究委员会，《光泽文史资料》第十九辑，1999。

中国人民政治协商会议福建省建阳县委员会文史资料研究会，《建阳文史资料》第十辑，1989。

中国人民政治协商会议福建省建阳县委员会文史资料研究会，《建阳文史资料》第十二辑，1991。

中国人民政治协商会议福建省连城县委员会文史资料委员会，《连城文史资料》第十六辑，1992。

王明贺，《中医文化》，内蒙古人民出版社，2006。

王学泰，《中国饮食文化史》，广西师范大学出版社，2006。

史孝进、刘仲宇，《道教风俗谈》，上海辞书出版社，2003。

涂丰恩，《救命——明清中国的医生与病人》，商务印书馆，2017。

唐略，《思考中药——纯中医思维下的方药入门课》，学苑出版社，2017。

中医研究院中药研究所，《历代中药炮制资料辑要》（内刊），1973。

吴其濬，《植物名实图考》，中华书局，2018。

吴其濬，《植物名实图考长编》，中华书局，2018。

周春林，《建昌帮药业史话》，江西科学技术出版社，2018。

左国春、徐荣丽，《谈医录——旴江医学文史资料辑注》，吉林科学技术出版社，2020。

何晓晖、陈明人、简晖，《旴江医学研究》，中国中医药出版社，2018。

李丛、朱卫丰，《旴江医学与文化》，中国中医药出版社，2020。

章文焕，《万寿宫》，华夏出版社，2004。

罗根海，《中医的文化底色》，山西科学技术出版社，2018。

饶军、李江，《抚州植物资源》，清华大学出版社，2009。

二、古籍类

危亦林，《世医得效方》，古籍本。

李梴，《医学入门》，古籍本。

葛洪，《抱朴子》，古籍本。

历代《建昌府志》《抚州府志》《南城县志》《南丰县志》《新城县志》《广昌县志》《泸溪县志》，古籍本。

《广丰县志》《宁都县志》《铅山县志》《上饶县志》《宁化县志》《南平市志》《武夷山市志》《邵武市志》《安阳县志》等。

黄家驹，《麻姑山志》，古籍本。

雷敩，《雷公炮炙论》，古籍本。

《太平惠民和剂局方》，古籍本。

三、论文类

曹萍、梅开丰、褚小兰、范崔生，《江西建昌药帮的历史考证》，江西中医学院学报，2002（2）。

方裕谨，《光绪三十年京师药行商会规则》，历史档案，1995（3）。

夏和生，《近代中药业·采办务真·轶事》，中国药房，1990（6）。

张燕妮，《试谈清代中药业的发展》，成都教育学院学报，2006（2）。

邹晓华，《建昌邦对白芍的炮制方法》，中成药研究，1987（5）。

王文凯、张正、翁萍、张晓婷，《建昌帮米泔水漂苍术工艺研究》，时珍国医国药，2015（9）。

孟振豪、钟凌云，《建昌帮中药炮制概况》，江西中医药大学学报，2016（1）。

龚千锋，《"樟树帮"中药传统炮制特色》，中国中医药报，2006（7）。

上官贤,《"建昌帮"膏药的传统工艺介绍》,江西中医药杂志,1986(1)。

冯立军,《古代中国与东南亚中医药交流》,南洋问题研究,2002(3)。

李明焱、宋国斌,《我与"寿仙"之缘》,浙江档案,2017(7)。

张仲,《聚兴诚银行与杨氏家族》,重庆与世界,2010(8)。

吴镇聪,《"一带一路"建设视域下中医药文化对外传播研究》,福建农林大学学报,2016(19)。

邓水蓉,《江西中药炮制发展的调查研究》,江西中医药,1992(23)。

王瑞,《明清时期汉江流域中药材地理初探(1368—1911)》,暨南大学,2011年。

邹彤旻,《浅谈建昌帮对鸡内金的炮制方法》,中药通报,1986(10)。

张金莲、曾昭君、潘旭兰、余书琦、李志强、范晖,《砻糠在建昌帮中药炮制中的应用》,中草药,2013(11)。

王文凯、翁萍、张晓婷、杨梅,《建昌帮蜜糠炒白术炮制工艺优化》,中草药,2015(21)。

孟振豪、韩永红、钟凌云,《星点设计——效应面法优选蜜糠炒白术的炮制工艺》,中国实验方剂学杂志,2015(15)。

宁希鲜、陈泣、于欢、熊丝丝、龚千锋,《正交试验法优选蜜糠炒枳炮制工艺》,中国实验方剂学杂志,2014(23)。

彭红、付建武、黄丽芸,《建昌帮法焦栀子炮制工艺研究》,中华中医药学刊,2010(5)。

上官贤,《"建昌帮"四味中药的传统炮制法》,中成药研究,1985(4)。

谢强,《源远流长的盱江医学——盱江医学发展探寻》,江西中医学院学报,2014(2)。

李丛、何晓晖、谢强,《盱江医学的文化基石》,江西中医药,2017(1)。

谢强,《盱江医学史考(先秦—汉晋)》,江西中医药,2016(1)。

谢强,《盱江医学史考(南北朝—五代)》,江西中医药,2016(2)。

谢强,《盱江医学史考(宋代·上)》,江西中医药,2016(3)。

谢强，《盱江医学史考（宋代·下）》，江西中医药，2016（4）。

谢强，《盱江医学史考（元代·上）》，江西中医药，2016（5）。

谢强，《盱江医学史考（元代·下）》，江西中医药，2016（7）。

谢强，《盱江医学史考（明代·上）》，江西中医药，2016（9）。

曹征，《盱江医家养生述略》，江西中医药大学学报，2014（4）。

后　记

时序虽已是初秋，可仍高温燥热，异于往岁。在这样的日子里，《建昌药帮》脱稿了。

一部建昌药帮史，既是一部药业史、商业史，也是一部特定的文化史。本书主要是对建昌药帮从文化的角度进行探视，着重就其发祥、发展、特色、影响等方面进行简要介绍。古之建昌地区历史悠久，山川炳灵，人才辈出，人文底蕴深厚，并孕育出发达的药业与医学，令人引以为豪。其形成的医药文化，是这一地区优秀传统文化的重要内容，值得关注，值得研究与推介。对此虽然谈不上深入研究，但一直以来都很关注，也希望见到更多的相关研究成果或推介。数年前，由于某种机缘而更多地涉及建昌药帮，对其情况有了粗略的了解。虽然学力与工作都与之相距较大，但作为家乡的历史与文化之重要内容，一直以来都关注着它。也觉得应尽可能地把这古代取得重大成就，有着重要影响的商帮（药帮）情况进行打捞、还原，甚至呈现给读者。然而付之于行动时，才发现这是一件很难做的事情。但总算经过查阅资料，走访专家、药师、前辈等，同时汲取专家的相关研究成果，编写成文，才有了此小书。又由于制药在古时属"吃饭"活，保密性高，不可书之于纸、传之于人，也由于药工、药师受文化所限难于记录成文，存世的相关资料甚少，研究成果甚少，与建昌药帮地位和影响不相匹配，让人心存遗憾。

本书重在梳理，试图向人们做一个大致的较为系统的介绍。在《建昌药帮》的编写过程中参阅了古今相关医药典籍、地方史志、政协文史资料，也参阅了当今研究成果，特别是参阅了《建昌帮中药传统炮制法》等与建昌药帮相关联的著作与研究成果，在此向作者及专家们表示深深的敬意与谢忱。关于近现代建昌药帮情况参阅了诸多当事人的回忆录或者后人记录整理的文章。这些纪实作品大多刊载在各级政协文史资料书籍中，让我们今天能够对于当年建昌药帮之情形有初步认识。恕不一一列举，在此对所涉先贤、前辈及作者表示深深的敬意与谢忱。也走访了建昌区域内外的许多药界的前辈，听取了他们的口述，在此向他们表示深深的敬意与谢忱。还深入南丰县档案馆、南城县档案馆、南城县图书馆相关单位查阅档案资料、书籍，对于他们的支持与帮助表示感谢。在此，还要对关心和支持本书出版的新老朋友，特别是给予大力支持的江西中医药高等专科学校的各级领导，表示衷心的感谢。涂爱国等中医药专家审读书稿，指正错谬，在此表示感谢。感谢陈国明、黄凌云、江建华、金会林等或提供资料，或陪同走访。感谢江西高校出版社邓玉琼、宋美燕等的大力支持。

　　由于能力与水平所限，还存在不少错谬之处，敬请读者批评指正。

罗伽禄
壬寅年初秋于古城建昌